破 解 精 油

一次學會各流派芳療大師的調配祕技，
飽覽最新的精油科學實證效用

Essential Oils
A Handbook for Aromatherapy Practice

written by 珍妮佛・碧絲・琳德 Jennifer Peace Rhind

Translation by 鄭百雅

本書特色
Book Features

Point 1 ··················
一本看懂世界芳療

本書融合了英系、法系的配方觀點，還提出心靈與能量層次的討論（香氣類型、植物香氣的感官影響、香氣能量、中醫五行、希臘四元素、阿育吠陀），更提出 2000 年以後，近代芳療發展趨勢「美學芳療」和「臨床芳療」的討論。

Point 2 ··················
用精油的實戰經驗

本書精油種類及介紹多達 142 種，滿足進修者在用油上的思考，區分成三大章──取自被子植物的精油、取自裸子植物的精油、芳香療法使用的原精與樹脂，並按照科屬分類介紹，特色是對於常見精油不同類型、不同產地的區辨；容易接觸到、購買到，但罕被介紹的精油；市面上新興熱門精油；真正較少見也較少用的精油等皆有全面的解說。屬於教科書等級的大規模、深入的介紹各種精油。

Point 3 ··················
超實用的附錄表

統整出精油中的重要化學成分、成分的香氣與療效，並從分子論思考配方，提供基底油簡介、專有名詞解釋、精油效用速查表。

Capter 01	從歷史源起到現代：先鋒學者與重要思想家的哲學觀

萃用芳香植物精華：從精質到精油

如果用一種非常廣義的角度來解釋，我們可以說，所謂的芳香療法，就是從芳香植物萃取出來的精油，運用在治療或療癒的用途上。一直以來，芳香對於地球上的生物都具有巨大的影響力──它們不僅在生態系統中扮演著一定的角色，也是各民族文化中能夠醫治傷病的草藥。這些芳香植物都含有大量的「揮發油」（volatile oil），為這些植物賦予了獨具特色的香氣和滋味。芳香植物普遍

的依蘭來得高（Weiss 1997）。表 8.1 列出各種依蘭精油主要成分的差異。

表 8.1　各種依蘭精油與康納加精油的主要成分含量比較表

成分	特級依蘭	一級依蘭	二級依蘭	三級依蘭	康納加
沉香醇 Linalool	10.3	5.5	3.2	2.0	1.7
乙酸苄酯 Benzyl acetate	12.6	4.2	1.2	0.5	幾乎沒有
β-石竹烯 β-caryophyllene	6.8	11.5	12.8	16.3	37.0
金合歡烯 Farnesene	18.0	16.8	17.0	21.0	12.2
δ-杜松烯 δ-cadinene	8.9	15.1	20.4	16.3	5.4
苯甲酸苄酯 Benzyl benzoate	4.3	8.5	9.7	5.3	2.9
α-石竹烯 α-caryophyllene	3.1	4.2	4.1	8.8	10.5

（單位：重量體積比，% w/v）（資料摘錄自 Weiss 1997）

　　傳統療法會把依蘭調入椰子油中，用來治療各種皮膚疾病，或是製成護膚產品（Weiss 1997）。在芳香療法中，依蘭的香氣被用來放鬆身心、提振情緒，幫助個人和自己的身體與感官重新建立連結。

　　依蘭常被認為具有「平衡」、鎮定和安撫的作用──這很可能與其中的酯類與沉香醇有關係（Bowles 2003）。依蘭精油經常用來處理壓力、緊張、焦慮、心跳過速和失眠等問題（Price and Price 2007）。Hongratanaworakit 與

附錄 B　精油中的重要化學成分

表 A1　單萜烯 Monoterpenes

特點	代表成分	代表精油
• 含 10 個碳原子 • 有環狀、非環狀、鏈狀、二環、架橋等碳結構 • 分子量為 136 • 極性低 • 為精油當中常見的成分 • 揮發性相對較高	樟烯（Camphene） δ-3-蒈烯（δ-3-carene） 對傘花烴（Para-cymene） 右旋和左旋檸檬烯（d- and l-limonene） β-月桂烯、羅勒烯（β-myrcene, ocimene） α 和 β-松烯（α- and β-pinene） β-水芹烯（β-phellandrene） 香檜烯（Sabinene） α-和 γ-萜品烯（α- and γ-terpinene） 萜品烯（Terpinene） 萜品油烯（Terpinolene） ★左旋、右旋檸檬烯的綜合體又叫做「雙戊烯」（dipentene）	乳香 柑橘類植物（富含檸檬烯） 杜松 甜馬鬱蘭 松屬植物 （富含 α-和 β-松烯） 黑胡椒

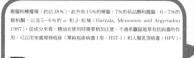

樹脂和檸檬烯（約佔38%）。此外有15%的樟腦、7%的萜品醇和龍腦、6～7%的側柏醇，以及5～6%的α-和β-松烯（Harvala, Menounos and Argyriadou 1987）。從成分來看，精油在使用時需要謹慎加注意，不過希臘鼠尾草有抗病毒的作用，可以用來處理帶狀疱疹（單純疱疹病毒1型、HST-1）和人類乳突病毒（HPV）。

百里香屬 普通百里香 Common thyme *Thymus vulgaris*

普通百里香精油萃取自新鮮或半乾燥的葉片和開花的植株頂腦（Lawless 1995）。第一道蒸餾程序取得的百里香精油是紅色、混濁的——這種百里香精油又叫「紅色百里香精油」，接著再過濾和二次蒸餾後，就會萃取出「白色百里香精油」，紅色和白色的百里香精油都有鮮明而溫暖的草葉氣味。

················· Point 4

最嶄新的實證資料

本書適合剛成為「芳療圈內人」的進階書，用科學實證文獻全方位認識「為什麼精油有用？」作者以客觀的角度，匯整最新科學實驗結果，內文有豐富的知識和作者本身充分消化後娓娓道出的觀點，不僅有可讀性，文字也相當易讀。

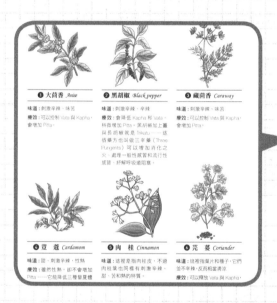

❶ 大茴香 *Anise*
味道：刺激辛辣、味苦
療效：可以控制 Vata 與 Kapha，會增加 Pitta。

❷ 黑胡椒 *Black pepper*
味道：刺激辛辣、辛辣
療效：會降低 Kapha 與 Vata，稍微增加 Pitta。黑胡椒加上薑與長胡椒就是 Trikatu——這個藥方也叫做三辛藥（Three Pungents）可以增加消化之火，處理一般性感冒和流行性感冒，紓解呼吸道阻塞。

❸ 藏茴香 *Caraway*
味道：刺激辛辣、味苦
療效：可以控制 Vata 與 Kapha，會增加 Pitta。

❹ 荳蔲 *Cardamom*
味道：甜、刺激辛辣、性熱
療效：雖然性熱，卻不會增加 Pitta——它能降低三種習氣體。

❺ 肉桂 *Cinnamon*
味道：這裡是指肉桂皮，不過肉桂葉也同樣有刺激辛辣、甜、苦和熱的特質。

❻ 芫荽 *Coriander*
味道：這裡指葉片和種子，它們並不辛辣，反而相當清涼。
療效：可以釋放 Vata 與 Kapha。

················· Point 5

精油的協同與抵銷

解釋精油分子有些加在一起效用更佳，有些卻在功效上互相抵銷；由於各種精油分子的無數種協同關係不可能逐一透過實驗檢驗，作者也整理出幾個實用的用油建議，例如：效用與目標盡量簡化專一、精油數量控制在3～7種之間、審慎挑選基底油……等等。

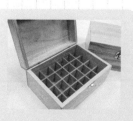

推薦序：我不愛依蘭精油

「芳療師的眼光應從怎樣的角度看自己、看市場、看病人？」這是我在接觸精油這20年以來一直在思索的問題。這次審訂完《破解精油》一書，發生了一件事，令我有更進一步的啟發。

就在準備寫《破解精油》的推薦序時，一向沒有什麼睡眠障礙的我，由於之前連續兩個月馬不停蹄的出國教學，行程結束後，身體出現了抗議反應——先是從重感冒演變成氣喘發作，免疫系統開始向我瘋狂討債，然後引起了嚴重的皮膚發炎。好不容易用油把呼吸道和皮膚都安撫好之後，我居然沒辦法睡覺了，而且還連續兩三天。更不巧的是，下一輪緊鑼密鼓的出國行程又即將展開了。

我必須承認其實自己對依蘭一直沒有多大好感，但我知道它對提升副交感神經作用、放鬆精神很有幫助。雖然說它是也算是精油中花系列的五大天后之一，有著辨識度極高的香氣，又是著名的「催情」用油，但對我來說，每次聞到它，腦子裡浮現的畫面總是像濃妝艷抹，急於想刷存在感的女子。我和它一直都處於一種「不太合拍」的狀態，所以在調油時都寧可選擇富貴版的茉莉。

但命運就是如此奇妙，我沒想過自己和依蘭真正開啟彼此之間的關係，竟是在二十年後的一場邂逅。

還記得那一天在馬尼拉，結束工作之後我累得不得了。長時間的飛行與扛著沈重行李的肢體活動，令我的背與肩膀都痠痛不已。回到飯店直奔樓下的Spa，享受完之後立刻上樓躺平。睡得正香時，朋友發來了訊息，手機「噹」的提示聲把我的意識喚回了現實，只見腦子越來越清醒，但身體依然疲累不已。我努力不讓意識走向清醒，但無論我怎麼用力拉，它就像被下了咒語一樣逕自往那道光走去……。有過失眠經驗的人應該都知道人在床上躺、兩眼卻睜睜看著自己的思緒和意識像高鐵過山洞般閃爍著一個又一個畫面和念頭，那種無助和瀕臨抓狂的沮喪感是有多麼痛苦。

我的交感和副交感神經就這樣在我身體裡不停過招，本來想讓它們自己拼個勝負，但是觀戰兩小時後，我實在受不了了，決定起身請出精油

神仙們來幫忙緩和一下戰局。因為實在是累到不行，我心裡清楚這是由於交感神經一直不肯下班。於是，即使我對依蘭有氣味上的偏見，但衝著它「安撫交感神經」的作用，極度渴望睡著的我「只好」選擇了它。滴了兩滴在面紙上，擺在枕頭邊（因為怕味道太濃還刻意放遠一點）。人躺下來，靜待結果分曉。

「交給你了！」失眠真是無助的極致表現啊。

閉著眼，我感覺到熟悉的依蘭香氣——是的，那股存在感很強的花香——在呼、吸之間，一陣陣地進入體內。只是這次，它雖然依舊像化大濃妝的女人，但卻透過香氣，一回回輕撫著我的焦慮，好像手裡拿了根鬆軟的羽毛，輕柔地揮去那些思緒裡分岔的碎片。

當我意識再度恢復，窗外已是天明。我回頭看看枕邊的那張面紙，上頭的依蘭精油已經消失了。那一整天，我腦子裡不斷輪播著從20年前接觸精油到現在的片段，我思索並反省著。

審訂Jennifer女士這本書時，心裡一直浮現「客觀」兩字。身為芳療師與精油愛好者，很多時候我們參考資料、網上爬文、群組分享，對於各家學派各自擁抱著不同看法及用油思路時，我們自己對精油與用油又有什麼看法呢？這一直是我在教學時經常拋出給學員們思考的問題。

近年來精油圈裡又出現許多嘈雜的聲音——關於「口服精油、食品級v.s.醫療級、法系v.s.英系」的討論，網路上出現不少筆戰。但是，我們終究應該回到精油與芳療的本質思考。

芳療師的眼光應從「客觀」的角度看精油、看自己、看市場、看病人，但這也很不易落實。在這樣的芳療市場氛圍裡，Jennifer女士這本書的問世無疑是一個典範。透過她擅長收集與整合文獻的功力與條理清晰的詮釋，給了我們一本從客觀角度撰寫的精油教科書，探討了不同流派芳療大師的精彩洞見，讓你釐清許多觀念，突破你以往的思考局限。

想進入精油奇妙世界的朋友們要準備好，我相信這會是又一本上面被畫滿重點和螢光筆，書頁會被翻到邊邊起毛和佈滿油印的精油參考書。

謝謝大樹林出版社，謝謝依蘭精油，這一段特殊的經驗確實彌足珍貴。

原文嘉

原流學堂教學顧問・資深國際芳療教育專家

其他推薦

本書所獲得的各界讚譽：

「這是一本息息相關、反映實況、好讀易懂且觀點新穎有趣的書籍，適合所有使用芳香療法的人們閱讀。」

——大衛‧派力（David Pirie）
英國愛丁堡納皮爾大學草藥療法講師

「書中關於精油分類和調配方式的資訊既深入又寬廣，其中知識含量相當豐富紮實，是所有芳療學子、芳療師、芳療教學者和替代療法治療師都不容錯過的一本好書。珍妮佛‧琳德博士的文字使我獲得極大啟發，我想，這本書將會時時在我左右，絕不可能被束之高閣。」

——萊絲莉‧安‧波特（Lesley Ann Potter）
蘇格蘭莫雷大學擔任替代療法講師

「當我還在學習芳療的時候，就覺得琳德博士的書非常容易上手，不僅資訊豐富，介紹的精油種類也非常廣泛。書中針對療癒配方所給的建議更是極其珍貴。現在我已成為一個芳療師，這本書仍然是我查詢資料時的第一選擇。」

——凱絲‧波爾（Cath Boyle）
現代療法理學士（專攻芳香療法）、IFPA註冊芳療師

作者序

　　我腦海中最早的童年記憶，以及最重要的幾段回憶，都和氣味有某種程度的關聯。很幸運地，我是在一群喜愛花香、線香和香氛的父母與祖父母的殷殷呵護之下長大，因此，在我很小的時候，就本能地知道可以運用嗅覺，去享受香氣帶來的愉悅感受。我還記得祖父會把我高高抱起，讓我聞聞香豌豆花的芬芳；我也記得自己曾經為芍藥辛辣的香氣與絲絨般的質地著迷不已。我的父親是玫瑰的瘋狂粉絲，尤其鍾愛古典玫瑰和雍容華貴的茶香月季；母親則每逢春天必定要出外尋訪鈴蘭花的蹤影，不只為了欣賞它細緻靈巧的容貌，更為了它芬芳的香氣。至於我呢，我最喜歡揉搓某種艾草所發出的香氣，小時候我就知道，那叫做青蒿草（southernwood）。我的祖母特別鍾情於異國香氛，她喜歡點線香，因此家裡經常瀰漫著檀香、廣藿香，以及芬芳又神秘的nag champa香氣。於是，當你發現我在長大成人之後，不僅一頭栽進香水的世界裡，還把它發展成一個有點奢侈的愛好時，大概不會感到太驚訝。

　　我相信，每個人都不可能忘記自己第一次聞到精油香氣的感受。我的第一次發生在70年代早期，在英國格拉斯哥西邊、拜瑞斯路上的一家小店裡。那是一個販賣線香、香氛油、印度工藝品、絲巾、刺繡服裝、藥草茶和少許素食與健康食品的地方。當時我打開一瓶寫著「天竺葵精油」的罐子，湊上前去聞了一下。不過是單純的無心之舉，卻一發不可收拾。當時，我還只是個正在研究微生物學的在學生，而芳香療法在法國以外的地區幾乎沒有多少人知道。不過，儘管我後來陸續在微生物學、商品質量管理、食物與調味料（有時免不了要試試非常特別的東方發酵食品的氣味）等領域深造任職，我對香氣、花朵和植物的熱愛，以及對自然療法長久以來的興趣從未消退。它們甚至真正豐

富了我的生活，因為當時我的本業工作，並未讓我真正感到圓滿。說到這裡就不難想像，後來我為什麼會成為一個芳療師，並進一步成為芳療教學者。

我說這個故事的原因，是希望這本書不只傳遞精油和芳香療法的知識，還能讓各位知道，這些美好的香氣能帶來無比巨大的愉悅和療癒。如果你在閱讀本書時能伴著精油的香氣，有意識地去體驗它，把你原有的成見放到一旁，甚至先別管自己究竟「喜歡」還是「不喜歡」……那麼你將從本書獲得最大的收穫。我經常帶著學生一起用精油冥想，我們會單純聚焦於香氣本身，去探索氣味的特質、學習描述的詞彙，或是練習把香氣和它的植物來源與化學成分連結起來。接著我們會讓自己完全沉浸在香氣中，看看它將我們帶往何處。這樣的做法不僅讓學習更加深刻、讓我們對嗅覺感官肅然起敬……更別說是那一股腦傾囊而出的情緒反應了！

這本書的第一版在2009年問世——多虧了蘇格蘭愛丁堡納皮爾大學提供的各方協助。在這個重新改寫、擴充的第二版當中，你會看到精油與原精的介紹範圍更廣了，除此之外，加進更多芳香療法的理論與哲學觀點，以及能加以佐證的實證資料。

由於芳香療法是一個多元、廣泛、含納多國文化的主題（包含了嗅覺與觸覺、芳香植物的傳統用法、精油的生理作用等等），當你一頭栽進去，很可能會發現走著走著，似乎需要轉往其他領域做補充學習，甚至是一再變換學習的方向之後，才感覺稍微能掌握它的全貌。在本書當中，你會看到某些很有幫助的科學實證資料，例如動物實驗報告（對於像我這種全家都反對活體解剖且喜愛動物的人來說，這實在相當痛苦），或是人體、藥理和行為層面的實驗結果。不過，為了能對現代芳香療法有更豐富、更全面的了解，我在書中也把關於健康、療癒和養生的東方哲學觀含括在內，包括中醫的五行論，以及印度的阿育吠陀療法。雖然，有些時候，西方的「科學至上」與東方的「整體觀點」

（或說是19世紀興起的「活力論」）似乎對立難容，芳香療法卻剛好是現代少數幾種能同時用整體的視角檢視全人（治療人，而非疾病），但同時又有擁有堅實科學依據的當代療法。

　　首先，我想對所有透過文字引起我的注意、讓我思考、啟發我改變做法的芳香療法「前輩們」致上謝意。我也要謝謝我在愛丁堡納皮爾大學的同僚們，謝謝你們給我的支持與鼓勵，尤其是克莉絲汀・唐納莉博士（Dr. Christine Donnelly）、薩瑪・席迪克博士（Dr. Salma Siddique）和梅莉・安德森（Mairi Anderson）。另外我要特別感謝大衛・派力（David Pirie）和我分享他對阿育吠陀療法的見解。我還要謝謝我的學生們，他們總是提出新鮮的觀點，並且幫助我發展出更多元的教學方式。另外要謝謝研究所的學生們，他們將是未來讓芳香療法能更淋漓盡致發揮的主人翁。愛丁堡納皮爾大學的研究生們也在文獻搜尋上助了我一臂之力，尤其是塔瑪拉・艾格紐（Tamara Agnew）、奧黛莉・昆恩（Audrey Quinn）和艾瑪・艾倫（Emma Allan）——謝謝你們和我分享自己的勞動成果。

　　感謝潔西卡・金斯利出版社（Jessica Kingsley Publishers）給我不遺餘力的支持。對我來說，寫作本身就是件愉快的事，但潔西卡・金斯利的團隊們，尤其是艾蜜莉・瑪克雷（Emily McClave）、維多利亞・彼得斯（Victoria Peters）、茹絲・圖克布里（Ruth Tewkesbury）和艾力克斯・弗萊明（Alex Fleming），讓這一切變得再美好不過。真心的感謝你們。

　　最後，我還要謝謝我的丈夫德瑞克。感謝他一直以愛和理解伴我左右，畢竟，我們走在一條人跡罕至的道路上，而他總能給我非常實際又撫慰人心的支持。

此書獻給我的丈夫德瑞克，以及我的愛狗莉露。

目錄 CONTENTS

Part 1 芳香療法：哲學觀和理論觀點

Part 2 創造協同作用的方法

Chapter 3 精油的協同作用和抵銷作用

Chapter 4 摩利夫人的個人處方概念和延伸應用

Chapter 5 官能基與分子論

Chapter 6 精神感官與能量觀點

Part 3 芳香療法使用的精油、原精和樹脂

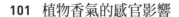

Chapter 7　芳香療法中的基本植物學概念

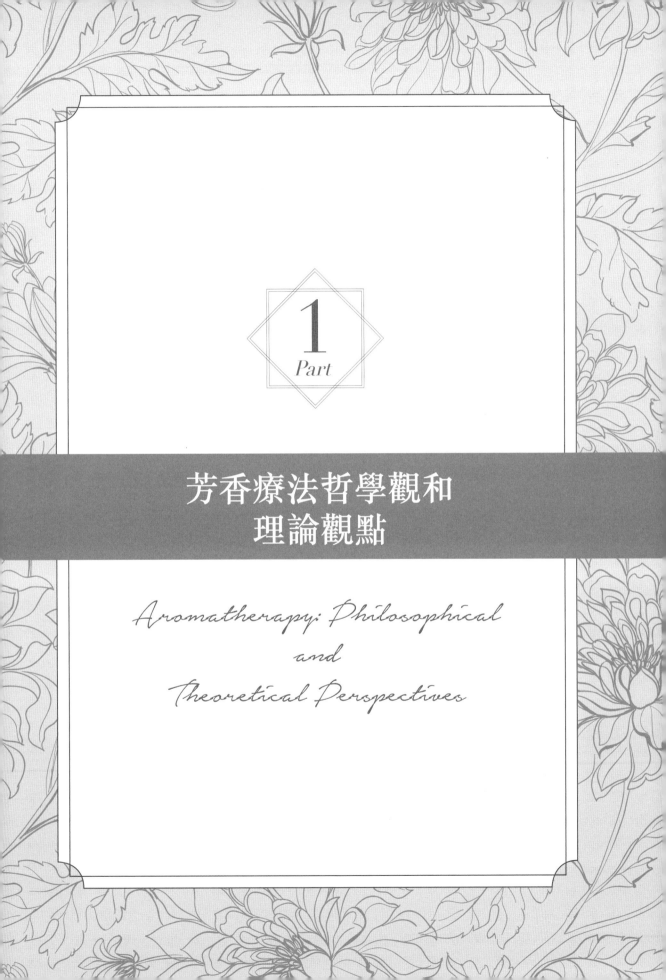

Part

1

芳香療法哲學觀和
理論觀點

Aromatherapy: Philosophical

and

Theoretical Perspectives

Chapter 01 從歷史源起到現代：
先鋒學者與重要思想家的哲學觀

萃用芳香植物精華：從精質到精油

　　如果用一種非常廣義的角度來解釋，我們可以說，所謂的芳香療法，就是把從芳香植物萃取出來的精油，運用在治療或療癒的用途上。一直以來，芳香植物對地球上的生物都具有巨大的影響力——它們不僅在生態系統中扮演著一定的角色，也是各民族文化中能夠醫治傷病的草藥。這些芳香植物含有大量的「揮發油」（volatile oil），為這些植物賦予了獨具特色的香氣和滋味。芳香植物普遍生長在溫帶、亞熱帶和熱帶地區，不過，在地球的所有植物種類當中，大約只有1％是帶有香氣的芳香植物。

　　早期萃取植物香氣的方式有幾種，包括將植物浸泡在水、油或富含油脂的質材當中。早在西元二、三世紀時，煉金術士就曾經千方百計尋求萃取芳香精質的方式，他們把這些芳香精質視為是芳香植物的「靈魂」或「精氣」。事實上，現代人所說的「精油」（essential oil），就是從第五元素（quintessence，也有精萃、精質之意）這個字衍生而來。到了十六世紀，歐洲開始出現以蒸氣蒸餾法萃取的精油，這些精油後來也逐漸成為當地傳統療法的一部分。現在，我們可以用各種物理和化學的方式來萃取精油，包括簡單地用浸泡法製作浸泡油和酊劑、用冷壓法對柑橘類果皮進行萃取，或是更複雜的蒸氣蒸餾法和溶劑萃取法等（Schnaubelt 1999）。大部分的芳香精油和芳香萃取物，都會成為食品工業和香水工業所用的材料。在這個圍繞著人類嗅覺體驗而衍生的龐大產業當中，芳香療法其實只佔了一小部分。

　　目前，大約有八成的精油都是透過蒸餾法萃取（Williams 2000）。當代的精油產業已經頗具規模，現代人也透過生理學、化學和生物學等角度，對精油的本質與特性累積了廣泛的知識。不過，即便如此，芳香植物在現代的用途，依然和傳統文化中的使用方式相當類似。

從人類歷史和各地的不同文化當中，都能發現芳香植物被人類運用的痕跡——而且芳香植物在人類生活的許多層面上，都扮演著相當重要的角色。

古代人主要在儀式中使用芳香植物，例如：用來焚香，達到淨化、改變行為、協助冥想等作用。除此之外，芳香植物也有各式各樣的烹飪用途——各種香草和香料不僅可以用來為料理增添香氣，還能發揮防腐保存的作用。隨著芳香植物在飲食中的用途愈加蓬勃發展，各地料理所使用的香草和香料，也越來越成為當地飲食文化的鮮明特色。除此之外，芳香植物的萃取物也被廣泛地製成香水、空間香氛，成為個人保養、美容、添加生活情趣的用品，當然，也能作為藥物使用（Classen,Howes and Synnott 1994）。從這裡，我們可以明顯看出，雖然日新月異的科技進展讓我們可以用古代人想也想不到的方式萃取、分析、研究精油，但事實上，現代人運用植物香氣的方式，和古代人並沒有多大的區別。由此可見，雖然芳香療法是一個相對來說較新的領域，但它卻有歷史的根源，以及來自全球各地博大精深的傳統使用知識作為後盾。人們必須認知到這一點，而且，若想把當代的芳香療法放在它真正的情境脈絡中加以理解，就必須去探索它的歷史根源和近代發展歷程。

植物香氣在古代和現代文化的用途

芳香療法是人人可為的薩滿醫術。
Aromatherapy is shamanism for everyone. (Schnaubelt 1999)

芳香療法對不同的人來說，可能代表著不同的意義。雖然專業的芳療機構一直竭盡心力以「芳香療法是一種療癒方式」的概念來推廣，但就連最普遍的大眾認知也可能有好幾種版本。說到芳療，有些人會聯想到氣味芬芳的精油按摩，不過經常進出Spa館或熟悉美容產業的人們，則多半認為這是一種能夠放鬆身心、回春的美容保養方式。大部分的人都知道芳香療法和芳香的植物萃取物有關，但對某些人來說，這不過是意味著使用聞起來很天然的美容保養產品。有些芳療師堅稱芳香療法是一種能改善身心健康的治療方式，因為香氣能對心理情緒產生影響；而被生物醫學取向所吸引的芳療師，則可能將芳香療法視作是草藥學（herbal medicine）的

分支，甚至能自成一格，成為所謂的芳香醫療學（aromatic medicine）。現在也有越來越多的芳療師開始探索精油的能量意涵，他們融會貫通古人的使用傳統和哲理，為自己的芳療施作開展出新的面向。

探討芳香療法的歷史根源和演變過程，可以幫助我們了解為什麼芳香療法會有上述的多種不同意涵。芳香療法的起源和香水業是密不可分的，芳香植物早在歷史記載之前，就被用在宗教儀式、個人保養和裝扮搭配等用途。因此，在我們介紹近代芳香療法的起源（在1930年代的法國）之前，應該先從香氣談起。

植物香氛的使用可以追溯到西元前5000年之前的古埃及時代。自古代起，芬芳的花朵就是人們妝點打扮的素材之一。能夠擁有如此長而悠久的使用歷史，很可能是因為：嗅覺感受是所有種族共通的溝通方式。

在古代還有另一種使用芳香植物的方式，就是焚香——古人會燃燒檀香、肉桂皮、菖蒲根，以及沒藥、乳香和安息香等樹脂類香料，來取得芬芳的薰煙。這些芬芳的焚香被運用在各種宗教儀式和慶典當中。事實上，「香水」（perfume）這個字就是來自拉丁文的「*per fumum*」，是「通過煙霧」的意思；焚香就相當於為凡塵俗世中的人們提供一種和神靈的連結方式。早期的人們認為，在儀式慶典中，不同的香氣能對人們的情緒、感受和心靈狀態產生不同的影響。因此，根據特定的用途而使用特定的香氣，或是搭配特定香材的作法，就由此逐漸發展開來。

1975年，人稱「植物保養品之父」的保羅・羅維斯第（Paolo Rovesti，1902-1983，也是一位化學家和藥劑師）發現了來自西元前三世紀的赤陶製蒸餾設備，出土地點在巴基斯坦西部的印度河流域。於是可以得知，人類早在西元前三世紀就懂得使用蒸餾技術，而香水調製的藝術和技術更是在古埃及與埃及王朝時代就已蓬勃發展。當時人們使用的芳香製品種類相當多元，而且並不止是用來增添香氣而已，這些製品的用途五花八門，甚至能為屍身防腐。目前人們已經知道，不只是古埃及人，包括亞述人、巴比倫人、迦勒底人、希伯來人、波斯人與希臘人等，都廣泛地用芳香植物來製作香水、焚香或作為草藥使用。

在東方世界，比如中國，香水和芳香植物的使用演進歷程也相當類似。中國人還懂得使用來自動物的香氛，例如麝香（一種小型鹿——麝鹿的分泌物）。麝香在中國被大量地用作藥材與製香材料。

在印度與波斯，無論古今，*attar*都是主要使用在皮膚上的香氛。「attar」這個

字有許多意涵，包括煙、風、香氣和精華。玉蘭花、茉莉和玫瑰，加上被視作聖香的檀香，都是製作attar常用的素材。西元前2000年的《吠陀經》當中提及的芳香素材就有上百種，而在〈梨俱吠陀〉（*Rig Veda*）卷中，更說明了它們在個人保養和醫療上的用途。

　　大約在同一時期，中美洲的印加人、阿茲提克人與馬雅人也正大量地透過焚香來敬神。這些中美洲文化所使用的芳香植物對我們來說可能比較不熟悉，不過卻能反映出當時周遭環境中的植物種類，例如柯巴脂（copal resin）、柯巴木和菸草葉。現在生活於瓜地馬拉的馬雅人，仍然會在祈禱時焚燒這些芳香植物。

　　日本的香氛發展史則與佛教傳入有關。當地人會焚燃線香——早期使用的線香材料是沉香木，這是一種相當罕見的香氣素材，現在價格卻居高不下。後來，包括檀香、雲木香根（costus root）、肉桂皮、麝香、龍涎香、安息香和乳香等材料則成為經常使用的香氣素材，而香粉、香膏和香精的使用也漸漸流行起來。

　　古希臘時代的製香師都身懷高超的技藝，他們不僅從埃及香匠習得知識，也承襲了古埃及時代的調香美學。包括鳶尾根、玫瑰、晚香玉、紫羅蘭、各種香料、香草、木材和樹脂，都是古希臘製香師大量使用的素材。當時，無論男女都普遍大量地使用化妝品，這是埃及皇后娜芙蒂蒂（Nefertiti）首先帶頭引領的風潮。

　　古羅馬人的製香術則是根據古希臘的作法加以延伸發展。當時，製香師這個職業相當受到尊崇，甚至可能出現整座城鎮的居民都投身於製香行業的情況。尼祿執政時期，香氣素材不僅用量可觀，用法也極盡奢華。古羅馬時期的製香特色除了創意和創新之外，必不可少的元素還有過度使用，以及開始懂得探索香氣和情慾之間強大的關聯。羅馬人使用的芳香植物，有許多在現代芳香療法中都扮演著重要的角色，例如迷迭香、鼠尾草、薄荷、大茴香（Aniseed）、胡椒，以及橙花、玫瑰和茉莉等具有異國風情的花香類精油。古羅馬史學家希羅多德（Herodotus）是第一位把松脂蒸餾成松節油的過程用文字記錄下來的人，他還記錄了其他許多和製香有關的內容。但在羅馬帝國陷落後，香水的使用也就逐漸式微。

　　伊斯蘭文化則對香水業和芳香療法的演進都扮演著關鍵的角色。在西元600年左右時，回教徒多半是遊歷各地的學者，在所到之處吸收當地的文化知識。西元八世紀的波斯藥劑師查比爾‧哈揚〔Jabir ibn Hayyan，他還有一個在西方世界使用的名字叫做蓋博（Geber）〕發明了可以萃取出植物香露的蒸餾技術，到了十三

世紀，這些植物香露（也就是現在所說的純露）便廣泛地被運用在醫療和香水業當中。諷刺的是，這些香露表面總漂浮著星星點點的油質，當時的人們認為那是需要濾除的雜質，而事實上，這些油質就是精油。到了西元十世紀，波斯醫師阿比西納（Avicenna）改良了蒸餾技術，使它的用途更加廣泛，也因此被世人視為是精油蒸餾之父。他似乎也的確是為了萃取玫瑰和其他花朵的純露，才發明了蒸氣蒸餾法。

同一時間，在歐洲地區的相關發展，也對精油產業的成長帶來重大的影響。冷凝器大約在西元1150年時首度問世，它的作用正如其名，將蒸餾產生的熱蒸氣冷卻、凝結起來，讓蒸餾過程更有效率，並且能蒐集到天然而珍貴的植物精油。

義大利是第一個用植物精油來製作香水的歐洲國家，緊隨其後的是西班牙和葡萄牙。當人們發現新大陸，這些原生於美洲的植物便成為新興的香料素材，而香水業也因此更加蓬勃發展。十三世紀時，法國發展出自成一格的香水業。法國南部的格拉斯地區因為專門從事花朵的栽培和萃取而遠近馳名，當地培育的花朵種類包括玫瑰、晚香玉、茉莉、銀合歡和黃水仙等。除了格拉斯之外，歐洲其他地區也出現許多頗具規模的芳香植物栽培地，例如義大利西西里島盛產柑橘精油、義大利南部卡拉布里亞區（Calabria）則盛產佛手柑，而西班牙南部則廣泛種植柑橘類植物和鼠尾草、迷迭香與百里香等香草植物。

英國的香水業則是由羅馬人傳入。不過，香水業在英國發展的速度相當緩慢，也一直沒有流行起來，直到伊莉莎白一世執政時，隨身香球（pomander）和燃香等香氛產品才比較容易取得，玫瑰花水也變得普遍常見。後來，英國的藥劑師也開始用薰衣草、接骨木花和迷迭香等香草來蒸餾花水。不過，英國的香水業要一直到1660年王政復辟時期才算是真正發展起來。到了1750年，在薩里郡的米查姆地區（Mitcham, Surrey）已出現商業化栽種的歐薄荷（Peppermint）。

還有一些香氣素材也同樣具有藥用價值。例如來自麝科動物的麝香就是一種抗痙攣劑，而龍涎香（鯨魚的分泌物）則被用來緩解腸道與支氣管痙攣，同時也有安神、麻醉、助眠與催情等作用。芬芳的薰衣草可以萃取出薰衣草油（*oleum lavandulae*），它能提振情緒，也可以在頭痛或情緒不穩時發揮鎮定神經的作用。另外，某些芳香的樹脂也被用來治療內臟器官出血（apoplexy）。由此可以看出，雖然精油的萃取在一開始是為了供應香水業使用，但它們很快就步上了藥用一途。

現代人用精油與芳香植物萃取物來進行治療的做法，是承襲了各地悠遠綿長的

傳統智慧。不過，這樣的歷史根源還是不足以解釋為什麼芳香療法在現代會發展成獨樹一格的領域。

芳香療法的先鋒學者

羅伯·滴莎蘭德（Robert Tisserand）無疑是近代芳香療法發展史上的重要先驅學者。蓋特佛賽（Rene-Maurice Gattefossé）的作品在1993年初次翻譯成英文版本時，滴莎蘭德便是該書的編輯。他在書中對蓋特佛賽讚譽有加，認為他具有能開創出一個新興治療學門的創造力。

> 蓋特佛賽並不是第一個懂得用精油進行治療的人，也不是第一個將這樣的作法書寫、記錄下來的人——古人早在千年之前就已做過這兩件事。然而，不同的是，蓋特佛賽擁有古人所沒有的卓見。畢竟，從蒸餾法被發明的千年以來，這些先人前輩從未發現，精油的使用本身就能構成一派學門（Tisserand 1993）。

現代人用精油來療癒身心的做法，在一開始確實是因為蓋特佛賽這位法國化學家與調香師的推廣而逐漸普及。蓋特佛賽家族是一個饒富聲望的香水世家，他們在當時重振、整頓了南法地區日漸沒落的芳香植物栽培與精油生產工業（Gattefossé 1992），也成功地在非洲北部建立起一個蒸餾產業。蓋特佛賽本人對各地原生植物萃取出來的奇特精油進行了系統性的研究，第一次世界大戰之後，他更與專業醫療人士攜手，共同研究精油的藥用潛力。1923年，他的首部著作問世，隨後他繼續和醫療與獸醫從業人員合作，探索精油運用在不同治療領域的可能性，例如皮膚科。在1937年，蓋特佛賽出版了他後續僅有的兩部作品，其中一本書的書名為《芳香療法：精油，植物荷爾蒙》（*Aromathérapie: Les huiles essentielles, hormones vegétales*），這是「芳香療法」一詞第一次被創造和使用。

蓋特佛賽奉行的芳香療法受主流醫學影響甚深——這和目前英國以整體療法為基礎的芳香療法，有著相當大的差異。雖然如此，許多支持著現今芳香療法的重要概念，例如協同作用、香氣的情緒療癒作用、精油的經皮吸收途徑等等，仍然是因

為蓋特佛賽才被世人所知曉（Tisserand 1993；Schnaubelt 1999）。因此，我們可以說，芳香療法的概念是蓋特佛賽創造出來的。而由於他採取的是醫學和科學的研究方式，因此芳香療法的早期發展便是在醫學領域。蓋特佛賽主要專注於研究精油的藥理作用，尤其是其中的活性成分與官能基類型。不過，蓋特佛賽也認知到精油能對心理和神經系統發揮作用，因此他在芳香療法領域的貢獻，也同樣影響了後來的整體療法觀點。

1964年，法國醫師尚・瓦涅（Jean Valnet）出版《芳香療法的應用》（*The Practice of Aromatherapy*，參見 Valnet 1982）一書。後人普遍認為，芳香療法之所以能在法國以外的地區日漸普及，主要是受到這本書的影響。尚・瓦涅在抗生素開始風行並被大量使用之際，成立了芳香療法和與植物療法研究協會。他的芳療取徑和蓋特佛賽的做法類似，他會根據精油的有效成分來選擇要使用的精油，並且致力於將精油成分的官能基類型和它們潛在的療癒特質進行連結。除此之外，他還創造了一套配置精油處方的系統，直到現在這套系統仍影響著整體芳香療法的調配方式。

在1940年代的法國，身為護士和外科助手的摩利夫人（Marguerite Maury）開始對精油的醫療、美容和身心應用產生興趣。摩利夫人不像前面幾位芳療前輩擁有科學或醫學方面的專長，因此，她關注在精油的外用方式。畢竟，用精油作為內服處方或是進行相關的醫療使用，無論在當時或現在，都是被大多數西方國家法律禁止或限制的（Schnaubelt 1999；Bensouilah 2005）。摩利夫人對於芳香按摩的復甦有著極大的貢獻（早在古希臘時期，希波克拉底首先提倡用芳香植物油來按摩），她也致力於研究、探討精油按摩的效果（Tisserand 1977）。當時，她周遊歐洲各地教學演講，不僅設立芳療診所，也開辦芳療課程。摩利夫人在1961年出版《青春的財富》（*Le Capital Jeunesse*）這本書，並且在1964年被翻譯為英文版本《青春永駐的秘訣》（*The Secret of Life and Youth*）。她的兩位門生，米雪琳・阿契爾（Micheline Arcier）和丹妮爾・雷曼（Danièle Ryman）在1960年代將她的整體療法觀點傳入英國。現在，許多英國芳療師都仍然遵循著摩利夫人流傳下來的觀念與技巧（Ryman 1989）。

正當芳香療法在法國臨床領域蓬勃發展之時，莫里斯・吉霍（Maurice Girault）在1969年發明出「精油抗菌實驗法」（aromatogram），這是根據史羅

德（Schroeder）和梅星（Messing）在1949-1950年的研究成果，所延伸出來的一種實驗法（Girault 1979）。這種實驗法可以檢測出特定精油對於特定微生物病原體的抗微生物效果。不過，由於實驗中用來培養菌種的瓊脂。培養基（agar）是一種水性介質，因此，這個實驗法對容易溶於水的精油確實比較有利，也就是說，它對於脂溶性較強的精油會產生實驗上的偏差。即便如此，這項發現仍舊為精油的抗微生物潛力以及臨床運用開了先路，讓後人能更加深入探討。

保羅‧布雷基（Paul Belaiche）是臨床芳香療法演進史上相當重要的一號人物，對於感染的治療尤其有卓越的貢獻。1972年，他和Audhoui、Bourgeon、Duraffourd、Girault和Lapraz等醫師攜手研究，透過精油抗菌實驗法研發出許多治療感染性疾病的方法。共同參與這項研究計畫的幾個同僚，後來都成為法國芳香醫療領域中的知名人士。布雷基在1979年發表他最知名也最具影響力的著作——《植物療法與芳香療法專書》（*Traité de Phytothérapie et d' Aromathérapie*），他同樣也認為應該根據精油成分的主要官能基類型來為精油分類。在這之前，香氛研究者Charabot和Dupont曾經對於官能基與氣味具有某種連結關係作過假設，而布雷基就是根據這個假設，對臨床上的運用方式做了更進一步的探討。

與此同時，擁有醫學和自然療法背景的法國醫師丹尼爾‧潘威爾（Daniel Pénoël）對尚‧瓦涅的精油研究深深著迷，他和化學家皮耶‧法蘭貢（Pierre Franchomme，詳見後續說明）共同發展出所謂的「科學芳療」（scientific aromatherapy）概念，並持續關注用精油來治療感染的方法。這對研究夥伴經過了多年的鑽研探討之後，於1990年出版《精確芳香療法》（*L' Aromatherapie exactement*）一書。雖然他們在研究過程中已漸漸偏向採納整體療法的觀點，但他們的研究仍然立基於臨床與實證的前提。這本書後來成為將芳香療法運用在臨床醫療上非常關鍵的一部啟蒙作品。〔值得一提的是，潘威爾在臨床治療上非常強調病人「體內環境」（terrain）的重要性。這個概念來自克勞德‧伯納（Claude Bernard，1813–1878），他是一位生理學家，他認為病人的療癒能力取決於本身的身體情況和體內環境。舉例來說，只有在病人身體環境允許的狀況下，才有可能出現感染的症狀。潘威爾把這樣的概念稱做「體內環境」，並且會試著用芳香療法來治療、改變病人的體內環境——因此在法國發展出一種更具有整體觀的芳香治療

原則，不過還是以生物醫學為主要的原理依據〕。

潘威爾後來也成為一位芳療教學者，影響了無數英語系國家的芳療師、作者與講師，例如創辦美國太平洋芳香療法學院的寇特・史納伯特（Kurt Schnaubelt），以及英國的雪莉・普萊斯（ShirleyPrice）和連恩・普萊斯（Len Price）等等。他後來把法蘭貢提出的「官能基假說」（詳見後續說明）發展成所謂的「分子論」（molecular approach），並且提出三種配置協同複方的方法。這些知識後來也被運用在整體芳香療法當中。

皮耶・法蘭貢（Pierre Franchomme）最為人所知的成就，大概就是他與潘威爾共同的研究成果。不過事實上，法蘭貢是提出官能基假說（functional hypothesis）的重要學者，透過這個假說可以解釋、預測精油的生理作用與生物活性。法蘭貢的官能基假說是根據某種電化學實驗的結果推演出來，實驗的方式是讓精油成分布在不同的電磁盤之間，然後觀察它們的極性分布。法蘭貢和潘威爾就是根據這個實驗的結果〔現代視為一種「偽科學」（bad science）〕發展出分子論和選用精油的依據。法蘭貢並特別提倡「CT油」（chemotype，即化學類型）的使用，也就是建議人們使用含有較多有效成分的精油（多半來自特別栽培或精心挑選過的植物品種）。法蘭貢也和潘威爾一樣，後來投身教育界，並且在法國成立了科學植物療法學院（Institut des Sciences Phytomédicales）。

說到這裡，就不得不提到普羅旺斯地區知名的精油蒸餾商——亨利・偉歐（Henri Viaud）。原本蒸餾完成的精油主要銷往香水、香氛產業，但由於法國醫療界的臨床工作者也逐漸開始使用精油，於是偉歐便針對療癒用精油訂定了能夠把關品質的生產原則。他認為，療癒用精油必須用特定植物品種，或是成分屬於特定化學類屬的植材來蒸餾。除此之外，蒸餾過程還必須緩慢地在低壓環境下進行（Lavabre 1990）。他在1983年發表這些蒸餾原則。目前，市面上的精油有各式各樣的品質判別標準，不過，並不存在所謂的療癒等級精油。

80、90年代是法國芳香療法真正出現飛躍性成長的年代。菲利浦・馬勒畢優（Philippe Mailhebiau）在1994年發表《新興芳香療法》（*La Nouvelle aromathérapie*）一書，他特別強調體內環境對於芳香療法的重要性。馬勒畢優所說的體內環境範圍很廣，包括個人的基因、身體、生理和心理的狀況，他認為，一旦體內環境失衡，病原體便可能猖獗發展。他在1995年以英文出版《精油大全》

（Portraits in Oils）這本書。他後來同樣投身教育，並且擔任《芳療匯報》（*Les Cahiers d'aromathérapie*）期刊的編輯，不過這本刊物的壽命並不長。

克里森・杜拉弗德（Christian Duraffourd）與尚・克勞德・拉普萊茲（Jean Claude Lapraz）是兩位巴黎的腫瘤科醫師。他們在1980年成立了法國植物療法與芳香療法學會（FrenchSociety for Phytotherapy and Aromatherapy），同時也擔任植物芳香療法協會的總監（The Phyto-Aromatherapy Institute）。他們深化體內環境的概念，並進一步強調這個概念的重要性。杜拉弗德和拉普萊茲在1995年曾於《英國植物療法期刊》（*British Journal of Phytotherapy*）發表一篇研究，認為個人的體內環境主要取決於內分泌系統。此一觀點對當時法國和其他國家的臨床芳香療法發展都帶來重大的影響。不過，拉普萊茲對化學類屬的重要性卻提出質疑，他用「全有全無定律」（Law of All or Nothing）說明，重要的是精油這個整體，而不是其中的個別成分。拉普萊茲和杜拉弗德最初也是用精油抗菌實驗法進行研究，他們共同發展出「內在生物成因」（endobiogenic concept）這個概念，用來解釋疾病根本成因和病人體內環境的關係，並進一步為病人打造更理想的植物療程。杜拉弗德和拉普萊茲現在在世界各地開設針對臨床醫師和藥劑師的進修課程，可惜目前英國還沒有。

羅伯・滴沙蘭德在1977年出版《芳香療法的藝術》（*The Art of Aromatherapy*），這是第一本以英文撰寫的芳香療法書籍。這本書與尚・瓦涅、摩利夫人，以及拉瓦布赫（Lavabre）等其他作家的著作一樣，都是喜愛芳療的人們和芳療師書櫃裡必備的經典之作。這本書的出現讓英國掀起了一陣芳療風潮，一開始時興於美容產業，隨後也很快出現在許多芳療學院和非醫療性的專業芳療機構——這些機構通常會用整體芳香療法或臨床芳香療法的字眼，來和美容業的芳香療法做區隔。

滴沙蘭德也是《國際芳香療法期刊》（*International Journal of Aromatherapy*）的創辦人兼編輯，這份刊物維持了一段很長的時間，也具有相當的影響力，其中的稿件都是由當時舉足輕重的芳療提倡者和芳療作者所撰寫。這份期刊也為其他相關領域專家提供了接觸芳療讀者的途徑（例如：香氣心理學）。自70年代起，關於香氣心理學和氣味對社交與行為的影響研究如雨後春筍般出現，但是香氣在當時的芳香療法領域中並不受到重視，因為人們更關心的是精油的臨床效果。因此，這份刊

物讓調香師保羅與史蒂芬・傑里內克（Paul and Stephan Jellinek）以及亞倫・赫曲（Alan Hirsch）、蘇珊・納斯科（Susan Knasko）和克雷格・華倫（Craig Warren）等許許多多的香氣研究者，在芳療界有了發揮的舞台。這份刊物也為探索另類芳香療法的工作者開啟了大門，包括彼得・荷姆斯（Peter Holmes）和蓋布利爾・莫傑（Gabriel Mojay），都將東方醫學的觀點帶入芳香療法當中。這份刊物開展了芳香療法的理論視野，並且挑戰、拓寬新的芳療施作方式，同時也提供更多的芳療實證證據，使人們對於「芳療師」這個職業更為敬重。

包柏・哈里斯（Bob Harris）和芮安儂・哈里斯（Rhiannon Harris，現在改回Lewis）是精油資源顧問機構（EssentialOil Resource Consultants，EORC）的創辦人，也分別在《精油療法國際期刊》（*International Journal of Essential Oil Therapeutics*）和《臨床芳香療法國際期刊》（*International Journal of Clinical Aromatherapy*）擔任編輯。這兩位研究者受法系芳療訓練，將所學推廣到英語系國家，是深受景仰的芳療教學者。雖然潘威爾早在80年代就曾試圖在英國推廣芳香療法課程，但當時人們的接受度不高，也有保險方面的顧慮。然而，包柏和芮安儂・哈里斯將法系芳療的觀念精髓（例如體內環境的概念、精油的生物和生理學作用等等）和某些施用方式（例如陰道栓劑、肛門栓劑和口服）與整體療法的概念成功結合。在此需要說明的是，雖然整體療法芳療師有可能在皮膚上使用較高的精油濃度（這和芳療師所個別接受的芳療訓練有關），但直到本書寫作之際，以陰道栓劑、肛門栓劑或口服方式使用精油的用法，並不在保險承擔範圍內。

這個簡短的歷史回顧可以讓我們了解，芳香療法的觀念和當代芳療師的施作方式為什麼會有這麼大的差別。無論如何，很明顯的是，芳香療法的核心在於嗅覺與芳香植物的香氣，這也是為什麼精油在我們的生活和療癒過程中扮演著不可或缺的重要角色——無論是從臨床醫療或是其他途徑來進行療癒。

當代芳香療法的實踐概況

在英國和英語系國家，芳香療法分為許多不同領域，包括：美容式的芳香療法，以及整體療法的、臨床的芳香療法，以及運用嗅覺的氣味療法等等。

在英國，最早接納芳香療法的就是美容業。摩利夫人的門生和傳人，例如丹妮爾·雷曼和米雪琳·阿契爾等人，發現在英國很適合由美容師（aestheticians）來進行芳香療法。美容師本來就會在療程中使用植物性產品，並且輔以香氣和按摩，因此，芳香療法等於為美容業的服務項目添加了一種新選擇，因此很容易就被接受。許多美容訓練機構，包括伊芙·泰勒（Eve Taylor）創辦的臨床芳香療法學院（Institute of Clinical Aromatherapy）在內，都開始發展芳療在美容界的應用方式，並格外看重其中臨床實證的元素。幾年之內，芳療師的人數與日俱增，有些芳療師開始覺得打著「美容」的旗幟使得芳香療法的格調降低，並且逐漸喪失它在臨床效果上的公信力（Bensouilah 2005）。

縱然有人抱持這樣的看法，芳香療程在美容行業中依然如火如荼地蔓延滋長，在英國各地大大小小的沙龍與spa館當中，都能享受到芳療服務。美容界的芳香療法強調身心的美好感受、放鬆和美容護膚。這樣的服務通常價格不菲，多半被視為一種奢侈的享受，而不是主流醫學之外的另類治療方式。這些芳香療程多半會用預先調配好的精油稀釋成按摩油，進行全身芳香按摩。客戶可以從一系列的複方精油中自行挑選療程用油——有些機構讓客戶依照當下的心情自行選擇想用的精油，或者有些芳療師會根據諮詢與評估的結果，為客戶挑選適用的精油。植物性的美容保養品牌通常會提供各式各樣令人眼花撩亂的芳香按摩產品，可惜的是，這些選擇不外乎是在「放鬆」、「激勵」，或是「回春」、「活力」與「淨化排毒」之間做變化。如果產品質量良好、香氣合乎客戶心意，給予按摩的治療師手法熟稔、又能細膩察覺對方的感受，那麼療程結果可以是非常出色的——甚至可能讓人覺得「煥然一新」。如果是這樣高品質的按摩，並且是一個短期、紓壓式的療程的話，把它叫做芳香療法是沒有任何問題的。然而，從社會學家李文斯頓（Livingstone 2010）的研究結果看來，事實卻非如此。李文斯頓對各地美容會所和大小spa有豐富的研究經驗，據他所言，許多蘇格蘭的spa飯店（專業「目的型」spa機構不算在內），提供的都不是這種等級的療程服務。通常，這些地方的治療師不僅產品知識不足，動作技

巧也相當有限，服務結果自然令人失望。

　　許多保養品製造商會在臉部和身體保養產品中添加精油。通常，這些產品會出現在美容會所和spa館當中，提供美容芳香療程使用。其中添加的精油多半有護膚、平衡身心的功效，這些產品的配方也通常有研究資料作為依據。舉例來說，舒緩的配方很可能含有真正薰衣草、玫瑰或羅馬洋甘菊，這些都是消炎效果相當出色的精油；而針對傷疤和油性肌膚的配方，則多半會加入天竺葵、佛手柑和依蘭或茶樹，因為這些精油有抗細菌、促進傷口癒合和收斂的作用。所以，我們也可以說，這確實是進行芳香療法——由技巧純熟的治療師，使用自家研發的護膚產品。那麼，如果客戶把這些植物性保養品買回家自行使用，還算是芳香療法嗎？

　　「美容芳香療法」和「臨床芳香療法」在近年有越來越明顯的區隔，從教學、做法和法規上都明顯可見。雖然教育和法規並不是本書要討論的主題，不過在此仍然需要提醒各位，至少目前在英國，這兩者之間確實存有差異（Jenkins 2006）。

　　「臨床芳香療法」原本是用來區分美容產業和非美容產業的芳香療法，後者的重點通常在於量身訂做個人療程，能切合客戶在身體、生理和情緒上的需要。這樣的療程通常會包括一段詳細的諮詢時間（了解客戶的身心狀態、用藥史和社交狀況），接著挑選出適合客戶需求的精油、調製成複方，再以適切的按摩手法進行療程，最後準備能讓客戶離開後自行在家使用的產品……這些都是臨床芳香療法非常重要的核心。遵循這種理念的芳療師通常不會說自己是要治療某些疾病，這和他們的認知不符。不過，他們通常會提供某些干預性的治療手段，來緩解病狀，或是協助身體功能恢復，這和客戶本身所接受的主流醫學治療並不衝突，芳療師也可能（會或不會）先取得主治醫師的同意。

　　許多臨床芳療師都是自立門戶的自由工作者，可能在自己的工作室提供服務，或是在綜合療法診所駐點提供療程。他們通常會持續進修，並擁有某些拿手的專長，例如：芳香皮膚病學（aromadermatology，Bensouilah and Buck 2006）、癌症照護、老年照護、失智症、安寧照護、心理、生育、孕產婦照護（Price andPrice 2007）、運動員與運動傷害照護（Harris 2009；Quéry 2009）、肌肉骨骼與神經系統疾患等等。

　　這些後續的專業進修又叫做持續專業發展（continuing professionaldevelopment，CPD），進修方向可能是身體工作的技巧，例如理

療、觸發點療法、肌筋膜舒緩，或是「M」技法，這是由巴克勒（Buckle 2003）首創的徒手按摩技巧，經常使用在安寧照護當中。芳療師也可能精通針灸、穴道按摩或是中醫五行、印度阿育吠陀療法……等，並且將精油結合於其中。

「芳香配製學」（aromatology）則是指精油用量更頻繁密集、通常不進行按摩的芳療施作方式（Price and Price 2007）。有些芳療教學者，例如精油資源顧問機構總監芮安儂・路易斯，會根據法系「臨床醫學」的芳香療法觀點，開設開立精油處方的課程。允許芳療師為客戶配製外用的處方，紓解某些特定的症狀，通常使用較高的精油濃度；不過例如製作精油膠囊口服，或是製作陰道、肛門栓劑的使用則相對少見，因為這些治療方式目前還不在保險負擔的範圍之內。這樣的情況很可能一直持續下去，除非多數的英國芳療師能取得臨床醫學相關的學習證明──例如某些植物療法（藥草療法）學程。在此我必須說明，在英國，臨床芳香療法的學程從私立機構的一年短期課程、能取得文憑的兩年課程，到獲得學位或榮譽學位的學程都有，也因此，芳療師的知識、技巧和學問涵養也有相當大的差別。

芳香療法還有一個分支，也就是完全只考慮芳香植物的氣味以及透過嗅覺帶來影響的療法，叫做「氣味療法」（osmotherapy）。這個名字是由Dodd（1988）提出，他認為「芳香療法」其實並不名符其實，因為療程多半透過按摩進行。這個領域當中有某些知名人士將自己稱為「香氣學家」（aroma-chologist），這些香氣學家會刻意不去探討香氣的療效，尤其和芳香療法劃清界線。

在芳香療法的世界中，還有另一個分支具有成長的潛力，也就是利用芳香植物的香氣，來幫助人們改善心理情緒狀態的療癒方式。這種療法可能借助氣味調整心情，也可以輔以某些幫助放鬆的技巧，來達到最好的療癒效果。某些臨床芳療師早已將這樣的方式運用在自己的整體芳療療程當中，不過目前還沒有多少人對其中的具體模式進行鑽研。

在這一章，我們從芳香療法的歷史緣起探討了它的演變歷程，並且為當代芳香療法的規模與形式做了簡單的說明。接下來，我們將進一步了解奠定當代芳香療法的重要理論和假設，以及能提供佐證的科學依據。

Chapter 02 | 理論觀點

哲學觀與理論

本書的第1章簡單介紹了芳香療法的演進史。其中我提到某些相當重要的影響性人物，因此，現在我們需要更進一步探索他們的哲學觀，以及隨之發展出來的理論，因為這些都是奠定當代芳香療法的基石。

廣義來說，所謂哲學性的研究方式，是對某個主題抱有熱愛、擁有智慧和知識，從中延伸發展、思考分析之後，所萌生出新的見解。這樣的說法也適用於芳香療法的情境。舉例來說，摩利夫人用全人整體的哲學觀來進行芳香療法，並且發展出所謂的「個人處方」概念——這是一種將一個人各方面的狀態都納入考量，完全為他量身訂製、具有協同效果的配方。相對來說，所謂的理論，是用推測出來的概念或個人信念，系統性地解釋某個現象的成因機轉。目前已有許多芳香療法的理論，都在說明芳香療法為何有效、以何種方式達到效果。舉例來說，法蘭貢和潘威爾提出的官能基理論，就是根據「結構決定效用」的原則，試著把所有精油中出現的分子，依照官能基族群和精油的作用效果對應起來。這個理論經常被用來確認某些芳療施作的效果，例如協同複方精油（協同複方精油就是選擇能彼此互補或相互協同的精油，調配出一種1加1大於2的強大複方）。

芳香療法的核心原則

精油是芳香療法的核心，它是一種非常有趣的療癒劑質，不只能在身體、生理和心理層面發揮效用，還可以影響情緒和靈魂層面——這是因為，它們不僅能透過身體吸收，還可以從嗅覺途徑，透過氣味影響大腦邊緣系統。

芳香療法是一個相對較新的治療領域，大約起源於30年代的法國，在當地持續於醫學領域中發展（Schnaubelt 1999）。不過，在英國、美國和澳洲等地，發展的方向卻有所不同，這些國家的芳香療法主要在提倡身心的美好感受，而不是去治療某些疾病。在這些國家，芳香療法多半是由沒有專業醫學背景的治療師進行，並且被認為能補充主流醫學的不足。人們普遍認為，芳香療法非常有益於預防、紓解壓力，而且能有助於處理壓力導致的各種身心症狀。然而，芳香療法還有許多其他作用面向，有待探索和發掘。

英語系國家通常會以塗擦於皮膚表面，或是吸聞香氣的方式來使用精油。這種芳香療法又被稱為「盎格魯薩克遜式」（Anglo-Saxon）芳香療法（Harris 2003），用以和結合醫學治療的芳香療法做區隔。在本書中，我會直接用「芳香療法」來指稱這種芳療形式。由於這類芳香療法通常會透過按摩讓精油進入身體，因此能形成一種帶來療癒效果的介入手段。事實上，在英國和其他英語系國家當中，芳香療法幾乎可以和按摩畫上等號。先前也提到過，這和摩利夫人在60年代大力提倡以外用方式進行芳香療法有很大的關係（Harris2003）。

如果根據整體療法的概念來進行芳香療法（也就是以按摩方式使用精油，同時認知到香氣能對身心帶來美好助益，並且相信精油擁有巨大療癒潛質），這樣的芳香療法將會成為一種獨特且擁有複雜機轉的治療方式。因此，從60年代起，包括芳療作家、芳療師、生活與社會科學家等各方人士，都曾提出各種理論，試圖說明芳香療法究竟如何發揮效用。

芳香療法的理論基礎

芳香療法是一種朦朧而浪漫的幻想，一旦以嚴峻的科學方式檢視，它的魔法馬上就會煙消雲散。（King 1994, p. 413）
芳香療法需要發展出一套理論，來解釋並預測它的效果。（Schnaubelt 2003, pp.8–10）

上面我引用的這兩段話，雖然時間已經有點久遠，卻能反映出當時芳香療法在主流文獻中被塑造的形象，以及科學家的批判聲浪。當時，人們認為芳香療法沒有

確切的科學依據，顯然不是一種科學性的療法，因此，在過去（包括現在也是），它一直是科學界批評的對象。除此之外，許多芳療從業者的專業知識良莠不齊，所以，很遺憾地，在當時（以及現在）他們無法替自己從事的工作辯白。在這樣的情境氛圍下，致使包柏・哈里斯在2003年的一篇文稿中寫下這樣的一段文字：

> 說芳香療法「就是有效」，或者說，是精油中固有的能量帶來效果，在現在已經行不通了。要是你這麼說，很有可能被當成耳邊風。若只是因為芳療從業者沒有能力用大眾能接受和理解的方式去解釋，而使得人們錯失了體驗芳香療法的機會，這真是一大憾事。（Harris 2003, p.57）

於是，如果要從一個西方的科學觀點，去解釋芳香療法究竟為什麼有效，我們就必須考慮許多不同的作用機制。這些機制包括：以經皮方式吸收精油帶來的身體與生理影響、透過吸入和嗅聞對大腦邊緣系統帶來的影響，以及按摩對身體、生理和心理層面帶來的影響。

荷姆斯（Holmes 1997, 1998, 2001）和莫傑（Mojay 1996, 1998, 1999）等芳療書籍作者，也曾將東方傳統醫學的概念運用在芳香療法當中。他們認為，芳香療法為身心健康帶來的益處，不僅呼應了傳統中醫的概念，也可以用中醫的角度加以解釋。這樣的觀點拓展了芳香療法的能量面向，也成為芳香療法作為一種全人整體治療方式的理念基礎。例如芳療師與書籍作者戴維斯（Davis 1991）就曾提出所謂的「精微芳香療法」（subtle aromatherapy），探討用精油從靈性層面促進身心整合的各種方式，例如結合震動療法、水晶與脈輪能量等等。而荷姆斯則提出所謂的「芳香能量學」（fragrance energetics），認為精油療癒的核心在於能量。如果照哈里斯的說法，要用「大眾能接受和理解的方式」來說明芳香療法，那麼這樣的觀點實在更玄、更難解釋。雖然如此，許多芳療從業者仍然採納了這類觀點，並運用在自己的芳療施作當中。這些崇尚能量觀點的芳療作者，多半也會強調芳療師必須了解精油的化學成分和藥理作用——這很可能是因為在科學至上的西方文化當中，必須這麼做才能保有一定的公信力。然而，這些能量角度的哲學觀又再一次在科學界掀起一波批判芳香療法的論戰，在英國皇家學院院士大衛・柯古洪教授（Prof. David Colquhoun）的部落格當中，可以看到一些相關論述（www.dcscience.net 2011）。

了解芳香療法的爭議背景之後，接下來我們要開始探討芳香療法的哲學觀和芳療學者發展出來的假設與理論。我們也會探討能量層面的觀點，不過首先，要先看看更符合傳統的、有科學依據的假設，以及從這些假設發展出來的實驗和實證資料。如想進一步了解以下段落中提到的化學成分，可以參考本書「附錄B：精油中的重要化學成分」。

精油的生理作用假設

在此我們要討論的是精油的藥理學假設，也就是認為精油能對生理作用產生影響的假設。其中包含芳香療法最核心的幾個假設，例如精油可以透過皮膚吸收、透過吸聞吸收，以及與藥物代謝動力學（pharmacokinetics）和藥物效力動力學（pharmacodynamics）有關的論點。

透過皮膚吸收

芳香療法最核心的信念之一，就是認為皮膚是精油進入人體的重要路徑（通常透過按摩方式進行）。塗擦在皮膚表面的精油，會被身體吸收，進入體液當中。

根據芳香療法的觀點，精油分子可以穿透皮膚，進而散布於體內，此外也可能透過毛囊、汗腺和皮脂腺進入人體。目前人們一般認為，大分子進入人體的速度，很可能比小分子來得慢。分子量超過500的物質將很難穿透皮膚，不過大多數的精油成分都沒有這麼大，例如萜烯類衍生物的分子量大約在150左右，而倍半萜類衍生物則在225左右。

脂溶性強（親油）的成分會比水溶性強（親水）的成分更容易穿過皮膚。不過，皮膚表面的角質層既有一部分是含水組織，也有一部分是脂肪組織。一個非常親油的物質會難以通過角質層的含水成分，而極度親水的物質也很難通過角質層中飽含脂肪的地帶。大部分的精油成分脂溶性都比較強，不過也有部分精油分子是水溶性，因此精油的確具有能穿透皮膚的特質。由於皮膚細胞中就含有新陳代謝酶（例如細胞色素P450酶），因此精油光是抵達皮膚內，就已經開始參與新陳代謝。

　　不同的精油有各式各樣的特質，有些精油含有較多易揮發的分子（香氣中的「前調」），有些精油則較為黏稠，主要由大分子構成（通常是所謂的「後調」）。不同的化學成分有不同的皮膚穿透力，因此根據精油成分的不同，穿透皮膚的速度也會有所不同。

　　位在表面的皮膚細胞就相當於是一個「儲藏庫」，精油分子可以在這個部位留存一段時間，至於可以停留多久，目前還不得而知。不過，揮發性強的分子此時很可能就會揮發到空氣當中。精油的黏稠度對於被吸收程度的影響可能相當複雜，例如稍微有點黏稠的精油（例如檀香），它的經皮吸收速度就比流動性佳的精油（例如甜橙）來得慢，不過它的揮發性也會比較低，表示精油分子流失到空氣中的速度也比較慢。

　　為了讓皮膚吸收到更多精油成分，在芳香療程的一開始，通常會把調配好的按摩油（將精油調入植物性的固定油，也就是「基底油」當中）盡可能大範圍地塗擦在皮膚表面，然後將身體覆蓋起來。在接下來的按摩療程中，只有正在被按摩的部位可以露出。其他影響皮膚吸收的因素還有溫度、按摩、皮膚是否阻塞，以及皮膚的含水度（Tisserand and Balacs 1995）。

　　對於某些以外用為主的精油療程來說，角質層表層的「儲藏庫」特質扮演著相當重要的角色。舉例來說，當我們要在皮膚上塗抹精油配方來治療真菌感染時，除了使用抗菌的茶樹精油之外，就很適合再加上檀香和岩蘭草這種有「定香」特質的精油，因為這類精油能讓有效成分留在皮膚上的時間更長一些。

　　Tisserand 和 Balacs（1995）也認為，皮膚是精油進入人體相當有效的途徑之一，因為精油成分多半是脂溶性的（也就是能溶解於油質、脂肪當中），而且分子量小，因此很容易就能穿透皮膚、進入人體。他們引用一封私人書信〔來自倫敦聖瑪莉醫院的毒理學家赫區奇（Hotchkiss）〕，以及另外兩篇公開發表的研究（Bronaugh *et al.* 1990；Jäger *et al.* 1992），歸納出這樣的結論，並且在書中指出：「現在，我們至少知道，在裸露的皮膚上施用精油之後，大約有4%到25%的精油成分能被吸收進入人體」（Tisserand and Balacs 1995, p.24）。

　　Price和Price（2007）與Bowles（2003）也同樣引用包括Jäger等人（1992）在內的實驗結果，說明某些精油成分（例如橙花叔醇和某些萜烯類）可以作用於皮膚的雙層脂膜，增加精油的皮膚穿透度（Cornwall and Barry 1994；

Takayama and Nagai 1994）。

　　Buck在2004年也曾以皮膚的屏障作用為主題進行研究，其中引用Jäger等人（1992）、Cornwall和Barry（1994）以及Fuchs等人（1997）的實驗，來支持上述的論點。不過，Buck也承認，由於精油被人體吸收的量並不大，因此它究竟能產生多大的藥理作用，仍然存有爭議。

　　Bensouilah和Buck在2006年曾發表一篇關於精油與皮膚穿透性的文章，其中指出，角質層是一種有穿透率限制的皮膚屏障，精油分子有三種方式可以穿越這個屏障：細胞內、細胞間和分流路徑（主要透過毛囊、汗腺，不過其他外分泌腺也含括在這一類當中）。就像其他作者一樣，這兩位研究者也是引用Jäger等人（1992）與Fuchs等人（1997）等時間較久遠的文獻，來說明精油在皮膚的穿透性。

　　時間拉近一點，Fewell等人在2007年曾經做過一項實驗，探討用甜橙精油進行芳香按摩之後，是否能在客戶的血液中偵測到右旋檸檬烯（右旋檸檬烯是甜橙精油的主要成分）。這項研究發現，雖然在客戶的血液中的確檢測出右旋檸檬烯，但是和施用的劑量相比，只有不到10％的右旋檸檬烯被皮膚吸收，而吸收的量實在太低（不到0.008　μg/ml），因此幾乎不可能達到任何藥理上的效果（用這個例子來說，就是指鎮定放鬆的效果）。Chen、Chan與Budd（1998）曾做過一項動物實驗，他們發現，右旋檸檬烯的含量要達到0.28　μg/ml，才會在小白鼠身上開始出現鎮定放鬆的效果——然而，這個門檻比Fewell等人（2007）檢測到的數據高出30倍以上。

　　近年來，還有其他研究也探討過精油降低皮膚屏障阻力、增加外用藥物吸收度的效果。Adorjan和Buchbauer（2010）在一項文獻研究中，引用了六則2007年之後進行的動物實驗，這些實驗都發現，在所有檢測的精油當中，能增強皮膚穿透度的精油多半是萃取自中藥材的精油，這些精油在西方世界的芳香療法中並不常見（唯一的例外是羅勒，羅勒也是芳香療法中常用的精油）。在此之前，Williams和Barry（2004）就曾在研究中提到，精油可以作用於皮膚脂質中的液晶體，這或許可以說明為什麼會得到以上的實驗結果。

　　雖然經皮吸收的說法十分合理也合乎邏輯，不過「確鑿」的科學鐵證還不夠豐富。所以，我們需要繼續探討另一個吸收途徑——吸聞。

透過吸聞吸收

　　精油具有揮發性，因此，精油分子可以透過呼吸和嗅聞的方式進入體內，也因此，它們對於呼吸道組織能發揮直接的影響。揮發在空氣中的精油會隨著人們呼吸時吸入的空氣，從鼻腔進入呼吸道。這些精油分子有可能在呼吸道當中被吸收，或者抵達肺泡，並很快進入血液循環當中。除此之外，也可能從鼻腔上皮吸收進入體內——鼻腔上皮非常薄，而且布有大量微血管，因此從這裡能很快進入血液循環。由於鼻腔上皮的位置接近腦部，因此，精油分子也有機會接觸到中樞神經系統，或是進入動脈循環中。

　　所以，可別輕忽了吸聞對芳香療法的重要性。客戶因為精油的香氣獲得改善情緒的效果，這是精油在大腦邊緣系統和中樞神經系統帶來的作用，除此之外，精油還對呼吸道非常有益。然而，並不是只有客戶會受益，芳療師在療程期間，甚至在療程結束之後，也可能享受到心理助益（情緒變化）、提振或放鬆，以及改善呼吸道的效果。像這樣的例子在實際操作中比比皆是。

　　這部分的科學研究多半關心的是透過吸聞能攝取到多少精油成分，包括常見的 α-松烯（d-pinene）、右旋檸檬烯，以及許多尤加利精油中含有的氧化物——1,8-桉樹腦（1,8-cineole）。Falk-Filipsson等人（1993）曾經做過一項研究，發現受試者透過肺部攝取的右旋檸檬烯大約在70%左右，而其中有1%被原封不動地呼出體外。Jäger等人（1996）的研究則探討以一段較長時間吸聞精油後，血液中的1,8-桉樹腦濃度情況。結果發現18分鐘之後，血漿濃度的巔峰值差不多在750 ng/ml左右。

　　以上研究的確說明，某些精油成分可以透過吸聞的方式達到生理上的影響。舉例來說，吸聞尤加利精油的主要成分1,8-桉樹腦，可以增加頭部血流（Buchbauer 1996）。

　　有些精油則對呼吸道組織能直接發揮影響，其中的佼佼者是薄荷酮與香旱芹酮（carvone）等酮類，以及屬於氧化物的1,8-桉樹腦。過去曾有不少研究探討過精油的化痰與祛痰作用（透過增進纖毛與杯狀細胞的活動，使得黏液等分泌物變薄或減少），包括藍膠尤加利、甜茴香、松和百里香精油都相當擅於此道（Price and Price 2007）。

既然我們可以合理地假設精油成分會透過皮膚和呼吸系統進入人體，那麼接下來就能進一步探討當精油成分進入身體內部之後會發生什麼事。此時，我們必須分別從藥物代謝動力學（人體如何處理外來的異質物）和藥物效力動力學（這些異質物能對人體產生什麼樣的作用）這兩個角度來說明。包括Tisserand和Balacs（1995）以及Bowles（2003）等作者，都在書中對於芳香療法的上述作用過程提供了豐富易懂的說明。我把這些內容簡單摘錄在接下來的段落中。

精油如何在體內散布——綜觀現有假說

並沒有多少研究資料能說明精油被吸收之後的體內散布情況，不過，一般通常認為，精油在體內的散布狀況和脂溶性藥物相仿。體內散布的情況就如同吸收時一樣，和分子的特性息息相關，而其中最關鍵的就是脂溶性與水溶性。

我們可以預期，脂溶性高的精油分子會比較容易被脂肪組織吸收，例如腦細胞（精油中有某些脂溶性分子可以穿越「血腦屏障」這個保護結構）、神經細胞和肝臟。它們在脂肪組織的移動速度會更慢，因為這裡的血流供應較慢。不過，由於脂肪組織的新陳代謝速度較低，因此可以扮演儲藏庫的角色——也就是能吸引、聚集、儲存脂溶性分子。

而較親水的水溶性分子則比較容易出現在血液以及某些高血流的器官當中，包括腎上腺、腎臟與肌肉。不過由於大部分的精油分子都是脂溶性，所以，事實上它們很快就會離開血液，轉而進入肌肉或脂肪組織當中。

血液當中含有一種可溶解的蛋白質——「血漿蛋白」。許多帶電的物質都可以和血漿蛋白結合，這是一個可逆的動作。當某個物質和血漿蛋白結合，那麼在整個循環過程中，它就不能為其他組織所用。某些精油成分（包括：酮類、酯類、醛類和羧酸）在體內環境中都屬於帶電的分子，因此很可能會和血漿蛋白結合。腎臟或肝臟疾病的患者體內的血漿蛋白濃度可能較低，因此在進行芳香療法時需要注意降低精油的用量，以免血液中的精油分子含量過高。從帶電物質和血漿蛋白結合的角度，還可以進一步說明精油成分和某些藥物可能出現的相互作用。

精油如何被身體新陳代謝——關鍵事件概述

所有從外界進入身體的物質（也就是異質物），都會在人體中被新陳代謝。肝臟是新陳代謝過程中最重要的器官，不過包括皮膚、神經組織、腎臟、肺臟、腸黏膜和血漿等，也都具有新陳代謝的功能。其中，和精油最密切相關的概念是：分子在新陳代謝過程中，都會經歷一個**生物轉化**的步驟，讓它們的脂溶性降低、水溶性提高，如此一來，才能透過腎臟讓它們隨尿液排出體外。

簡單來說，這個步驟會由兩個不同的生物化學階段來完成，分別是一期生物轉化和二期生物轉化。

一期生物轉化	這個階段的生物化學反應（可能是氧化、還原或水解，根據所處理的化學物質而定）通常稱為新陳代謝過程的「序曲」，目的在於先讓這些分子變得更溶於水。這些反應也叫做「解毒反應」，因為它能使有毒分子的毒性降低一些。不過，有些分子，例如羅勒精油中相對較無毒性的甲基醚蔞葉酚（Estragole），卻可能在這個新陳代謝的初步過程中，被轉化成有毒性的代謝物，也就是可能致癌的 1'-氫氧龍艾腦（1'-hydroxyestragol）。
二期生物轉化	這個階段的工作主要是將一期生物轉化形成的代謝物，和某些能幫助排泄的特定原子群結合起來。結合後的分子又叫做共軛分子（conjugates）。共軛作用可以分成三種：葡萄糖醛酸共軛作用（glucuronide conjugations）氧化共軛作用（oxidations）和穀胱甘肽共軛作用（glutathione conjugation）。醇類和酚類很有可能到最後是變成葡萄糖醛酸分子被排出體外的，這些反應是由細胞色素 P450 酶負責催化的。一般認為，某些醛類（例如檸檬醛和香茅醛）會在氧化之後轉變成羧酸，而萜烯類會先氧化成為醇類，接著再變成羧酸，然後排出體外。穀胱甘肽則是肝臟中與反應活性強、具有毒性的分子產生共軛作用的化學成分，目的在讓這些分子變得更安全。如果體內的穀胱甘肽含量低，那麼這些反應活性強的代謝物就可能對肝臟造成極大的傷害。有少數幾種精油成分可能會消耗穀胱甘肽，不過一般芳香療法施用的量並不高，所以基本上不太可能造成危險。

精油如何排出體外，以及精油的代謝物

精油進入血液循環之後，就會接著被新陳代謝，最後從腎臟排出。大部分的萜烯類化合物會先氧化變成醇類，接著變成羧酸和其他水溶性的結合物——這些全都會隨尿液排出體外。某些醇類（例如牻牛兒醇），變成羧酸後就能直接進入尿液，而有些醇類（例如沉香醇），則會轉為葡萄糖醛酸分子排出。檸檬醛與香茅醛等醛

類會先變成羧酸再排出，而肉桂醛則會先變成肉桂酸，再和葡萄糖醛酸分子結合、排出。酯類很容易水解，所以可以直接變成水溶性的葡萄糖醛酸分子與酸類排出。

由於精油分子具有揮發性，因此，也有部分可能隨著呼氣和汗水排出體外。舉例來說，氧化物1,8-桉樹腦就有可能原封不動地隨呼吸排出體外。如果以口服方式使用精油，那麼它們也很可能隨糞便等排泄物排出體外。

藥物效力動力學——精油對生理作用的影響

長久以來，精油的療癒效用資料（例如消炎、鎮定、止痛等）包括來自口耳相傳的經驗智慧，也有部分為科學實驗證據（Bowles 2003）。Price 和 Price（2007）曾在書中羅列出相當廣泛的精油效用，其中有些具研究文獻可供佐證。關於這部分的資訊摘要，請參見表 2.1。

表 2.1　精油的療癒效用（節錄自 Price and Price 2007）

療效特性	說明	芳香療法應用層面
抗細菌 Antibacterial	• 科學研究資料佐證 • 精油抗菌實驗法進行檢測	• 具有協同效果的配方可以使菌種的抗藥性問題降到最低，同時能減少空氣中的傳染原、皮膚與呼吸道的感染程度，並且能處理 MRSA(抗藥性金黃色葡萄球菌) 帶來的感染
止痛 Analgesic	• 呼應傳統療法的用法，例如用丁香止牙痛、歐薄荷（Peppermint）止頭痛 • 口傳經驗佐證 • 欠缺專論研究 • 機制複雜，包含心理層面	• 慢性疼痛 • 頭痛 • 關節和肌肉疼痛
抗真菌 Antifungal	• 科學研究資料佐證	• 真菌感染、酵母菌感染
消炎 Anti-inflammatory	• 大量的口傳經驗佐證 • α- 甜沒藥醇（α-bisabolol）醇和母菊藍烯（chamazulene）等特定成分的效果有研究資料可供參考	• 在適切的情況下，可以添加在協同配方當中，例如當客戶出現疼痛、感染、刺激等
止癢 Antipruritic	• 大量的口傳經驗佐證 • 一項臨床研究已證實，將薰衣草和茶樹精油混合在荷荷芭油與甜杏仁油當中，能發揮止癢的效果	• 皮膚感覺刺激、搔癢時
抗毒素 Antitoxic	• 少數幾則研究指出，包括洋甘菊在內的某些精油能使細菌的毒性失效	• 當葡萄球菌造成感染，且患部感覺疼痛、刺激時，可以將洋甘菊加在配方中使用

抗病毒 Antiviral	• 口傳經驗和少數的科學研究資料佐證 • 可能是脂溶性帶來的效果	• 可以幫助受到病毒感染的病患，例如單純型疱疹
除臭 Deodorant	• 口傳經驗和少數的科學研究資料佐證	• 用在會產生不雅氣味的疾病復原過程中，例如燒燙傷、各種傷口 • 作為個人保養品，用在腋下或足部
幫助消化 Digestive	• 傳統療法經常使用芳香植物（例如香料、柑橘水果和繖形科植物）刺激胃液與膽汁分泌、促進腸胃蠕動、增進肝臟功能 • 研究證據支持芳香植物幫助消化的特質，不過並不是針對整體芳香療法所做的研究	• 促進食慾、幫助消化和排便
利尿 Diuretic	• 有些書籍作者認為某些精油具有利尿的作用，尤其是杜松漿果（或是萜品烯-4-醇這項成分），不過也有人持反對意見	• 水腫、水分滯留 • 促進排泄
賦予活力 Energising	• 精油可以改善能量的不足或阻塞 • 很難用科學研究證實，不過卻是芳香療法的重要特質之一	• 從能量的途徑思考所配製的協同處方
促進傷口癒合、結痂 Granulation promoting or cicatrisant	• 口傳經驗佐證（蓋特佛賽就是始祖之一） • 部分研究證實，某些精油確實有這樣的作用（例如聖約翰草、洋甘菊）	• 幫助組織癒癒，例如用薰衣草處理輕微的燒燙傷 • Price 和 Price（2007）建議使用天竺葵
類荷爾蒙效果 Hormone-like activity	• 有一說法認為某些精油可以透過腦下垂體來平衡荷爾蒙的分泌，不過目前沒有任何研究能加以證實 • 口傳經驗和民俗療法佐證 • 快樂鼠尾草醇、橙花叔醇和反式大茴香腦──可能有類雌激素的作用？ • 歐洲赤松──可能有類可體松的作用？ • 精油可以刺激腎上腺、調節腎上腺皮質、刺激與調節甲狀腺。法蘭貢和潘威爾支持此一說法，不過相關的科學研究有限	• 調理經痛、無月經等情況 • 紓解疼痛 • 壓力 • 過敏反應 • 甲狀腺問題
刺激充血 Hyperaemic	• 對皮膚的原發性刺激，可以促進介質釋放，例如釋放能使血管擴張的緩激肽 • 體液反應，帶來消炎效果	• 血液循環不良、溫暖、安撫、止痛
提振免疫 Immuno-stimulant	• 據潘威爾醫師所言，綠花白千層可能可以增加免疫球蛋白，進而達到增強免疫的效果。不過這個說法尚未有「科學證據」佐證 • 可能透過多元的身心理作用達到此效果	• 身體虛弱 • 恢復期 • 壓力
祛痰、化痰 Mucolytic expectorant	• 科學研究資料佐證	• 增強肺部功能、促進支氣管擴張、改善支氣管炎、呼吸道阻塞、胸腔感染等等
鎮定 Sedative	• 口傳經驗和科學研究都已證明這項特性	• 安撫放鬆、壓力、焦慮和失眠
解痙攣 Spasmolytic	• 某些精油對平滑肌的抗痙攣作用已有科學研究佐證 • 精油對骨骼肌肉的解痙攣效果則以口傳經驗為主。	• 消化道或骨骼肌的痙攣 • 抽筋 • 肌肉緊繃

目前已有研究開始試著解釋這些療癒效果背後的作用機轉。舉例來說，某些精油最出色的功效之一就是消炎。花生四烯酸（arachidonic acid）經過新陳代謝後，會產生促發炎介質白三烯，而5-脂氧合酶（5-lipoxygenase，簡稱5-LOX）是最先參與這個氧化過程的一種酵素。有些精油能夠抑制5-LOX，因此，這或許能解釋為什麼精油具有消炎作用。

Baylac和Racine（2003）曾經以一項體外實驗大規模地探討各種精油、原精和仿天然香氛（nature-identical fragrances，以精油和化學香氣分子調和而成的香氛製品）抑制5-LOX的效果，並進一步推論他們的消炎功效。以沒藥和檀香來說，可以很明顯發現它們著名的消炎作用和5-LOX的抑制效果有關。不過，例如喜馬拉雅雪松和柑橘類精油（檸檬、甜橙和桔），它們同樣有不相上下的5-LOX抑制效果，但卻不是一般普遍認為能幫助消炎的精油。這項實驗顯示，柑橘類精油中的主要成分右旋檸檬烯，有相當好的抑制效果；倍半萜類的 β-石竹烯（β-caryophyllene)和 α-甜沒藥醇（α-bisabolol），也展現出強大的抑制潛力；此外，研究者也提到，富含反式橙花叔醇與反式-反式金合歡醇的精油，也可以抑制5-LOX。相反地，一般認為能夠消炎的羅馬洋甘菊，在這項研究中抑制5-LOX的效果卻不明顯。這表示，羅馬洋甘菊想必有其他的消炎機制。還有一些原精和樹脂也展現出抑制5-LOX的作用，例如黃葵籽（*Hibiscus abelmoschus*）、沒藥（樹脂）和頭狀永久花（*Immortelle stoechas*），至於芳香療法中經常用到的原精——茉莉，則只展現出微弱的抑制效果。

不過，2007年以後，學界開始出現大量以精油為主題的科學研究文獻。例如Adorjan和Buchbauer在2010年針對精油的生理作用特質做了一份最新的文獻探討，Dobetsberger和Buchbauer也在2011年針對精油的中樞神經系統作用提出更新，兩者都是相當高品質的研究。這些文獻研究擷取相關研究的精華，釐清某些精油和其中成分所具有的療癒效果。我將這兩則文獻研究的重點節錄在表2.2和表2.3。

表2.2　精油的生理作用特質（節錄自Adorjan and Buchbauer 2010）

作用	說明	可能的療癒用途
鎮痛 （作用於週邊神經系統） Anti-nociceptive effect (the peripheral nervous system)	• 這是指當某些物質（例如鴉片劑或腦內啡）在神經元內和受體連結之後，使人對疼痛的敏感性降低 • 已有幾項研究指出，精油和其中的成分具有鎮痛的效果，不過這些研究很少探討鎮痛效果背後的分子機制 • 鎮痛效果通常會伴隨止痛與消炎作用 • 這個主題的研究比較少探討芳香療法中使用的精油，而多半是針對民俗療法中使用的芳香植物進行研究，例如稜果蒲桃（*Eugenia uniflora*）、蕃櫻桃（*E. pitangueira*）和紅球薑（*Zingiber zerumbet*）	• 可能帶來鎮痛效果的成分包括：β-松烯、β-石竹烯、β-月桂烯；倍半萜烯當中的α-蛇麻烯；1,8-桉樹腦搭配β-松烯（1,8-桉樹腦可能與嗎啡產生協同效果）；此外還有沉香醇、乙酸沉香酯，以及巴西扁櫻桃含有的呋喃倍半萜烯類成分 • 可能帶來鎮痛效果的精油包括：河岸紅尤加利（*Eucalyptus camadulensis*，含1,8-桉樹腦與β-松烯）某些鼠尾草屬植物（包括常見鼠尾草）、迷迭香、佛手柑、快樂鼠尾草、沉香醇百里香、莫吉托薄荷（*Mentha villosa*，含胡椒酮氧化物）、唇形科糙蘇屬植物（*Phlomis spp.*）
抗癌 Anti-cancer activity	• 針對人類癌細胞株所做的幾項體外實驗顯示，某些精油成分有可能透過促進積聚、穿透細胞膜，達到類似抗癌藥物的效果。其中一項研究指出，萃取自*Tanacetum gracile*（一種高山芳香草本植物）的精油可以透過粒線體路徑造成細胞凋亡 • 傳統民俗療法以加州假銀蓮子根（*Anemopsis californica*）治療子宮癌，促使研究者對加州假銀蓮子根精油對於肺、乳房、前列腺和大腸等部位的癌細胞株進行研究，結果發現加州假銀蓮子根精油能夠抑制以上所有癌症細胞株的增生 • 一項動物實驗指出，某些抗癌藥物對男性生殖系統之所以會產生毒性，是因為自由基的生成，因此如庫吉斯坦香薄荷（*Satureja khuzestanica*）等具有抗氧化作用的精油，就可能起到預防和保護的作用	• 大部分的研究都特別提到單萜醇與倍半萜烯碳氫化合物（烴）的抗癌效果 • 包括β-石竹烯在內的某些成分可以增強α-蛇麻烯、異石竹烯和癌症治療藥物汰癌勝（paclitaxel）的抗癌效果；沉香醇則能加強蒽環類藥物（anthracyclines）對於抗乳癌細胞的效果 • 加州假銀蓮子根當中的百里酚、胡椒酮和甲基醚丁香酚等成分可能發揮互相協同的效果 • 鐵皮桉（*Eucalyptus sideroxylon*）和珊瑚膠桉（*E. torquata*）等桉屬精油能對乳癌細胞株起作用，但對於肝癌細胞則不見效果 • 東印度檸檬香茅（*Cymbopogon flexuosus*）能啟動細胞凋亡、降低腫瘤細胞的生存力，進而達到抗癌的效果（來自體外實驗和體內實驗的結果，體內實驗以注射方式測試）

抑制炎症 Anti-phlogistic activity	• 許多體內實驗和少數體外實驗曾探討精油和其中成分的消炎作用，包括急性發炎和慢性發炎都曾是研究的主題 • 其中，某些研究探討的是對於芳香療法較為陌生的民俗芳香植物，例如 *Heracleum persicum*（波斯獨活草）的果實在伊朗傳統療法中是止痛的良藥，而它的精油也在實驗中呈現出顯著的消炎、止痛效果 • 精油和其中成分的消炎作用已多少獲得釐清，它們就像激酶這種酵素一樣，可以作用於發炎介質	• 黑種草精油中的百里醌（thymoquinone）在實驗中抑制了大鼠的風濕性關節炎 • 普通百里香（*Thymus vulgaris*）加上野馬鬱蘭（*Origanum vulgare*）可以減少促發炎細胞激素生成 • 將 α-蛇麻烯和左旋反式石竹烯〔從巴西破布木（*Cordia verbenacea*）中分離萃取出來〕調和，透過口服或注射的方式使用，能有助於控制發炎性疾病 • 迷迭香精油有消炎、鎮痛的作用（經過體內實驗證實） • 亞馬遜桂樟（*Ocotea quixos*，含反式肉桂醛與肉桂酸甲酯）在體外實驗和體內實驗都展現出驚人的消炎作用，並且不會傷害胃黏膜 • 西印度檸檬香茅（*Cymbopogon citrates*）在體外實驗中展現出抑制細胞激素生成的可能性，因此也很有可能有消炎的效果 • 有數則體內實驗都證實，α-甜沒藥醇有保護胃部的效果，而用乙醇萃取的甜馬鬱蘭萃取物則可以治療或預防胃潰瘍 • 苦橙精油（*Citrus aurantium*）中的主要成分檸檬烯也有保護胃黏膜的作用，可能是因為它能促進黏液產生
促進滲透 Penetration enhancement	• 幾項研究曾經探討精油增進藥物經皮吸收的效果（這種劑質也叫做滲透促進劑、吸收促進劑或加速劑）。其中，某些研究討論的對象是在中醫領域中相當重要的中藥材	• 精油有可能增進藥物的吸收，也就是說，藥物劑量或許可以降低，那麼副作用發生的機會也就更低了（例如用在癌症治療中）。目前已知能發揮效果的精油和對應藥物包括： 　1) 油茶精油（*Camellia oleiferea*）和非類固醇類消炎止痛藥（NSAID）； 　2) 中藥材吳茱萸（*Fructus evodia*）、防風（*Radix saposhnikoviae*）和止痛消炎藥布洛芬（ibuprofen） 　3) 羅勒（*Ocimum basilicum*）和降血壓劑 labetalol hydrochloride（這是一種用來改善高血壓的 α 和 β 受體阻斷劑）
驅蟲 Insect repellent activity	• 這個主題的研究多半圍繞在如何避免蚊蟲叮咬後產生的病理反應。某些精油確實有驅蟲的作用，但是效果還是不如 DEET（待乙妥，防蚊液常見成分）	• 牻牛兒醇似乎是最擅於此道的一種精油成分，和 DEET 並用的話效果尤其好 • 精油的揮發性太強，因此很難有持久的效果

抗病毒 Antiviral activity	• 不少研究都曾探討精油用在單純疱疹（HSV）1 型和 2 型的效果 • 一項體外實驗曾經探討幾種黎巴嫩精油用在 SARS 冠狀病毒和 HSV 1 的效果 • 許多研究都曾探討藍膠尤加利對於呼吸道細菌和病毒（包括流感病毒、腮腺炎病毒）的作用。實驗結果並不一致，且對於腮腺炎病毒只顯示出輕微的作用 • 萊契林研究團隊（The Reichling research team）曾經以這個主題針對 HSV 1 型與 2 型的菌株做過六項實驗。整體來說，精油的抗病毒效果和劑量呈正相關，此外和病毒在體內的活動階段也有關係。有些精油在前期潛伏期和吸附期之後的效用會降低。研究者認為，實驗中測試的精油很可能是作用於病毒的包膜 • 精油的抗病毒作用還有待更多研究探討	• 樹艾（或稱南木蒿，Artemisia arborescens）對於 HSV1 型與 2 型都能發揮效果，它能使病毒活動降低，抑制細胞與細胞之間的病毒傳播 • 丁香和黎巴嫩雪松則對 HSV1 型與 2 型病毒展現出不同程度的效果 • 月桂對 SARS 有不容忽視的效用 • 刺柏（或稱刺檜，Juniperus oxycedrus）對 HSV 1 型相當有效 • 德國洋甘菊對 HSV 2 型相當有效 • 大茴香、矮松（Pinus pumila）和德國洋甘菊可以透過干擾病毒吸附來控制 HSV 1 型的病情，抗疱疹藥物 acyclovir 則是當病毒吸附在感染細胞內部之後才能發揮效果 • 松紅梅用在 HSV 1 型有消滅病毒的作用 • 香蜂草精油在不具細胞毒性的濃度下，可以有效控制 HSV1 型與 2 型，不過它的效果發揮在病毒產生吸附之前，在侵入細胞之後就不具有作用了 • 八角茴香精油的抗病毒效果，比其中主要含有的苯丙烷類成分單獨使用時還要強大 • 未經分餾的完整藍膠尤加利、茶樹和百里香屬精油，效果會比其中的單萜烯成分和單萜類衍生物來的好。效果和劑量相關，主要作用於吸附期 • 茶樹對於流行性感冒的治療有不可忽視的效果
抗氧化 Antioxidant activity	• 抗氧化劑可以中和造成細胞損傷的自由基 • 這部分的實驗研究都是取完整的精油進行測試，使用的測試方法也相當多元	• 唇形科中似乎有許多植物精油都具有抗氧化的效果 • 酚類化合物，例如百里酚、香旱芹酚（carvacrol）、丁香酚和某些揮發性較低的類黃酮化合物，這些成分的抗氧化效果會比單萜烯或倍半萜烯更強

表 2.3　精油與中樞神經系統（節錄自 Dobetsberger and Buchbauer 2011）

生理作用	說明	可能的療癒用途
止痛 （作用於中樞神經系統） Analgesic action (central nervous system, CNS)	• 常見的止痛藥包括能與中樞神經系統中的鴉片類受體結合的鴉片類藥物〔opioids，例如嗎啡和可待因(codeine)〕，以及能抑制邊緣神經系統中環氧合酶（cyclooxygenas enzymes，簡稱 COX）生成的非鴉片類藥物〔non-opioids，例如阿斯匹林與非類固醇類消炎止痛藥(NSAID)〕。止痛藥經常伴隨著副作用，尤其是鴉片類止痛藥	• 左旋沉香醇和左旋香旱芹酮能透過非鴉片類的中樞神經機制，對於因麩胺酸導致疼痛的小白鼠，展現出色的鎮痛效果 • 透過氧氣面罩輸送的真正薰衣草香氣，能使剛做完手術的患者減少鴉片類止痛藥的用量 • 小茴香（果實）精油能改善小白鼠的嗎啡耐受度與依賴性
抗焦慮 Anxiolytic	• 焦慮症通常以苯二氮平類藥物（Benzodiazepines）進行治療，這種藥物不僅有副作用（鎮定），還可能被不當地過量使用 • 針對精油抗焦慮效用所做的研究除了人體實驗、動物實驗，施用方式也包括口服、吸聞與按摩等等	• 真正薰衣草能降低手術前的焦慮感，這是以視覺類比量表（visual analogue scale）測量的結果 • 在一個「理想的放鬆環境」下使用真正薰衣草香氣，能讓即將照胃鏡的患者焦慮程度降到最低 • Silexan 膠囊（一種薰衣草精油口服膠囊）對於生心理焦慮的降低效果和苯二氮平類鎮定劑 lorazepam 相當，但是它並不會帶來鎮定效果，而且人體的耐受度極佳 • 吸聞左旋沉香醇的氣味能為小白鼠帶來紓解焦慮和放鬆的效果，只有施用高劑量時才會對記憶力產生影響 • 吸聞橙花香氣對於實驗中沙鼠焦慮症狀的紓解效用，和施用苯二氮平類藥物贊安諾（Xanax）同樣有效 • 甜橙精油能紓解大鼠的焦慮情況，同一實驗測試的茶樹精油則沒有這方面的效果 • 一項探討月桃精油（Alpinia zerumbet，取自葉片，成分包括 28% 的對傘花烴，以及 1,8- 桉樹腦和萜品烯 -4- 醇）效用的研究發現，它具有抗焦慮作用。不過從藥物代謝動力學的角度來看，它會積累在腎臟當中，因此吸聞精油後的體內散布機制有待進一步探討 • 香旱芹酚有紓解焦慮的效果，而且不會影響施用者的運動功能 • 口服黑種草精油（實驗對象為大鼠）有紓解焦慮的作用，但同時會使腦部血清素濃度增加、主要代謝物降低；大腦和血漿中的色氨酸濃度也會增加 • 佛手柑精油能釋放透過胞吐作用（exocytotic）和載體所傳遞的離散氨基酸，這些物質能在海馬迴發揮神經傳導功能。此外，佛手柑在局部缺血（ischaemia）和疼痛的情況下也能發揮神經保護的作用。這些結果都支持用佛手柑處理癌症疼痛、情緒失調和壓力導致的焦慮症等使用方式

		• 用佛手柑、真正薰衣草和乳香精油為住院患者進行徒手按摩，有助於改善患者的疼痛和憂鬱 • 進行全身的芳香按摩能降低主觀性健康抱怨量表的評分結果；這或許能減少職場上的健康問題，進一步帶來經濟效益
紓解壓力 Stress-relieving actions	• 持續性的壓力有可能使身體處於緊張狀態，並造成腎上腺素增加、異常疲憊、肌肉緊繃、容易激動、缺乏專注力、頭痛、心跳加速和各種心理問題	• 空氣中飄散真正薰衣草香氣能帶來紓解壓力的效果，受試者的嗜鉻粒蛋白 A（CgA，唾液中一種內分泌壓力標記物）含量顯著地降低，不過這項研究並沒有提到對唾液中的皮質醇有何影響 • 研究發現，讓急診室護士分別在夏季和冬季以 12 週的時間伴著音樂接受芳香按摩，能使護士的壓力程度降低 • 用真正薰衣草為嬰兒洗浴，能顯著降低母親的壓力，同時使孩子放鬆且更容易入睡 • 檸檬精油（以及其中的檸檬烯和檸檬醛）可以使血清中的皮質固醇和大腦中的單胺維持在低濃度，進而降低身體和心理的壓力 • 用萊姆精油施作一次芳香按摩就能降低血壓，不過，重複多次按摩的降血壓效果則和無香按摩的對照組無異
學習能力、記憶力、注意力和喚醒的效果 Effects on learning, memory, attention and arousal	• 這些都是刺激中樞神經系統所產生的反應，包括認知能力、進行任務的集中力、機敏性、記憶力增加或降低，以及迷幻的作用	• 真正薰衣草會降低反應速度，但是在進行長時間的任務時，能有助於維持注意力。過度警覺有可能降低機敏性 • 從精油中分離萃取出來的成分，激勵效果不會比完整的精油來得好，薄荷腦就是一個例子 • 曾有研究針對能刺激嗅覺的視覺刺激物，探討它與相符或不相符的氣味具有何種關聯。結果發現，與視覺刺激物相符的氣味能增加對於對應刺激物的注意力 • 用迷迭香精油自行腹部按摩可以增加注意度、警覺度、活力、歡快程度，同時也會增加呼吸速度和血壓（例如使自律神經活躍程度提高） • 用茉莉原精自我腹部按摩同樣提高自律神經的活躍程度，包括呼吸速度、血液含氧量、舒張壓都比安慰劑組更高。此外，茉莉組的受試者也感覺注意度更高、更有活力，比起控制組，並不那麼平緩鎮靜 • 心理期望會影響結果，然而心理期望卻有可能被實驗操控 • 空氣中的揮發性有機溶劑有可能損害記憶力，絲柏或芫荽籽等精油可以修復這樣的損傷 • 苦艾酒對於精神上的影響更可能是來自長期的酗酒行為，而不是因為其中含有 β - 側柏酮（無論是現代苦艾酒或 1915 年前的古董苦艾酒配方，其含量都在 20–25.4 mg/l 左右）。除了酒精以外，目前沒有發現任何足以解釋「苦艾酒中毒」的因素

| 放鬆、鎮定、助眠的效果
Actions on relaxation, sedation and sleep | • 這裡所說的放鬆（relaxation）是指沒有怒氣、焦慮或擔憂影響情緒；也就是一種緊繃程度較低的狀態
• 鎮定（sedation）在醫學上是一種能透過鎮定劑來安撫中樞神經系統功能的治療方式。「鎮定」和「安眠」的說法有時候是重疊的。苯二氮平類藥物通常被用來當作鎮定劑，但也是一種安眠藥
• 幾乎所有關於這個主題的研究，都發現精油和其中的成分對於放鬆和改善失眠能帶來很大的幫助 | • 在皮膚上施用玫瑰精油（實驗中去除嗅覺刺激的可能性）能使呼吸速度、血液含氧量和血壓顯著降低（和對照組相比）；情緒上則感覺更放鬆、更平靜，但機敏性也較低。這個研究證實用玫瑰精油來處理憂鬱症和壓力的做法
• 另有研究探討吸聞日本線香材料（沉香精油和穗甘松精油）的香氣是否能帶來鎮定的效果，結果發現這些精油有效。然而，精油中的主要成分被單獨萃取出來，這些成分也有鎮定的效果，所需要的濃度比在精油中的含量為低
• 薑科植物沙薑（*Kaempferia galangal*）從根莖部位萃取的精油有強大的鎮定放鬆效果，呼應其中的主要成分 ethyl *trans-p-methoxy*cinnamate 和肉桂酸甲酯的作用，以及民俗療法中用其根莖來處理壓力、焦慮和睡眠困擾的用法
• 含有大量沉香醇的花梨木精油，在巴西民俗療法中是一種鎮定的藥材。一項研究證實了花梨木精油的鎮定作用，並且發現它能降低神經元的應激性
• 一項探討用甜橙精油進行芳香按摩的研究發現，當使用濃度提高時（4%），皮膚吸收的右旋檸檬烯也會提高，但即便如此，檸檬烯在血液中的含量依然處於低濃度，這是因為檸檬烯很有可能已被新陳代謝成紫蘇醇以及其他的衍生物。研究者做出結論，認為精油的鎮定效果主要是透過嗅覺／認知的影響，而不是直接在身體系統中發揮的作用。
• 某些精油（肉桂、芫荽和丁香）和苯巴比妥類安眠藥（phenobarbital）共同施用時，有可能會使睡眠時間延長。這可能是因為它能夠與 GABA 受體結合
• 另一項針對單一芳香分子所做的研究也發現，萜品烯-4-醇和1-辛烯-3-醇也有抗壓力的效果
• 研究顯示，吸聞穗甘松精油可以帶來強大的鎮定作用，這得歸功於其中的揮發性成分 valerena-4,7(11)-diene。研究者建議可以用這個完全安全的方式來改善失眠，以及孩童的注意力不足過動症
• 研究發現，在睡眠中施以各種氣味（真正薰衣草、香草、岩蘭草和味道不好聞的硫酸銨），並不會增強喚醒的效果或是令人醒來，但是卻可以短暫縮短吸氣時間、延長呼氣時間，效果持續六個呼吸 |

抗抽搐（癲癇）Anticonvulsive action	• 癲癇症的成因可能是神經活動程度過高，或是中樞神經系統中癲癇發作的閾值較低。此外，也可能是因為神經元無法釋放足夠的麩胺酸（一種神經傳導物質），致使突觸後細胞釋放出過多的鈣。也或者，可能因為某些突變而使GABA（能抑制神經傳導物質）失去效用 • 癲癇症的病情可以被控制，但目前主流醫學尚無法治癒 • 關於這個主題的研究全部都是動物研究，受試動物包括小白鼠、蝸牛和鴿子	• 實驗測試的所有精油和成分都有成為另類治療方式的潛力。包括：番紅花醛〔safranal 取自番紅花（*Crocus sativus*）〕、萜品烯 -4- 醇、肉豆蔻、大茴香、甜羅勒（由於能作用於GABA受體，因此有抑制中樞神經系統和抗抽搐的效果）、*Cymbopogon proximus*（俗名 halfabar，主要成分為胡椒酮，是一種心血管鎮定劑、止吐劑和抗抽搐劑），以及佛手柑 • 不過，研究者特別強調，肉豆蔻精油不適合用於肌躍型抽搐和失神抽搐，而使用大茴香精油應謹慎，因為它在實驗中使蝸牛神經元出現過度興奮的狀況
對於失智症、阿茲海默症的作用 Actions on dementia and Alzheimer's disease	• 阿茲海默症是一種常見的神經退化性疾病，主要病徵是突觸間隙的膽鹼性神經傳導不足。這將使認知功能受損，造成大量的記憶喪失 • 藥物治療通常伴隨著許多副作用	• 研究發現，水仙原精是一種大有可為的膽鹼酯酶抑制劑，以0.1 mg/ml的劑量就能觀察到抑制的效果（體外實驗）。目前尚未證實水仙原精可以用在治療上，不過它確實對患者的行為能產生良性的影響，因此在認知功能的領域應可加以運用 • 真正薰衣草和香蜂草精油可以降低激動和不安的情緒 • 目前為止，精油和其中的成分只能對阿茲海默症的症狀產生緩解作用

　　雖然這些研究資料證實精油的某些作用，但通常芳療師並沒有立場去「治療」某些特定問題，例如感染。不過，芳療師仍然可以從整體療法的觀點，把適用的油加在配方當中，或是提供能夠自行使用的居家芳療產品。

　　我們可以合理相信精油擁有多元而廣泛的療癒特質，其中有許多效用都已被研究證實。雖然精油的療效有豐富的口傳經驗資訊，科學研究也以合理的假設探討了精油成分的效用和作用方式，但其中某些部分仍然是未解之謎，例如：透過按摩，會有多少精油分子進入細胞、組織和器官？這樣的量是否足以發揮顯著的、能影響身體系統的藥理作用？

　　有些時候，就算是非常低的「劑量」，也可能和高劑量一樣有效。舉例來說，早年，Boyd和Pearson（1946）曾以研究探討檸檬精油的祛痰效果，結果發現，

理想的劑量是在50 mg/kg，但就算濃度低至0.01 mg/kg，依然能發揮效果。不過當濃度落在兩者之間，就不那麼有效。後來，Balacs（1995）做了一項比較血漿中真正薰衣草精油成分濃度和精神科藥物有效濃度的研究（參見表2.4）。他提到：「人們經常認為，精油在療程中進入血液的量，少到不足以產生藥理上的效果，但從這項實驗的結果來看，並非如此。」

不過，在芳香療法當中，還有另一個重要面向有待探究——透過嗅覺去改善、調整情緒，進而對行為產生正面的影響。Balacs（1995）認為，就算精油分子可以作用於神經傳導受體，以及中樞、邊緣神經系統的多種酶，但精油在心理情緒層面的作用仍然會受到嗅覺的影響。

表2.4　按摩後精油成分在血液中的濃度，以及某些精神科藥物的有效濃度（節錄自 Balacs 1995）

精油成分	血漿中的濃度
沉香醇和乙酸沉香酯（來自真正薰衣草精油）	100 ng/ml（Jäger *et al.* 1992）
精神科藥物	血漿中的有效濃度
安米替林（Amitriptyline，抗憂鬱劑）	200 ng/ml
氯丙嗪（Chlorpromazine，主要鎮定劑）	100 ng/ml
可那氮平（Clonazepam，次要鎮定劑）	25 ng/ml
嗎啡（Morphine，麻醉止痛劑）	65 ng/ml

同年，Kirk-Smith（1995）也提出，藥理作用機制可能和某些精油的效用有很大的關係（例如鎮定），就算是瀰漫在空間中的氣味，也可能透過和鼻腔藥物同樣的路徑發揮效果。舉例來說，吸聞真正薰衣草精油就可能帶來輕微的鎮定或麻醉效用（Buchbauer *et al.* 1991, 1993）。真正薰衣草精油的主要化學成分（沉香醇和乙酸沉香酯）可以作用於細胞膜，關閉其中的離子通道，進而抑制細胞的電活動。吸聞真正薰衣草精油可以帶來類似靜脈注射的效果，因為精油分子可以被鼻腔和肺黏膜快速地吸收（Buchbauer *et al.* 1991）。這些研究也發現，某些精油成分可能有干擾藥物作用的潛力，例如，丁香精油中的異丁香酚（*iso*-eugenol），就可能和咖啡因起作用。

Hongratanaworakit和Buchbauer在2007年提出，藥理作用和心理層面的作用是可能同時發生的。他們針對甜橙精油經皮吸收的效果進行探討（實驗中受試者無法聞到甜橙精油的氣味），結果發現，受試者的自律神經系統活動降低，同時卻感覺更開心、更有活力。他們做出結論，認為這項實驗結果支持用甜橙精油來紓解憂鬱和壓力。

Hongratanaworakit在2009年也透過研究探討玫瑰精油經皮吸收的效果（同樣去除了嗅覺刺激的可能性）。他在這項實驗中量測受試者的血壓、呼吸速度、血液含氧量、脈搏、體溫等數值，並且用評分表記錄受試者的情緒反應。結果發現，玫瑰精油能使呼吸速度、血壓和血液含氧量明顯降低（和安慰劑組相比）。玫瑰組受試者的自評結果顯示，他們比安慰劑組更放鬆，但機敏性也比較低。同樣地，這項研究結果也支持用玫瑰精油來放鬆和紓解壓力。

看來，芳香療法似乎已經能透過科學證據來說明某些藥理作用假說和療癒效果，但是芳香療法依然難以取得人們的信任，這或許是因為，芳療師並不容易接觸或得知這些研究成果。

嗅覺與芳香療法

在先前的段落我們探討了精油以經皮吸收和吸聞進入人體的假說、相關科學證據，和它們的生理影響與治療潛力，接下來，我們將會討論芳香植物的香氣對心靈、情緒與行為的影響。

嗅覺

嗅覺是所有陸生哺乳類動物最重要的感官能力之一，人類當然也包括在其中。嗅覺是氣味訊息進入大腦並引致某種反應的過程。以人類來說，嗅覺是所有感官當中用的最少的一項——和其他動物比起來，嗅覺對於人類的重要性似乎沒有那麼顯著。嗅覺也是一種化學感官（chemical sense），是我們以質的方式來回應化學分子的一種反應，就像味覺一樣。要透過嗅覺和味覺，我們才能夠去品味、欣賞「味道」這個複雜的感官享受。

對大部分的哺乳動物來說，嗅覺對於防禦、生殖、覓食、察覺周圍敵人、吸引交配伴侶和與同類（異類）生物之間的溝通等面向，有著非常直接且核心的作用。不過，人類並不是這麼有意識地把嗅覺運用在原始的基本行為活動當中。我們通常只在感到好奇、或是為了讓心情愉快、為了檢查食物是不是依然新鮮可食，或是在察覺危險（例如煙霧味、燒焦味、有毒氣味）時，才會特別有意識地使用嗅覺（Perfumery Education Centre 1995）。

包括人類在內的哺乳類動物，都可能透過生理氣味來溝通，雖然人們可能基於多種生態學和行為上的因素，抑制了這項能力（Stoddart 1988）。不過，從我們出生的那一刻起，在人生的各個階段都可能察覺到嗅覺的溝通，例如嬰兒就是透過嗅覺和母親產生連結，剛出生的孩子就已經具備了完整的嗅覺功能。在我們逐漸長大、累積各種生活經驗之後，我們會開始認出其他人的「氣味特徵」，並且和這些氣味特徵產生不同的連結。我們也能辨識出某些嗅覺信號，使特定氣味和某些記憶變得密不可分（Engen 1988）。

費洛蒙與犁鼻器

從古到今，人們一直相信嗅覺在性吸引力的過程中具有一定的重要性，其中有部分是因為一種叫做「費洛蒙」的化學分子。費洛蒙（pheromones）這個字是來自希臘文的 *phero*（轉變之意）和 *hormao*（推動、激起之意）。這些生物化學分子是動物和同類之間的溝通方式，並且可以激起可預期的行為與神經內分泌反應。它們有可能是透過刺激一種叫做「犁鼻器」（vomeronasal organ）的嗅覺附屬構造，來發揮作用（Jacob 1999b）。哺乳動物的犁鼻器很可能具有偵測費洛蒙的功能，因此和傳宗接代，以及指認、吸引交配伴侶等社會性行為有關係。

犁鼻器早期又被稱為「茄考生氏器」（Jacobson's organ），它是一種嗅覺器官的附屬構造，雖然存在於人類的身體當中，但到近代為止，都被認為是一個無用的構造。在1994年，Jennings-White、Dolberg和Berliner等人把犁鼻器稱為是長久以來被忽略的第六感。因此，研究者開始懷疑，犁鼻器可能和人類對其他人出現的某些莫名感覺有關，例如「一見鍾情」或是「不祥的預感」。研究者認為，犁鼻器傳達的訊息不經過意識，因此對於香氣或是氣味，會留下難以言明的模糊印象，而不是明確的知覺感受。

人類的費洛蒙是有氣味的，雖然它們並不是特別具有揮發性。我們所有人無時無刻都在製造費洛蒙，這些費洛蒙會出現在皮膚表面（尤其是特別接近內分泌腺的腋下和鼠蹊部）。人類的費洛蒙被認為會透過犁鼻器的中介，帶來生理和行為上的影響，這些影響甚至可能發生在潛意識的層面。不過，近年也有研究指出，這很可能根本不是犁鼻器的作用。

舉例來說，Prehn-Kristensen等人（2009）就曾研究焦慮的氣味會如何激起同理的感受。這項實驗分別在以下兩個時間點採集同一群成年學生的汗水：即將進行畢業口試時，以及正在做運動鍛練身體時。然後，用大腦顯影評估這些氣味造成的影響。這些化學感官刺激物的濃度並不強，甚至只有一半的受試者發現有氣味的存在。那些發現有氣味的受試者並沒有辦法區分出焦慮的汗水和用來作為「對照組」的運動汗水。不過，實驗結果卻發現，焦慮的汗水啟動大腦中處理社會焦慮訊息的部位（也就是透過臉部或肢體動作的線索，去解讀背後情緒的大腦部位），此外也啟動了腦島（insula）的反應，聞到香氣時腦島也會產生反應。大腦的楔前葉（precuneus）也對焦慮的汗水起了反應。這似乎與能引發同理心的社會溝通行為有關。除此之外，還有其他部位同樣產生反應，並且也可能和激起同理心感受有關；運動的汗水則沒有引發同樣程度的腦部反應。Prehn-Kristensen等人於是作出結論，認為我們對這類化學感官訊號的反應，並不是有意識去回應，而「聞到別人的感受，可以說成是一種根據化學表現對他人情緒反應的解讀」。這項研究完全沒有提到犁鼻器，而只專注於探討腦部活動；也完全沒有提到所謂的費洛蒙，而只是用更廣義的「化學感官訊號」來表示。

另外，近年有一系列的研究也揚棄犁鼻器和費洛蒙的概念。Frasnelli等人（2011）以研究探討犁鼻器負責處理社會性化學訊號的功能，畢竟直到目前人們多半這樣推測，但卻沒有多少證據能證明這樣的假設。研究者選擇用有香氣的雄二烯酮（androstadienone）進行實驗，這種物質有汗水、海藻、尿液和檀香般的氣味。雄二烯酮存在於腋下分泌物當中，一般認為可以在短時間內影響女性的心情、生心理狀況、局部腦部血流和血液中的皮質醇。這項實驗以多種方式量測相關的數據，包括人類受試者的嗅覺閾值和大腦活動模式，以及透過或不透過犁鼻器吸收氣味訊息（用一個小乳膠片蓋住或不蓋住犁鼻器的導管來控制）。結果，並沒有任何一項結果可以說明犁鼻器和雄二烯酮（以及對照組所用的其他氣味）的訊號處理有關。因此，研究者認為，人類的化學訊號傳導還是透過主要嗅覺系統在處理。

嗅覺、大腦與邊緣系統

　　人類的鼻腔本身就能夠調整吸入空氣的溫度和濕度，此外也可以透過黏膜避免空氣中不必要的微粒進入體內。如果周圍空氣非常乾燥，那麼我們的嗅覺能力也會降低。鼻子內部的鼻甲骨構成叫做「鼻甲」（nasal *conchae*）的通道，它能擾亂吸入的空氣或蒸氣；接著，氣味分子就能透過散布的方式抵達嗅覺器官。嗅覺器官位在鼻腔頂端、眼部下方，大概是兩張郵票的大小。其中有薄薄的嗅覺黏膜，上面覆滿數不盡的嗅覺纖毛。這些嗅覺纖毛就是氣味的受體，它們從嗅覺神經纖維中成群衍生。嗅覺神經纖維又連接到嗅球中的神經元，構成所謂的嗅神經。嗅神經是延伸自大腦邊緣系統的第一對腦神經。邊緣系統是大腦中負責處理感受和情緒的部位（Saladin 2001；Rhind and Greig 2002）。

　　氣味分子可以透過嗅神經束傳達到大腦，嗅束當中的神經元又可以對應到大腦當中的幾個部位，這些部位就構成了邊緣系統。邊緣系統（limbic system）的名稱來自拉丁文中的*limbus*，意思是邊緣、邊界。邊緣系統在大腦顳葉的側緣，是一個沒有明確範圍的散布性區域，負責掌管我們的情緒反應、記憶、動機和愉悅感——均無法透過意識掌控。邊緣系統是一個圍繞著胼胝體和丘腦的環狀構造，在過去，它又被稱為「嗅腦」（*rhinencephalon*）——也就是最原始的「嗅覺腦」，或說是嗅覺中樞。邊緣系統是情緒表現、直覺行動、本能慾望、動機和感受的「控制」中樞，至少有某些部分會受到嗅覺氣味的影響。

　　除此之外，嗅束中的神經元也能對應到丘腦（負責整合感官訊息的大腦部位）和大腦布羅德曼區域（Brodmann's area）中位在前額葉皮質的部分，這也是讓氣味能被辨識出來的部位。這些大腦中樞彼此有許多的關聯。因此，人類對於嗅覺訊號有兩種彼此關聯的反應——前額葉皮質掌管的認知、詮釋面向，以及邊緣系統掌管的情緒面向。被傳達到杏仁體和海馬迴的嗅覺訊息有可能觸發情緒和生理的反應，即使我們根本沒有意識到身邊的香氣。嗅覺訊號和其他的感官訊息不一樣，它並不一定需要經過丘腦才能抵達大腦皮質。

　　刺激嗅覺系統也可能影響神經內分泌物質的生成。如果想要直接刺激邊緣系統和海馬迴區域，可以對嗅上皮進行刺激。當海馬迴被刺激，就可能影響腦下垂體（製造促腎上腺皮質激素，ACTH），進而影響腎上腺（製造腎上腺皮質固醇）。Orlandi、Serra和Sotgiu在1973年的一項實驗中展示了這樣的影響路徑。用微

量的電刺激人體的嗅上皮，就能使血漿中的皮質醇上升250%。腎上腺皮質固醇是治療自體免疫疾病經常用到的藥物，不過這些藥物具有副作用，例如可能抑制免疫系統的反應。Kirk-Smith（1995）認為，有限度地刺激身體自行分泌腎上腺皮質固醇，或許會是一個替代的治療方式。

關於嗅覺的運作有不少理論加以解釋，但仍然有許多過程和面向未能完全獲得解答。例如，香氣分子是如何和嗅覺受體結合，並進而成為嗅覺訊號？怎麼解釋嗅覺的靈敏度？氣味在大腦是如何被詮釋的？大腦是如何分辨不同的氣味？人類犁鼻器的作用是什麼？接下來我們會繼續探討根據這些疑慮提出的幾項假設。

嗅覺的生理作用

1946年，美國化學家萊納斯・鮑林（Linus Pauling）首度提出主張，認為特定的氣味會和它的分子結構有關係（參見Turin 2006）。蒙克里夫在1949年發表他的「立體嗅覺理論」（steric theory of odour），而這個理論更在1963年被英國生物化學家約翰・阿慕爾（JohnAmoore）延伸拓展（也可以參考Leffingwell 1999）。阿慕爾認為，氣味主要分成七種，每一種氣味都能在常見的有機化合物中找到，人類的嗅覺器官中有各種形狀相異的嗅覺受體，能分別對應到每一種基本氣味各自不同的分子形狀。這裡提到的基本氣味包括：樟腦、麝香、花香、薄荷香、醚類、辣味和臭味。

立體嗅覺理論可以用「鎖孔和鑰匙」的比喻來說明。每一條嗅神經在尾端表面都有受點（receptor sites，受體與配體結合之處），各自對應特定大小和特定型態的氣味分子。當氣味分子被黏液捕捉、穿透黏液之後，就能與對應的受體接合，並進一步刺激神經，最後轉換成為嗅覺訊號。這些嗅覺訊號會引發個人對特定氣味的某些感受和詮釋。

我們還可以用立體嗅覺理論進一步解釋，為什麼人類能偵測出各種不同的氣味，即使氣味的濃度非常低微。這是因為，不僅氣味化學分子的種類數量非常龐大（人類可以偵測到超過1萬種氣味分子），而人體中的氣味受點也同樣數之不盡。立體嗅覺理論在某種程度上也可以解釋，為什麼同分異構物（分子式相同，但其中原子排列方式不同的分子）會有不同的氣味。

嗅上皮中含有蛋白質，這些蛋白質被認為可以和特定的香氣分子結合。目前

已發現，這些氣味結合蛋白（Odorant binding proteins，OBPs）可以和幾種有機分子結合，例如苯甲醚（anisole）、樟腦和苯甲醛（benzaldehyde）。氣味結合蛋白也可能和嗅上皮黏液中的香氣分子結合，增加它們的濃度，並幫助他們穿透嗅黏膜。它們也有保護的功能，可以防止過多的香氣分子與受體結合（Jacob 1999a）。

　　嗅覺受體還可分為不同的家族，並且由多達 1 千種基因編碼構成。嗅覺受體又叫做「7 回跨膜蛋白」（「7-pass」transmembraneproteins），因為每一個蛋白都含有 7 個疏水的 α-螺旋結構，能讓分子前前後後進出細胞膜 7 次。而且，許多疏水而具脂溶性的香氣分子，可以不需要跨膜蛋白的協助，就輕易進入纖毛細胞膜的雙層脂膜。當香氣分子和纖毛上的受體結合，就會開始一連串的反應，最後在嗅覺神經形成嗅覺訊號，然後進入大腦（Leffingwell 1999）。

　　到了 1999 年，哈佛大學醫學院的 Buck 和 Malnic，以及日本尼崎市生活電器研究中心（Life Electronics Centre）的 Hirono 和 Sato 共同進行研究，發現單一嗅覺受體可以辨識出多種香氣分子、單一香氣分子通常會被多種受體辨識出來，而不同的香氣分子則是由不同的受體組合來進行辨識（Malnic *et al.* 1999）。這群研究者於是認為，嗅覺系統是透過一種組合性的編碼機制來為香氣編碼。這也說明了，為什麼人體中只有約 1 千種受體，卻能辨識成千上萬種氣味（Leffingwell 1999）。

　　因此，不同於傳統的立體嗅覺理論，認為一個受體只負責辨識一種特定氣味，這個多元嗅覺組合理論認為，嗅覺系統會將受體組合起來，就像音樂裡的和弦或電腦程式編碼一樣。這樣的運作方式能大大降低實際需要的受體種類數量，同時仍可偵測大量不同的香氣。

　　　每一個受體都會一次又一次地被用來定義氣味，就像字母被一次又一次地
　　　用來組合成不同的詞彙一樣。（Buck，引用自 Howard Hughes Medical Institute
　　　2004）

　　Malnic 等人（1999）的研究顯示，即便只是在化學結構上有一點小小的變化，也會使對應的受體組合變得不同，同一種香氣在高濃度時，比起低濃度所結合的受體更廣泛多元。這或許可以解釋，為什麼像吲哚這種成分，當微量存在於許多花香類精油和原精時是令人心醉的花香，而一旦濃度提高，卻會成為有如糞便般的氣味

（Leffingwell 1999）。Axel 和 Buck 對於「嗅覺受體和嗅覺系統組織方式」的全新發現，使他們在 2004 年獲得諾貝爾生理醫學獎（Miller 2004）。

在更早之前，Dyson（1938）曾經提到，紅外線光譜（infrared resonance，IR）或許也和氣味有關，因為紅外線光譜可以量測分子的振動頻率。由於許多香氣分子的振動頻率都在紅外線光譜的量測範圍之內，因此它們在光譜上的表現也可能與氣味有關。到了 1950 年代，Wright 建構出兩者之間的連結，並且根據紅外線的量測結果為氣味進行分類。不過，這項理論本身存有一些問題，例如鏡像異構物各自擁有不同的氣味，但在光譜上的表現卻是一樣。因此最後，這項理論便不成立（Leffingwell 1999）。

不過，到了 1996 年，倫敦大學學院生物物理學家盧卡‧圖林（Luca Turin）提出「振動引發電子穿隧效應的光譜理論」（vibrational induced electron tunnelling spectroscope theory）。圖林認為，嗅覺傳導的核心在於和香氣分子連結部位的振動頻率；也就是說，嗅覺受體和香氣分子是因為振動頻率吻合而結合。香氣分子和受體蛋白結合時，如果振動模式和電子隧道滿和空之間的能量間隙相符合時，在結合的受點就會出現電子「穿隧效應」（Turin 1996）。這個複雜的概念還有許多細節部分須待進一步釐清，尤其是鋅和電子傳輸方面的關係，因為當體內的鋅不足，嗅覺能力通常會大幅下降。

無論如何，目前還沒有一個理論能完美地解釋所有的疑問，而振動理論也不應該被忽視。或許，以上所有的理論都為真正的解答提供了某些線索。

嗅覺的個人差異

每個人對於香氣的嗅覺靈敏度都不一樣，這或許和基因有關，因為不同種族的人，對氣味的感知度也有所區別。「嗅覺減退」（hyposmia）是指嗅覺能力降低，而「嗅覺過敏」（hyperosmia）則是指嗅覺能力增強、變得敏感。英國醫師作家奧利佛‧薩克斯（Oliver Sacks）在 1985 年出版的《錯把太太當帽子的人》（*The Man who Mistook his Wife for a Hat*）這本書中，就曾寫到一個嗅覺能力產生變化的極端案例：一個醫學院學生有天喝下一杯加入迷幻藥的雞尾酒，當天晚上他做了生動鮮明的夢，夢到自己變成一條狗。醒來之後，他變得嗅覺過敏，這樣的生活他深刻經歷了整整三週。他的嗅覺感受是如此鮮明而敏感，以至於他彷彿是用狗

的方式在體驗生活環境和人際關係——**「現在的我彷彿重新誕生在一個有無數多種氣味的世界——一個雖然其他感受也同樣強大，但在嗅覺面前都顯得蒼白淡薄的世界。」**當他後來回復到原本的嗅覺水平，他感到非常失落。

「嗅覺喪失」（anosmia）是指失去嗅覺能力。這可能是一時的，例如上呼吸道受到感染；也可能是永久的，例如因頭部受傷造成嗅覺器官受損。薩克斯在1986年的作品中就寫到一個因頭部受傷導致嗅覺通道受損的男性有多麼苦惱：

> 「嗅覺？」他說：「我從來沒有特別想過這件事，一般人都不會特別去注意自己的嗅覺啊。但是，當我失去它以後，就跟眼睛瞎了沒兩樣。生活失去好多滋味——人們真的想不到有多少生活的『滋味』是來自嗅覺。你會聞到別人身上的味道、聞到書本的味道、聞到城市的味道、聞到春天的味道——雖然你可能沒有特別注意過，但這些味道卻在潛意識構築出一個豐富的背景，襯托著整個世界。我的世界現在突然變得好貧瘠……」（Sacks1986, p.152）

天生沒有嗅覺的例子非常少見，不過，比起因傷失去嗅覺，若是孩子一出生就沒有嗅覺，反而不會承受那麼大的壓力和憂鬱感。失去部分嗅覺的「嗅覺減退」現象，有時可以治癒，例如成因是黏液或腫脹時。「嗅覺錯亂」（parosmia）的情況則比較常見，通常發生在嗅覺喪失的人們。嗅覺錯亂指的是對氣味產生幻覺或妄想，而且通常想像成不雅的臭味，例如汗水、糞便的味道（Douek 1988）。還有一種特定情況的嗅覺喪失，是指沒有辦法聞到某種特定的味道。這種情況最常出現在香水業使用的合成麝香氣味和檀香中的某些成分；此外也會出現在香水業使用的龍涎香、甲基紫羅蘭酮等調香素材。嗅覺疲勞是指當個人持續暴露在某個特定氣味當中，會短暫地喪失對該氣味的感知能力。某些香水業使用的調香素材很快就會使人嗅覺疲勞，例如紫羅蘭香調、紫羅蘭酮、鳶尾草酮與合成的麝香氣味（Perfumery Education Centre 1995）。

我們對於氣味的感知和反應，會受到「個人喜好」（愉悅程度）所影響——因為每個人都是根據自己的個人經驗和文化經驗，對氣味做出反應（Engen 1988；Jellinek 1994, 1997）。嬰兒並不懂得分辨好聞和不好聞的氣味，因為對氣味的個人喜好或偏見，是一種後天習得的行為。古典制約理論（又叫做巴夫洛夫的制約理論）就是把一個中性的物體，與情緒或（和）生理反應連結起來。King（1983）

的研究說明，透過潛意識的制約方式，可以把氣味和某種正面情緒狀態連結起來，那麼當未來再聞到同樣的氣味時，就會出現同樣的情緒反應。在1983年，英國華威大學（WarwickUniversity）的一群學者也發表一項研究，這項研究說明，氣味也可能連結到負面的情緒狀態（在此連結的是壓力導致的情緒反應），之後只要聞到這個氣味，這些情緒也會不自覺被誘發（Kirk-Smith,Van Toller and Dodd 1983）。另一個例子是Kirk-Smith（1995）論文中引用Shiffman和Siebert（1991）所做的研究，這項研究指出，把一個氣味宜人、性質「中性」的杏桃香氣和放鬆的狀態連結起來，就可以在之後觸發放鬆的心理狀態。而近年，Chu（2008）曾對一群學習成果不佳的學齡兒童進行實驗，結果發現，嗅覺制約不僅可以明確地影響行為，還可以增進學習表現。這項研究做出結論，認為廣義來說，如果把環境的氣味和具有重要意義的情緒連結起來，那麼這些氣味就可以在意識層面影響行為。

後來還有幾項研究發現，用氣味進行制約的做法，甚至可以加強免疫反應。Kirk-Smith（1995）認為，這可能與嗅覺系統與免疫系統之間的關聯有關，而且這樣的關連對於物種存亡來說，甚至至關重要。2001年，Milinski和Wedekind的研究發現，個人對於香水氣味的偏好，和人體內的主要組織相容性複合物（major histocompatibility complex，MHC）有關，這是一組對於免疫功能特別重要的基因。研究發現，無論是小白鼠或是人類，都更偏好和自己MHC基因類型不一樣的伴侶。這樣的偏好也有助於異種結合，促進後代的基因多元性。這項研究證實，個人選擇使用的香水氣味，在某些程度上是為了增強、擴展那些呼應自己免疫基因的身體氣味。

構成氣味記憶的確切機制尚未被發現，不過，氣味確實會在心靈層面留下強烈而難以抹滅的印記。氣味可以在短時間內和某些情緒意義產生連結，這些情緒可能是非常私人的、具有特別意義的獨特感受（King 1988）。因此，氣味作為一種具有召喚性的物質，在臨床上也有運用的潛力。例如，香氣是不是能用來幫助學習困難的孩童（Sanderson, Harrison and Price 1991）？或是幫助感官、行動與認知能力受到阻礙的老年人與一般人？

香氣的心理作用和效果

調香師史蒂芬・傑里內克（Stephan Jellinek）曾經在1997年提出香氣在心靈層面運作的四種機制，概述如下：

香氣心理運作的四種機制

01 類藥物性機制 *quasi-pharmacological*	精油通過鼻腔進入身體，或是通過鼻腔與肺部黏膜進入血液循環，進而對神經組織發揮影響的機制。當氣味透過類藥物性機制造成影響，通常在每個人身上都會引發一樣的反應（除了過敏等某些特殊的個人反應之外）。
02 寓意性機制 *semantics*	我們在生活情境中通常會體驗到各式各樣的氣味，因此，每種氣味都可能連結一種情緒記憶，而這些情緒記憶可能帶來生理上的影響，例如使血液中腎上腺素增加。寓意性機制和類藥物性機制不同，這是一種效果相當因人而異的影響機制，但是和個人身處的環境有很大的關係。
03 享樂價向機制 *hedonic valence*	香氣的效果會因為個人喜歡或不喜歡的主觀意識而不同。簡單來說，如果一個人喜歡某種香氣，那麼這個香氣就能在心靈層面為他／她帶來正面、良性的效果，反之亦然。這也是一種非常私人的影響機制，不過，其中也不排除有「視場域而定」的可能性，也就是說，個人的香氣偏好也可能受到文化、情境與環境的影響。
04 安慰性機制 *placebo*	唯一決定香氣帶來何種影響的因素，就是個人對香氣效果的預想和期待。當個人被告知某種氣味有可能帶來某種效果，而且他們相信這樣的效果可能成真，那麼這樣的信念就可能讓該氣味產生效果的機會大增。安慰性機制和環境因素有關，場域也可能帶來影響。

若想對讓香氣對情緒產生最強大的影響，或許需要這些機制共行並用。Jellinek 最後做出結論，認為當我們「身在對的環境裡，而且本身已經準備好被影響，或者希望被影響，那麼它們（香氣）就能影響我們的心情、情緒狀況和心理狀態。」（Jellinek 1997, p.40）

所以，享樂價向機制絕不可輕忽。Alaoui-Ismaïli 等人（1997）的研究說明，個人的香氣偏好和自律神經系統的反應確實具有強烈的連結關係，於是自然也會影響情緒。個人的期望也會影響他們對特定氣味的反應。因此，在臨床上評估氣味的影響時，必須把個人對香氣的期望（安慰性機制）考慮在內。因此，要設計一個芳香療法的實驗並不容易，包括個人的主觀喜好和期望都必須列入考量。

香氣的療癒展望

香氣可以透過嗅覺和邊緣系統，直接影響我們的心靈與情緒。不同的氣味能帶來不同的效果，例如鎮定、激勵、幸福、放鬆、冷漠、憂鬱、焦躁、催情和愉悅等等。在不同人身上也會出現不同的效果，因此，在挑選療癒用的精油時，必須考量每個人的個別性。

在1923年，Giovanni Gatti 與 Renato Cajola 發表史上第一份探討精油如何影響神經系統、心理與情緒的綜合研究報告（參見 Tisserand 1988）。這兩位醫師在研究中探討焦慮和憂鬱等狀態，發現某些具有鎮定效果的精油可以中和焦慮的狀態，而某些具有激勵效果的精油則可以抗憂鬱。他們並在文獻報告中首度提到一種現象，也就是一開始在低濃度施用下具有激勵效果的某些精油，有可能隨著時間增長、使用次數增加，轉而出現鎮定效果。

後來，米蘭大學的保羅・羅維斯第（Paolo Rovesti）教授則在1973年進一步對「精神芳香療法」（psycho-aromatherapy）做出貢獻，不僅指出某幾種精油可以用來減輕憂鬱和焦慮的狀態，也提到融合不同精油的複方通常被認為比單一精油的氣味更宜人。後面這項關於複方的發現，無疑影響了芳香療法以調製配方來進行的施作方式，不過很少人知道這一點。後來便有無數研究者，開始針對精油對行為、情緒與認知狀態的影響進行研究，其中，多數的研究都說明，精油可以作為一種嗅覺治療的媒介（Buchbauer *et al.* 1991a, 1993a；Diego *et al.* 1998；Hirsch *et al.* 2007a, b；Holmes *et al.* 2002；Hongratanaworakit and Buchbauer 2004, 2007；Moss *et al.* 2003；Warren and Warrenburg 1993）。

說到這裡，我們就來看看其中某些具代表性的研究，這些研究討論到的應用方式非常廣泛，包括：躁動不安、警覺性、鎮定和認知表現等等。

Holmes 等人（2002）發現許多失智症患者都有躁動不安的行為，這對患者本身和身旁的照護者來說，都會造成壓力。他們也發現，雖然真正薰衣草在芳香療

法中會用來幫助放鬆，或是用來紓解臨床病人的憂鬱和焦慮（例如癌症病患），但卻沒有研究探討過用真正薰衣草處理躁動行為，或是用在失智症患者身上的效果。於是，他們設計一個以安慰劑為對照組的實驗，來測試空間中飄散的真正薰衣草精油香氣是不是能改善重度失智症患者的躁動行為。結果發現，有60％的患者行為都獲得改善、33％的患者沒有任何變化，另外有7％的患者情況變得更糟。不過，從各組的中位數來看，香氣組比安慰劑對照組的躁動改善狀況明顯更佳。於是，研究者做出結論，認為真正薰衣草精油對於躁動行為的改善發揮了「適當的成效」——其效果和神經阻斷劑的實驗結果相仿，但如果使用藥物，卻可能使患者出現副作用和刺激性。我們可以把這項研究看成是對芳香療法用真正薰衣草精油來促進放鬆的支持證據，尤其可以用來改善躁動行為，或對失智症患者提供幫助。

Diego等人（1998）則探討真正薰衣草和迷迭香對於健康成年人在心情、腦電波型態（EEG，一種測量警覺度的方式）和數學計算能力方面的影響。這是一個相當有趣的實驗，因為這群研究者認同（a）「當使用者吸聞精油香氣時，精油會帶來一種可預測、且會重複出現的效果」的芳療哲學觀，並且相信（b）嗅覺系統和大腦邊緣系統具有密不可分的關係。他們也事先探討芳香療法領域的相關研究，包括發現精油能影響腦電波活動、皮膚電位水平（這和是否能維持長時間的注意力有關）、增強對視覺性任務的注意力和表現、改變行為和心情、減輕焦慮與緊張等。這項研究不只支持前述研究的結論，還發現以下結果：

真正薰衣草與迷迭香研究發現：

真正薰衣草精油能帶來放鬆的感受，增加 α 波的強度，帶來睡意、促進睡眠。	迷迭香能增加警覺性，使 α 波和低 β 波（1 型 β 波）的強度下降；且當迷迭香的氣味消失，額葉 β 波（2 型 β 波）的強度立刻就提高了，因此可以說迷迭香提高警覺度的效果短暫。
薰衣草精油	**迷迭香精油**
真正薰衣草會影響數學解題能力——聞到薰衣草氣味之後，解題的速度和準確度都提高了，這可能是因為受試者變得更放鬆。	迷迭香也會影響數學解題能力——解題的速度和準確度都提高了，但是提升的程度不如薰衣草組，雖然薰衣草組的警覺度並沒有迷迭香組來得高。
薰衣草精油	**迷迭香精油**

因此，可以說Diego等人（1998）的實驗確實支持傳統芳香療法對真正薰衣草和迷迭香的使用。

到了2002年，一群英國研究者注意到這個實驗。Moss等人（2002）在研究中提到，Diego等人（1998）是這個研究領域中，第一個用安慰劑做對照組進行實驗的研究者。於是，他們接著設計了一個實驗，來調查真正薰衣草和迷迭香精油對健康受試者的情緒與認知表現的影響。受試者並不清楚這項研究的真正目的，以免先入為主的觀念影響實驗結果。這項研究發現：

真正薰衣草與迷迭香實驗結果：

記憶質量	記憶次因子	記憶的運作
和迷迭香組相比的結果，薰衣草組比較低。	記憶的次因子也受到影響（由不同的神經物理和神經化學路徑所提供） • 次級記憶（長期記憶）次因子——薰衣草組和對照組結果差不多，迷迭香組則提高了。 • 工作記憶次因子——薰衣草組降低了（相較於迷迭香組和對照組），而迷迭香組則沒有出現影響。 • 迷迭香組的結果和吸入純氧、攝入人參的結果相似。	記憶的運作速度，也就是在工作記憶和長期記憶之間的反應時間，也受到影響： • 薰衣草和迷迭香組的處理速度都變慢了（和對照組相比），或許這兩種香氣是犧牲運作速度，換來記憶質量的提升。無論如何，記憶的精準度提高了。速度和準確性之間的關係，對於薰衣草來說會比迷迭香更關鍵。

專注力的運作速度	喚醒（arousal）
薰衣草組和對照組相比大大落後，不過和迷迭香比只是稍差了一些。迷迭香則比對照組稍微落後一點，而且迷迭香組的警覺度比薰衣草組更高。	和工作表現是一種倒U型的關係，這或許可以為以上某些實驗結果做進一步的說明。迷迭香帶來的喚醒和激勵程度，或許沒有強到足以應付需要高度專注力的任務，但卻足以應付和增強記憶、提取記憶有關的任務。

這群研究者最後做出結論，認為這項實驗不只呼應前人的研究（精油可以影響情緒），也證明精油可以在受試者不知情的情況下（去除了預設期望的影響），對認知表現產生顯著的影響。簡而言之，真正薰衣草能使人放鬆，而迷迭香則令人清醒，

研究者認為，這樣的效果應該最可能是由Jellinek（1997）提出的類藥物性機制達成的。

後來，Moss等人（2008）針對香氣認知所做的另一項研究，再一次證實了其中的類藥物性機制，他們提出「物質專一性」（substance-specificity）的概念，也就是說，每一種香氣具有各自獨特的影響方式。

用香氣來幫助睡眠是很常見做法。Komori等人在2006年做過一項實驗，探討香氣是不是可以停止長期使用苯二氮平類安眠藥的用藥習慣，這是第一個針對這個主題所做的研究。如果長期使用這類安眠藥，有可能出現各種令人不適、甚至傷身的副作用，但當患者停止用藥，經常又會再度失眠。這項實驗使用根據先前另一項動物研究的結果，使用證實效果最佳的植物萃取物和香氛調製而成的香氣。研究者並沒有說明這些香氣是來自精油、原精或是人工合成的香精。實驗用的這款香氣是以多數人會喜歡的氣味進行調配，含有以下成分：檀香（35%）、杜松漿果（12%）、玫瑰（8%）和鳶尾草（6%）。這項研究的42位受試者都是患有原發性失眠的門診病患，並且對於苯二氮平類安眠藥有低劑量的依賴性。他們全都曾經嘗試要每週減少25%的用藥劑量，但其中有29人失敗，因為減少用量便會造成失眠。在實驗期間，每當受試者準備入睡時，就可以隨時吸聞實驗用的香氣，同時試著慢慢減輕藥量。此前就已減藥成功的受試者，在完成減藥計畫之後，研究者仍持續追蹤觀察一年的時間；而先前減藥失敗、覺得那根本是天方夜譚的29人當中，有26人在香氣的協助之下成功減少了藥量，其中甚至有12人最後根本無須用藥。這項研究結果對於在臨床上控制苯二氮平類藥物的依賴性，有著重要的意義，此外，這項研究也顯示，用香氣來幫助原發性和次發性的失眠症，不僅可行，而且不具有藥物的副作用。

2007年，Robbins和Broughan（2007）研究探討西班牙鼠尾草（或稱薰衣鼠尾草，*Salvia lavandulaefolia*）對於記憶的影響。這項研究發現，使用者的期待有可能對香氣的效果產生極大的影響。在實驗中，受試者被隨機分成三組，首先在全無香氣的情況下，做一項字彙記憶測驗。第一組（負面期待）被告知西班牙鼠尾草會減弱他們的記憶力，第二組（正面期待）則被告知西班牙鼠尾草會增強他們的記憶力，第三組（對照組）則沒有接收到任何關於西班牙鼠尾草的訊息。接著，這群受試者再一次進行和先前類似的字彙記憶測驗。結果發現，負面期待組的

分數比自己先前的成績差,而正面期待組則比自己先前做得好——和受試者的期待相符。而對照組的成績則和先前沒有出入。這項研究說明,從使用者的期待值去下功夫,有可能產生非常強大的影響力。同時,在進行相關研究時,實驗者也需要特別注意不讓受試者的期待影響實驗結果。毫無疑問地,使用者的期待在芳香療法中具有一定的重要性。

不過,即使去除使用者期待的因素,仍然可以觀察到香氣對認知能力的作用。舉例來說,當人們聞到新奇、新鮮的香氣時,會降低決策能力。Overman 等人(2011)的研究探討香氣對男性賭博時的認知能力影響,其中包括需要做出決策的任務。結果發現,受試者在有香氣時表現較差,這可能是因為香氣刺激了大腦中關於情緒的區域,使得運用理性的能力變差了。

社會與心理學觀點

氣味對於自我認知和對他人認知所產生的影響,也是研究探討的主題之一。其中一個香氣能發揮療癒效果的推測,就是認為氣味可以增加自尊和自信。不過,想概括歸納不同香氣的社會影響效果並非易事,因為有許多因素都可能影響受試者的反應(Kirk-Smith 1995)。

1997年,Knasko 以文獻研究的方式探討環境氣味對於任務和行為方式的影響,其中尤其關注於在空氣中瀰漫香氣以引發特定反應的爭議作法。其中探討的研究場景則各有不同,包括旅館、辦公室和商店等等。在當時,關於影響任務表現的研究數量還相當有限,結果也不太一致,這很可能是因為許多變因都沒有在研究方法中說明清楚。不過,探討趨避行為(approach and avoidance behaviours)的幾項研究都指出,氣味的一致性和個人對於氣味的偏好,在某些情境下會是影響行為的重要因素,但並不一定適用於其他情境。

後來,Hirsch 等人(2007a)探討香氣對男性認知女性體重會帶來什麼影響。這是一個相當複雜的研究領域,不過,研究結果發現,如果女性身上有混合花香和香料的氣味,那麼在男性眼裡,體重就可能減少高達7%。研究者做出結論,認為使用令人愉悅、享受的香氣,不只可能提高自尊,在行為的層面上,也可能有助於促進社交關係。

不過,就算只是環境中幽微的氣味,也可能對行為帶來影響。許多日常活動

和社交活動都可以印證這一點。舉例來說，Schifferstein、Talke 和 Oudshoorn（2011）曾探討在夜店裡擴散活化激勵的氣味（例如歐薄荷、橙類和「海洋」香氣），對人們的行為會產生什麼影響？結果發現，人們在夜店中跳舞和玩樂的時間拉長了，而且對於當天的音樂選曲評價更高（和沒有暴露在香氣中的對照組相比）。另一項由 Holland、Hendriks 和 Aarts（2005）所做的研究則顯示，清潔劑中的柑橘香氣會提高學生的打掃頻率，雖然大多數的學生都沒有意識到清潔劑香味。

香氣學（Aroma-chology）

香氣學是一個相對來說較新的學門。1982年，英國香水基金會（Fragrance Foundation）的創辦人安奈特・葛林（Annette Green）創造了這個字，它也是一個「服務商標」（service mark），用來代表這樣的一門科學：

> 香氣學指的是探討心理學和香氛技術之間的相互關係，並用來引發多種特定感受和情緒反應的科學研究，例如放鬆、愉悅、性感、幸福和美好等等。香氣能透過嗅覺通道刺激大腦反應，尤其是大腦邊緣系統。（Fragrance Research Fund 1992，引用自Jellinek 1994, p.25）

雖然香氣學和芳香療法明顯有許多相似的地方，但兩者之間還是有差別。最主要的不同就在於，香氣學關心的是香氣帶來的暫時性反應，而不是它們的療癒潛能，而且，他們探討的香氣除了天然香氣之外，也包含人工合成的香氛（也就是不只討論精油）。香氣學研究可以使用的方法非常多（Jellinek 1994），包括：

測試腦部	測量腦部的電氣活動，例如誘發電位測試（evoked potentials）、關聯性負變化測試（contingentnegative variation，CNV）和腦波測量等等。
生理數值	生理數值，例如收縮壓、微振動、末梢血管收縮、心跳速度、皮膚電流活動（EDA）、皮膚電位水準、瞳孔放大或收縮、驚嚇反射等。
測試行為模式	在條件控制的環境下，測試行為模式。例如，進行長時間任務的表現、反應時間、入睡所需時間、學習和回想能力、提取記憶的能力、解決任務的創意表現、評估模稜兩可刺激源的能力、解決各式各樣認知任務的能力等等。 測試行為模式，例如購物、賭博等。

測試氣味和睡眠	在實驗室（條件控制的環境）測試氣味和睡眠的關係。
測量心情	測量心情與情緒的變化，例如壓力和焦慮是否減輕、個人對自己的健康感受有何變化、心情是否獲得改善等等。

香氣學和相關研究的出現，加深我們對芳香療法中該面向的理解，也對精油香氣可能帶來的療癒效果有更廣泛的認識。香水業讓我們對不同香氣類型與特質可能帶來的特定心理療癒影響，有更進一步的認識。

不同香氣種類的心理療癒效果

保羅・傑里內克（Paul Jellinek）在《現代調香技法》（*The Practice of Modern Perfumery*）書中首度提到，根據不同的氣味類型和特質，可以帶來八種不同的情緒影響（可參見Williams 1996）。滴莎蘭德（1988）後來也發展出一套為精油香氣分類的方式，並且分別對應到不同情緒狀態，以及希臘的四元素／四體液學說。滴莎蘭德把這個自創的分類方式叫做「情緒環」，其中包括每個人在不同生活境遇下可能經歷的八種正面的情緒和相對的負面情緒。舉例來說，正面的清明（clarity）感受（對應冬末春初，以及水和風元素），和香氣清新的歐薄荷精油為一組，因此按照情緒環的對應方式，當你使用歐薄荷這種清新的香氣，就可以增進清明的感受、一掃困惑的情緒狀態（困惑是相對於清明的負面情緒，對應夏末秋初，以及火和土元素）。

根據上述傑里內克和滴莎蘭德發展的概念，後人接著提出幾種香氣與特定反應的對應模式，這些模式通常和寓意性、愉悅性和安慰性的機制有關，接下來在這一章我們也會陸續介紹到這些說法。Akutsu等人（2002）做的一項動物研究顯示，「青嫩的草葉氣味」（green odour，在此是指落葉喬木的氣味，例如橡樹葉）能讓大鼠緩解因壓力而體溫過高的現象。他們做出結論，認為揮發性的植物成分對大鼠的行為與生理機制能帶來直接的藥理反應。因此，我們也可以假設，不同的香氣種類，也可能在人類身上引起特定的反應。

國際香精香料公司（International Flavours and Fragrances，位於美國紐澤西）的克雷格・華倫（Craig Warren）曾以多年的時間，透過心理和生理學等

不同途徑，探討香氛對情緒的影響。華倫和沃倫堡（Warrenburg）在1993年有了3個重大發現：

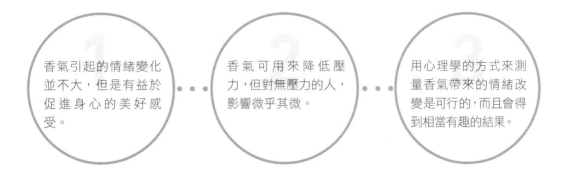

香氣引起的情緒變化並不大，但是有益於促進身心的美好感受。

香氣可用來降低壓力，但對無壓力的人，影響微乎其微。

用心理學的方式來測量香氣帶來的情緒改變是可行的，而且會得到相當有趣的結果。

華倫和沃倫堡在1993年發展出所謂的情緒描繪概念（Mood Profiling Concept，MPC），芳療師對這個概念特別感興趣。MPC是用心理學的自陳（式）方法，來量測受試者被香氣誘發的情緒轉變。其中使用的香氣都是「好聞的」，而且是完全由人工合成的香氣（擬仿「新鮮花朵」的香氣）。

MPC指出八種情緒類別，其中四種是正面情緒，另外四種為負面情緒。正面情緒包括：「振奮」、「性感」、「快樂」、「放鬆」，而負面情緒則包括：「壓力」、「憤怒」、「憂鬱」和「漠然」[1]。根據華倫和沃倫堡的研究，不同的香氣會使這八種情緒被強化或削弱，他們詳細地描繪特定香氣的影響，並且用圖示的方式呈現出來。

這項研究發現，鈴蘭花的香氣可以增進振奮與放鬆的感受，降低憂鬱、漠然和憤怒。這樣的結果被認為提高冷靜程度，進而增進覺察和能量。

而像道格拉斯杉這種混合了松杉、鳳梨和檸檬的清新氣味，則能使每一種負面情緒降低。研究者認為它能帶來絕對的放鬆，甚至接近靜坐冥想的效果。

最後，沁涼的、混合花香和草葉香的風信子氣味，則能增加所有的正面情緒，並且降低所有的負面情緒。

即便如此，我們仍然很難斬釘截鐵地把某種精油和某種心理療癒效果連結在一起，部分是因為我們對受試者的了解不見得充分（如前所述，包括個人喜好和個人期望都是影響結果的可能因素）。我們或許能用某些非常「科學」的說法，去列舉精油的振奮或鎮定、活化或抑制等功能（Tisserand 1988），也有其他針對更具體

[1.] 漠然（apathy）指對事物不感興趣、缺乏熱情、情感反應淡漠。

的情境所做的研究（Lawless 1994），但是，在現實情況中，把這些參考資訊用在整體芳香療法卻很可能有難度。Martin（1996）在一篇探討「嗅覺矯正」的論文當中，對芳香療法提出嚴厲的批判，其中主要的原因，就是因為由芳療施作者所進行的研究，質量太過低落。他提到：

> ……後續的研究會仔細檢視他們使用的方法：他們必須取得合適的受試者、客觀地測量受試者的心理狀態（例如探討嗅覺影響焦慮的研究）、排除有可能擾亂結果的變因（例如是否同時正進行其他療法），最後，最好還要進行後續追蹤。這些都是當一個試驗研究想論證變因X（一種療法）能對行為Y（一種疾病）產生何種效果時，需要遵循的最基本步驟和要求。（Martin 1996, p.68）

我們可以說，除非芳療師和芳療研究者能做出更嚴謹、更紮實的研究，否則，芳香療法這個領域在正統科學界當中，不可能受到尊重。而事實上，很少有芳療從業者具有足夠的專業背景進行這種研究，或者，他們可能連做這種研究的環境都沒有。這就是為什麼，直到目前芳香療法仍然非常依賴相關領域（例如嗅覺心理學）的研究結果，為芳香療法提供科學證據。Martin是一個提倡量化研究的學者，他對於質性研究也帶有批判的眼光，尤其針對其中的客觀性和可信度：

> ……質性的，或說是「實驗性」的資料，讓研究者得以在研究過程中，對其中的諸多變因發展出珍貴的「見解」。他們或許還會加油添醋，為研究結論或是研究的發現，做出繪聲繪影的詮釋。（Martin 1996, p.63）

質性研究者對這樣的看法想必有話要說，畢竟，一個好的質性研究設計會盡可能把研究者的預期或偏見降到最低。現象描述分析學（phenomenography）或許可以作為芳香療法研究者的另一條出路。舉例來說，Sheen 和 Stevens（2001）就根據質化研究中的紮根理論（grounded theory）發展出一個整體療法的研究模式，探討檀香對於自我認知的影響。他們認為，未來的類似研究將可以為芳香療法提供紮實的知識背景，讓芳療實踐者可以加以證實或運用在自己的芳療施作當中。

從能量角度看香氣

米契爾・拉瓦布赫（Michel Lavabre）出生於法國南部，他在1987年和寇特・史納伯特（Kurt Schnaubelt）共同創辦了美國芳香療法協會（AmericanAromatherapy Association）。他原是精油蒸餾商，後來成為一個芳香療法研究者，他在《芳香療法手冊》（Aromatherapy Workbook，1990）一書中提到，亨利・偉歐對他帶來很大的影響。雖然拉瓦布赫的出身背景在法國，也是在法國接受芳療訓練，但他卻是第一個提到精油能量特質的芳療作者。

歌德（1749–1832）和魯道夫・史坦納（Rudolf Steiner，1861–1925）等哲學家，都曾根據中世紀醫師帕拉賽爾斯（Paracelsus）提出的「藥效形象說」（doctrine of signatures），對植物科屬、植物型態和療癒特質的關係進行探索。拉瓦布赫在《芳香療法手冊》中寫道，在他還是個南法的鄉下農夫時，曾經和植物有過強大而親密的溝通經驗，因此，他認為只要仔細觀察植物以及它們的生長環境，就能發現關於植物特質的大量線索。在他提出的「進化—退化」假設當中，他提到，每一種植物都是先從肉身階段，也就是種子與根當中「進化」出來，接著進入生存階段，長出葉片，再進入靈魂階段，開出花朵；接著，植物會結出果實和種子，再一次「退化」到肉身階段。拉瓦布赫把這個假設套用在和植物型態有關的精油作用當中。從精油中並不難找到能印證他的觀察的例子。這是最早根據精油能量特質來決定使用方式的模式之一。

彼得・荷姆斯（Peter Holmes）則是一位東方醫學專家，他擅長的治療方式是針灸、草藥和芳香療法。他最知名的作品當屬1988年出版的兩冊《西洋草藥能量學》（The Energetics of Western Herbs）（Holmes 1998b）。荷姆斯在這套書中，將東西方世界對草藥的見解融合起來。除此之外，他也寫過許多關於芳香療法的文章，並且把臨床與能量的觀點帶入芳療領域當中。1997年，荷姆斯在英國華威大學舉辦的1997年芳香療法研討會中，發表「芳香能量學」的概念。他認為，香氣的不同自然特質，會帶來各自不同的心靈療癒作用。他的假設是根據三種香氣特徵和六種香氣類別發展出來。香氣特徵分別是**香調**（氣味的本質）、**強度**和**調性**（揮發的速度），其中香調最為重要；香氣類別則分別是：香料類、甜類、檸檬類、青草類、木質類和根部類。雖然他使用的詞語並未嚴格遵照香水業的使用方式，但確實是從香水業的用語延伸出來，並且也反映了精油的植物來源。荷姆斯提出的三種香氣特徵以及香氣效果，和希臘哲學家以及保羅・傑里內克等早期調香

師的看法一致，不過，荷姆斯對於香氣效果的描述更多了靈性的能量層面。或許在荷姆斯與拉瓦布赫的研究中也能看到相似之處，不過荷姆斯更受香氣的自然特質所啟發，而不是精油與植物來源的關係。

在荷姆斯的著作，以及他在1992年到1999年間發表於《芳香療法國際期刊》的作品當中，他開始探討精油的療癒本質、生理圖像、心理作用，以及在中醫的用途和詮釋觀點。他認為，我們應該以精油藥理作用的能量系統為基礎，來進行芳香療法（Holmes 1998b）。他將中醫、古希臘和印度阿育吠陀療法的論點都考量在內，並且認為這些思想有一個共同點，就是都相信療癒始於生命能量——也就是中醫所說的氣、古希臘人說的普紐瑪（pneuma）和阿育吠陀療法中的普拉納（prana）。他認為活力論（vitalism）就是「一種讓生命得以運轉，並因此將所有生命體用一種互相關聯的網絡連結起來的原理或機制。」（Holmes 2001, p.18）。從這裡，我們可以看出西方醫學與中國醫學在臨床上與能量上的不同發展方向。

蓋布利爾·莫傑（Gabriel Mojay）最知名的成就則是把中醫的五行元素與芳香療法相結合。莫傑擅長針灸治療、指壓、草藥學，還有芳香療法。他是英國傳統草藥與芳香療法學院（Institute of Traditional Herbal Medicine and Aromatherapy）的校長，並在1996年出版《花草能量芳香療法》（*Aromatherapy for Healing the Spirit*）一書。莫傑和荷姆斯一樣，認為精油的氣味具有特定的能量特質，也因此衍生出各自的療癒功效。不過，莫傑所提出呼應中醫五行元素（金、木、水、火、土）的精油理論，是綜合藥理和嗅覺等不同作用模式而發展出來。

莫傑（2001）用中醫所說的氣，捍衛活力論對草藥植物藥理作用的詮釋。所謂的氣並不只限於生命體當中，而是能把生命體的訊息傳遞出去——也就是現代粒子物理學所說的能量連續（energy continuum）。不過，就像荷姆斯一樣，莫傑同樣認為「精油的能量特質是來自它對身體和心靈的療癒作用，而不是精油當中各自存有的『生命力』」（Mojay 2001, pp. 232–233）。

「精微芳香療法」（subtle aromatherapy）是指一種「非物質性」的芳療取徑，這是英國芳療師、作者和芳療教學者派翠西亞·戴維絲（Patricia Davis）首創的名詞。精微芳香療法是從「振動療法」的觀點來討論精油，也就是認為精油能作用於身體精微的能量層面，並能幫助個人的自我成長和靈性修為（Davis 1991）。「精微能量體」（subtle anatomy）是一種關於能量場的概念，也就是一種滲透、環繞於個人和周遭環境的能量場域。雖然能量場的概念由來已久，不過，許多像戴維絲一樣投身於能量療法的工作者，都將能量的概念進一步延伸發展，於是

衍生出許多關於能量體的「工作模式」。其中，東方學說帶來了很深的影響，因為許多工作模式都包含氣場（aura）、普拉納（*prana*）和脈輪的概念，並且會區分出所謂的粗重體、精微體和因果體——這和精神分析師佛洛伊德的看法甚至有些許相似之處。舉例來說，粗重體包含了肉身（身體）和乙太體（構成、形成之力），這或許就相當於是佛洛伊德所說的「本我」。而精微體，又稱為星芒體，則包含了直覺、情緒，也是邊緣系統的掌管範圍，或說是佛洛伊德所說的「自我」。因果體則能滲入或穿透他人，可以用佛洛伊德的「超我」為比喻。

魯道夫・史坦納是19世紀奧地利哲學家，也是靈智學（anthroposophy）的創始人，他也曾在書中寫到乙太體。他認為，乙太體是滲透在身體當中的生命力，同時能穿過身體，把肉身和靈魂（或精魄）連結起來。

雖然能量體的概念在正統科學界受到不少駁斥，不過，知道有這樣的觀點存在相當重要，尤其如果你想從能量的角度來探索精油。除此之外，還有一種說法，認為精油香氣本身就是一種能量的標記，從香氣中檢驗這樣的觀點也很有趣。香氣有揮發性，因此，這些芳香分子不只會被嗅覺系統捕捉，還能直接接觸、滲透到氣場當中。

在芳香療法的領域中，古希臘的四元素理論似乎沒有中國五行說來得發光發熱。亞里斯多德曾經把四大元素（土、風、火、水）和四種感官知覺連結起來（視覺、聽覺、觸覺和味覺）。除此之外，還有一個「第五元素」（quintessence）連結到嗅覺（Watson 1999）。有少數幾個芳療作者曾經在作品中提到四元素理論，不過多半是連結到四體液說和「互補療癒觀」（remedial power of opposites，古希臘醫師希波克拉底和蓋倫提出的概念，是早期西洋藥草學的主流觀點），而後進一步探討精油可能的臨床運用方式（Forster 2009）。

心理學家榮格曾經將四元素的象徵意義融入他的研究當中，例如區分出八大人格類型。直到現在，某些知名的人格測驗（例如邁爾斯・布里格提出的MBTI性格測驗）仍然是以此為依據。我們也可以從四元素的象徵意義來理解心靈、行為模式、個人對環境和關係的認知，以及意識和潛意識的動機等等。因此，透過芳香能量學的模式，可以把香氣的種類、植物芳香分子的特色和四元素結合起來，創造出在認知、情緒和靈性方面的新一種精油詮釋方式。

無庸置疑地，無論是活力論或能量觀，都沒有傳統科學研究可以佐證，甚至實際在芳香療法的效用也很難被證明。不過，這些能量觀點多半是根據古人智慧，加上詳盡的觀察和分析衍生而來。許多芳療師在實際操作時，是把能量的基本概念和

科學理論融合運用，而且發現，它們並沒有那麼互不相容。這一點也不奇怪，只要看看現在科學與文化的最新發展方向，就會發現過去科學家所相信的「機械宇宙觀」（clockwork universe）已無法說明現代世界發展的全貌（Goerner 1999）。

按摩與芳香療法

直接與間接的生理、心理效用

基本上，按摩是一種觸覺療法。McCarthy（1998）曾經在研究中提到，由於觸覺必定和皮膚有關，因此觸覺是一種與生俱來的、維持生活所需的感官知覺；它會受所在的情境而影響，不僅是一種溝通方式，也是一個眾所皆知的「療癒媒介」。的確，按摩是最古老的療法之一。從古到今，幾乎所有文化都把按摩視作是回復身體健康、紓解心理壓力的良方（De Domenico and Wood 1997；Salvo 2003）。

在英國、澳洲和紐西蘭等地，「芳療按摩」這個字，多半是指承襲50、60年代摩利夫人的理念和技巧，所發展出來的按摩手法。這種按摩通常會混合三種以上的精油（很少單獨使用一種精油來按摩）。不過顯然，不同的訓練機構會有不同的風格傾向，因此現在的芳香按摩已是多元多樣，無法一概而論。芳香按摩可能結合多種身體工作的方法和技巧，例如瑞典式按摩、穴道按摩、淋巴引流按摩，或者是以緩慢和韻律為特色的依沙蘭按摩等等。不過，無論治療師屬於哪種風格、使用何種技巧，芳療按摩通常都以整體療法為出發點，一般不會有特別具體的目標，而且會遵循療癒性按摩的原則——也就是說，重點在於為客戶帶來整體的身心美好感受，而不是去處理具體的不適、疾病或身體損傷。

許多尋求芳療按摩的人們，目的都是希望能紓解「壓力」。壓力的成因多不勝數，不過，幾乎所有類型的壓力都會使肌筋膜變得緊繃。當肌肉和相關結締組織受到壓力影響，將會出現一連串可預測的反應（參見Fritz, Paholski and Grosenbach 1998），簡單摘要如下：

肌肉和結締組織受壓力影響的一連串反應：

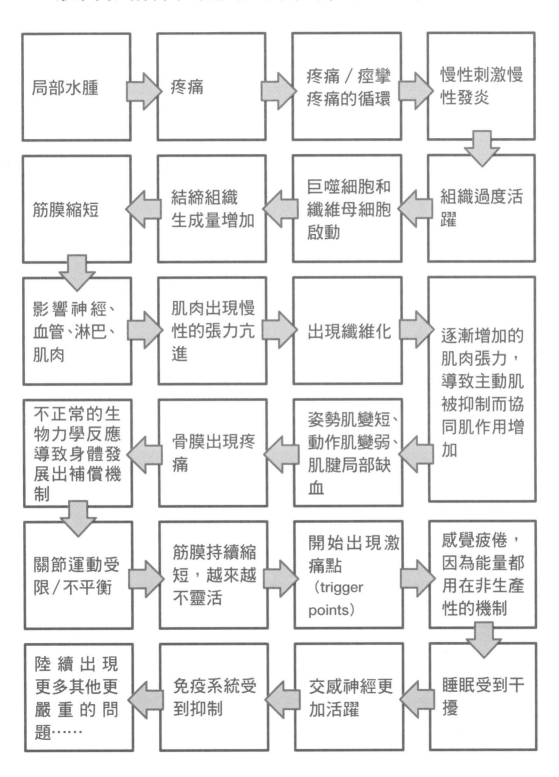

局部水腫 ➡ 疼痛 ➡ 疼痛／痙攣疼痛的循環 ➡ 慢性刺激慢性發炎

筋膜縮短 ⬅ 結締組織生成量增加 ⬅ 巨噬細胞和纖維母細胞啟動 ⬅ 組織過度活躍 ⬅

影響神經、血管、淋巴、肌肉 ➡ 肌肉出現慢性的張力亢進 ➡ 出現纖維化 ➡ 逐漸增加的肌肉張力，導致主動肌被抑制而協同肌作用增加

不正常的生物力學反應導致身體發展出補償機制 ⬅ 骨膜出現疼痛 ⬅ 姿勢肌變短、動作肌變弱、肌腱局部缺血 ⬅

關節運動受限／不平衡 ➡ 筋膜持續縮短，越來越不靈活 ➡ 開始出現激痛點（trigger points） ➡ 感覺疲倦，因為能量都用在非生產性的機制

陸續出現更多其他更嚴重的問題…… ⬅ 免疫系統受到抑制 ⬅ 交感神經更加活躍 ⬅ 睡眠受到干擾

芳療按摩可以非常有效地干預這一連串事件的發生，不僅能促進身體和情緒的健康，也有助於修復軟組織的損傷。「按摩」這個字包含了許多技巧，在西方世界，大部分的按摩師都是使用所謂的古典瑞典式按摩手法，也就是由瑞典擊劍大師暨斯德哥爾摩中央體操協會（Central Institute of Gymnastics）創辦人亨利・靈（Pehr Henrik Ling，1776–1839）所發展出來的一套按摩手法。目前經常在按摩中使用的技巧包括滑撫法（撫觸與滑動）、壓捏與揉捏法、摩擦法、振動和輕叩（敲打）法。這些做法將能在身體、生理和心理等層面帶來廣泛的效果。詹姆斯・曼尼爾醫師（James Mennell）曾在1917年定義出兩種帶來按摩效果的機制，他認為，按摩的效果可以分成：

力學效果 mechanical

力學效果與按摩時施加在軟組織上的力量有直接的關係。可以說明力學效果的例子包括靜脈回流、水分傳導、組織液交換、血管擴張使得身體發熱、肌纖維伸展、充血和微小的細胞損傷等等的變化，這些現象能在一定程度上帶來生物化學影響，並得到相應的結果。

反射效果 reflexive

反射效果則是透過神經系統帶來影響。人體的反射作用是對應環境變化而產生的迅速反應，能有助於維持體內平衡。許多按摩手法都會刻意刺激人體的反射反應。反射作用的速度比感官訊息的傳導速度更快，刺激反射作用可以造成體內平衡改變。許多按摩帶來的療癒效果，其實都是反射反應的結果。

反射反應也包含生物化學上的變化，因為受干擾或受刺激的細胞會釋放出某些化學物質。舉例來說，肥大細胞會釋放組織胺，組織胺會使血管擴張、增加微血管的滲透性。反射反應也可能影響自律神經系統與內分泌系統。

除此之外，按摩的過程包含撫觸、按壓和振動等元素。這些都能刺激感覺受體，進而為體內平衡帶來轉變。舉例來說：

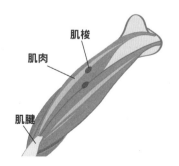

肌梭

肌肉

肌腱

● 幫助組織和肌肉纖維**伸展**的動作，能引發肌梭（骨骼肌內的梭形感受構造）的反應。

● **伸展**動作或是**主動、被動和協助**下進行的動作，能影響骨骼肌、肌鍵和關節囊中的本體感受器（proprioceptors）。

● **溫度感受器**能偵測到冷和熱的刺激原（感應冷的接受器數量更多）。

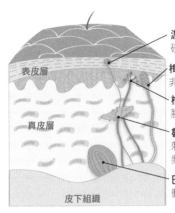

游離神經末梢：可感知「觸碰」疼痛和冷熱刺激。

梅斯納氏小體：偵測觸覺，非常靈敏。

梅克爾氏盤：偵測手掌與腳掌的壓覺。

魯斐尼氏小體：偵測機能刺激，皮膚上的壓力和低頻振動。

巴齊尼氏小體：感知「振動」、「深壓覺」。

表皮層

真皮層

皮下組織

● 輕撫能刺激根毛神經叢、游離神經末梢、1型皮膚外力受器和梅斯納氏小體（Meissner's corpuscles）。

● 揉壓和深滑能刺激壓力受體、巴齊尼氏小體（Pacinian corpuscles）和2型皮膚外力受器。

● 振動和輕叩能刺激魯斐尼氏小體（Raffini corpuscle)和巴齊尼氏小體。

　　反射效果的例子包括肌肉狀態改變、肌肉放鬆或收縮、血管擴張（中樞神經系統負責調節自律神經系統的反應）、消除疼痛——例如以高度刺激、反刺激來止痛，以及疼痛的閘門控制理論。

　　實際操作時，我們很難區分某種按摩方式帶來什麼樣的力學效果和反射效果。通常兩種效果都會發生。不過，按摩的結果和效用會根據撫觸的部位和方式而有不同。一套按摩手法的每一個動作都應該有具體的目標，並且應該視客戶的需要，量身打造合適的按摩手法。

　　Salvo（1999）曾對按摩的療癒效果和作用機制做過綜合性的探討。按摩會刺激皮膚，這會刺激皮脂腺和血管舒縮。當皮脂分泌增加、血管擴張，會使細胞獲得的養分增加，於是皮膚的整體狀況便能獲得改善。對皮膚施予刺激能使身體溫暖、血管擴張，這很可能會增加芳香按摩時精油的吸收量。

　　按摩也可以大大改善血液與淋巴的循環。舉例來說，按摩可以幫助靜脈回流、增強血液循環，血壓也可能暫時降低。甚至，紅血球的攜氧量可能增加，微血管中的白血球數量也會增加。按摩也能刺激淋巴循環，因此新陳代謝產生的廢物和細胞碎片能更快被排出體外。一般也認為，按摩可以增強免疫，這是因為它會增加殺手T細胞（細胞毒性T細胞）的數量和活性。這樣的效果，再加上某些精油本身刺激免疫的作用，或許可以說明為什麼芳香按摩能對免疫系統帶來益處。

　　按摩也可以影響身體軟組織，尤其是筋膜和肌肉，減少沾黏、受限、緊繃和痙攣。對於神經系統的影響更是不容忽視——不僅可以帶來刺激或鎮定的效果，還可以消解疼痛。按摩也可以增進大腦 α 波（相當於進入放鬆、冥想的狀態）、降低 β 波活動（和警覺與壓力有關的狀態）。如前所述，許多研究都已證實精油對大腦活

動的影響力（Diego *et al.* 1998；Moss *et al.* 2003b），不過，我們觀察到的成效，有時也可能是撫觸／按摩加上精油所出現的協同效果，這或許可以說明為什麼精油能增強按摩的療癒作用，而且反之亦然。

按摩還可以刺激副交感神經，促進放鬆、降低呼吸速度、釋放壓力（甚至是憂鬱），這是因為按摩可以提高多巴胺和血清素的濃度。除此之外，也有許多研究證明，某些精油（例如真正薰衣草）有刺激副交感神經系統的作用（Ludvigson *et al.* 1989；Diego *et al.* 1998；Moss *et al.* 2003a；Lehrner *et al.* 2005），這又再一次說明，精油和按摩之間有互相助長和增強的作用。

刺激副交感神經系統也可以促進消化。腹部按摩也是幫助消化的好方法，它能增進腸胃蠕動，同時促進尿液排放、刺激微血管循環、幫助淋巴排毒。按摩過後通常會發現某些新陳代謝廢物的排泄量增加了，例如氮，以及無機的氯與磷（Salvo 1999）。

按摩的效果並不受限於身體和生理作用；它並「不受限於肉身的界限，而是包含了抽象的想像、情緒、想法，以及個人完整的生命經驗」（Lederman 1997, p.157）。因此，按摩也可能帶來心理上的改變，包括改善心情、行為和自我認知等等。再加上精油，這方面的效果可能更強大。

就算不使用精油，一個整體療法式的按摩也可能具有極大的療癒價值。不過，如果搭配合適的精油，那麼它的療癒效果將會更加放大。從近年某些探討芳香按摩的研究中，可以看到這樣的現象。

Kuriyama等人（2005）曾用研究探討芳香按摩對免疫和心理的作用。這項研究針對11位健康的成人，探討用精油按摩油（將真正薰衣草、絲柏和甜馬鬱蘭調入甜杏仁油中），以及單獨使用甜杏仁油來按摩的效果。結果顯示，兩種按摩方式都可以使客戶放鬆、降低焦慮指數，在這個面向沒有看到明顯的差別。精油組在按摩結束後血清皮質醇濃度降低了，雖然對照組沒有出現這個現象，但是其中的差別很小，並不具有顯著意義。不過，精油組在按摩結束後，淋巴球CD8+和CD16+的數量都增加了（尤其CD8+有顯著提升），對照組並沒有這個現象。研究者做出結論，認為芳香按摩是一種能降低焦慮和壓力，並且對免疫系統相當有益、值得重視的手段。這項研究支持精油可以刺激白血球細胞功能的假設。

Dobetsberger和Buchbauer在2011年的文獻研究中，特別談到11則嚴謹

紮實的研究，這些研究都證實，芳香按摩可以降低癌症患者的焦慮感，無論是在手術前或是手術後。其中一項研究（Imanishi *et al.* 2009）甚至顯示，病人的免疫狀態也能獲得改善。Dobetsberger和Buchbauer在文中提到：

> ……如果一種用單方精油或複方精油所做的按摩可以顯著降低癌症患者的焦慮感（無論是在施行手術之前，或是手術後的療癒過程中），那麼所有對這種芳香療癒方式的爭論和評判，便都不再存有正當的辯駁理由。（Dobetsberger and Buchbauer 2011, p. 305）

這份文獻也探討幾則芳香按摩降低壓力的研究，以及芳香按摩激勵身心、提高警覺度的效用研究。許多探討精油消解焦慮和壓力的研究，都是使用在這方面早已享有盛名的精油，例如真正薰衣草、橙花、玫瑰和柑橘類的佛手柑、甜橙、萊姆等。而探討認知功能、活力與警覺度的研究者，則把注意力放在能夠激勵活化的精油，尤其是迷迭香、歐薄荷、尤加利和茉莉等。如前所述，這份文獻所探討的研究，其結果都支持透過按摩促進精油經皮吸收的普遍芳療施作方式。

結合藥理——生理——心理的芳療實踐法

在這個章節，我們探討很多奠定了芳香療法的理論和假設，包括：

假設

嗅覺
- 大腦和邊緣系統
- 類藥物性機制
- 寓意性機制
- 享樂價向機制
- 安慰性機制

藥理學
- 經皮吸收
- 吸聞
- 藥物代謝動力學和藥物效力動力學

按摩的生理反應
- 直接作用於軟組織——力學效果
- 透過神經系統達到的間接作用——反射效果
- 心理效果

　　有一項研究尤其能說明以上所有要點。Dobetsberger 和 Buchbauer 在 2011 年的文獻研究中，引用了 Xu 等人（2008）的研究。這項研究主要在比較進行阿育吠陀額部滴油法時，添加或不添加薰衣草精油分別會有什麼樣的效果。額部滴油法是一種將藥草浸泡油滴在前額「第三隻眼」或「眉心輪」位置的一種阿育吠陀療法。這個療法最著名的效果是能帶來深層的放鬆，甚至使意識狀態獲得轉變。研究結果發現，單純使用藥草浸泡油的額部滴油法就有抗焦慮的效用（和其他研究結論一致），但使用加了薰衣草精油的藥草浸泡油，則能帶來更巨大的效果。這群研究者推測，這樣的結果是來自嗅聞薰衣草香氣帶來的舒緩效果、按摩油被皮膚吸收後出現的藥理作用，加上滴油的動作在三叉神經的溫度和壓力感受器產生的生理效果（一種身體和週邊神經的反射作用）。Xu 等人將這樣的效果稱為「藥理—生理—心理的複雜作用」，並且認為，這將可以成為一種對未來療法相當有幫助的模式。的確，單單這一項研究，就為我們在整個章節中探討的某些芳療理論提供了證據，同時也支持多種對於精油作用機制的假設。

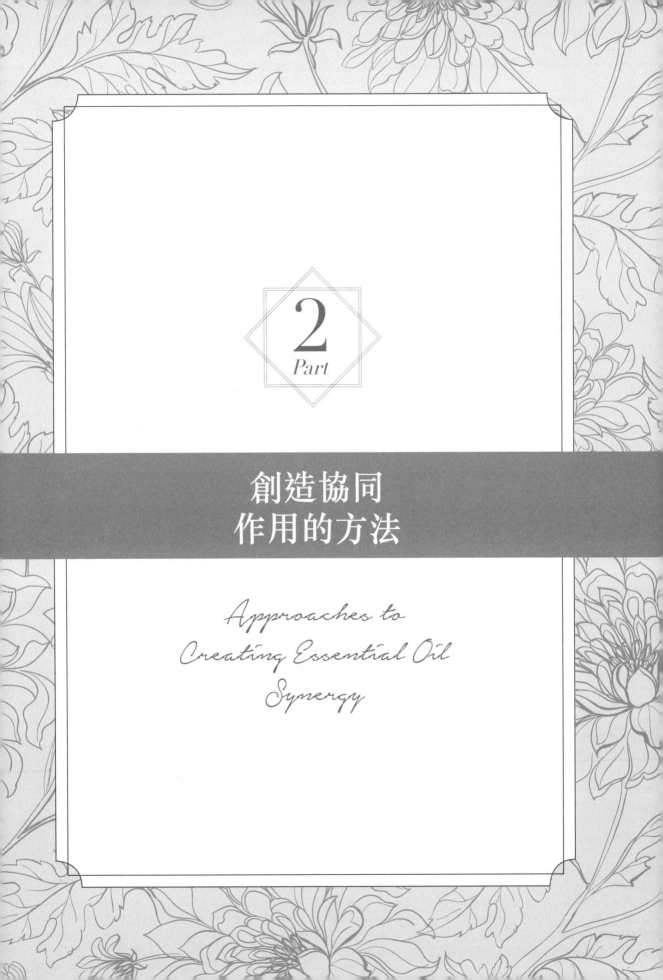

2
Part

創造協同
作用的方法

Approaches to
Creating Essential Oil
Synergy

Chapter 03 | 精油的協同作用和抵銷作用

　　設計量身訂做的個人芳香處方，並將不同的精油調配在一起以便達到協同效果，是現代芳香療法相當核心的主要作法。不過，除了 Harris 在 2002 年發表的一篇文章之外，很少有專門探討這個主題的文獻資料。我曾經和幾位在蘇格蘭進修教育機構教授芳香療法的教師討論過這個問題，加上我自己在大學的教學經驗，最後得出這樣的結論——我發現，雖然學習芳香療法的學生們似乎都了解調製配方的基礎觀念，但卻沒有多少人能對其中的協同作用加以說明。

　　當治療師採用整體療法的觀點進行芳香療法，就表示他會根據個人全面性的整體情況來配製一份綜合精油處方，而不只是就個人出現的病症，把對症的精油加在一起而已。隨著芳香療法日漸發展，也出現了幾種截然不同的方法取向，可以幫助我們去選擇和調製精油配方。芳香療法的整體療法觀點一開始是由摩利夫人提出（也就是所謂量身訂做的「個人處方」），其中許多觀點依然是目前芳療師相當看重的芳療核心觀念。除此之外，還有一個更著重臨床實證的取向，也就是由法國芳香醫療研究者法蘭貢和潘威爾醫師所提倡的分子論，主要在探討精油成分的分子結構和對應的功能。這是一種更「科學」的思維，現在也有越來越多的芳療師都採用這樣的思考方式。另外還有精神嗅覺取向，這派研究者認為，精油的療癒效果主要是來自它的香氣。還有莫傑、荷姆斯等芳療師兼芳療書籍作者，他們結合中醫的原則和理論，從能量的觀點探討芳香療法。

協同作用和抵銷作用

　　Harris（2002）曾經用一段簡短的文字清楚說明了精油的協同作用，我以她的文字作為我們接下來進一步探討的出發點：

　　基於協同效果而將產品混合使用的做法，是意在創造一種效用多元的強大

產品，也就是相信這個混合後的產物，效用會比其中所有已知或未知的化學成分單獨加總起來還要強大（Harris 2002, p. 179）。

　　每一種精油都有廣泛多元的療癒作用，可以運用在許多不同的情境當中。但是，在某些情況下，也可能某一種精油就集所有適用於該情況的功效於一身。每一種精油都可能在身體、生理和心理層面發揮作用，但目前比較普遍的情況是，精油中只有某一、兩種功效特別為人所知，或是只有這一、兩種功效有被實驗證明。

　　每一種精油都是由許多不同的化學成分所組成，這些化學成分或多或少都為精油的效用貢獻了一己之力。其中某些成分和其他成分有彼此相互加成的作用。因此，一個成分完整的精油所發揮的總和效力，會比其中單一成分的效用來得強大。這就是所謂的協同作用。舉例來說，真正薰衣草的兩個主要成分是乙酸沉香酯和沉香醇，這兩種成分都有出色的鎮定效果，並且在相互協同之下，為真正薰衣草帶來獨特的鎮定作用。Adorjan 和 Buchbauer（2010）曾經在文獻中提到，有幾項研究已經說明，精油整體的作用有時會比其中主要成分的作用更為顯著。

　　有些時候，精油中的成分也可能有相互抵銷的作用，而精油的整體效果會視對立成分的相對比例而定。舉例來說，迷迭香精油中同時含有1,8-桉樹腦和 α-松烯，1,8-桉樹腦對組織有解痙攣的作用，而 α-松烯卻可能引起痙攣（Buchbauer 1993）。因此，根據1,8-桉樹腦含量的不同，迷迭香精油所展現的解痙攣效果也會有所不同。而精油成分的組成又可能因植物品種、來源和採收時間等等因素而有所不同。

　　目前已有一些實驗證據可以說明精油的協同和抵銷作用（Harris 2002）。例如Hongratanaworakit（2011）的研究就是少數幾個探討複方精油協同效果的研究之一。這項研究假設，某種具協同作用的複方精油可以用來處理憂鬱和焦慮的問題，這項實驗以薰衣草加上佛手柑精油進行腹部按摩，並且針對一系列的自律神經參數和情緒反應進行分析。和未使用精油的對照組相比，薰衣草加上佛手柑能明顯地使心跳減緩、降低血壓的收縮壓與舒張壓，也就是能減少自律神經的喚起反應。比起對照組，精油組的受試者認為自己「更冷靜」、「更放鬆」，表示減少促發主觀的行為。

　　在整體芳香療法的情境當中，精油有無限多種組合的可能，其中大部分都沒有科學證據作為佐證，而每一種配方能達到的協同作用與抵銷作用也幾乎不可能一一

評估。不過，Harris根據現有的知識，歸結出幾個中肯的結論，並且提出相當合理可靠的依循方針，幫助人們在芳香施作中創造出具有協同效果的精油配方。我將這些建議摘錄如下：

功效、作用

配方選用的精油應該在功效、作用途徑和化學組成等方面彼此互補搭配。

精油種類

配方選用的精油種類最好介於 3 到 7 種之間，並且確保調製完成的配方當中，含有較高比例的有效成分。

基底油選擇

基底油必須仔細選擇，因為它也是構成整個配方協同或抵銷作用的一員。
▲參見「附錄 E：芳香療法使用的基底油」

療癒目的

配方應該著重於主要的療癒目的——一個配方不應包含太多目標。

成功調製
精油配方的依循方針

劑量

施用的劑量應恰當。

精油按摩

如果按摩是療程的一部分，那麼按摩帶來的心理和生理影響，也會影響治療的效果，在選擇精油、制定配方時就應意識到這一點。

香氣與心理

配方中精油香氣所帶來的心理影響，有可能增強或降低配方的協同效果。

與客戶溝通

治療師必須意識到，治療師與客戶之間，也可能存在著潛在的協同或抵銷作用。

　　無論你的芳療取向屬於哪一種，以上原則都適用。在本書的第二部分將會進一步探討如何根據各種多元的芳療取向來調製精油配方：包括從直覺式的精油選擇到科學性的官能基理論、從東方到西方、從能量到身體觀點、從身心靈到芳香醫療的角度等等。在下一章，我們首先會探討芳香療法所說的整體（holism）究竟是什麼，接著檢視協同配方的配製結構，最後再去了解芳香療法最初始的處方配製方式——摩利夫人如何下「個人處方」。

Chapter 04 │摩利夫人的個人處方概念和延伸應用

整體療癒觀

當客戶來到治療師面前尋求芳香療法的協助，光是在諮詢和評估的過程中，透過近距離觀察和仔細聆聽，我們就可以得到非常多資訊。評估的方式因人而異。有些治療師可能採用生物醫學的方式，也就是關注個人身上功能失常或患病的部位，去辨識、指認症狀和病徵。其他治療師可能

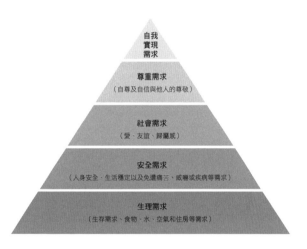

融合人性的元素，例如從心理學家馬斯洛的觀點，關注個人的需求。馬斯洛曾經提出一個金字塔形的需求層次理論，用來解釋人類的行為模式。金字塔的最底部，是人類最基本的生存需求，包括水、食物和住所，位在金字塔的最底層；往上是安全感和免受壓力等安全需求；再上一層是友誼與愛等社會需求。位在金字塔上半部的需求是自尊和自信，頂部最高層次的需求則是自我實現，也就是個人是否能完全發揮自我潛能。

馬斯洛認為，需求層次是依序漸次發展，底層的需求必須先滿足，才有可能向上延伸。因此，採取人性途徑的治療師會關注客戶的生活經驗，並且做好幫助客戶發展自我潛能的萬全準備。另外也有少數治療師會從能量的觀點出發。**能量**取向也是以人性取向為基礎，不過更偏向於採納靈性狀態、相互連結性[2]的觀點，以及考量其不確定性[3]、非定域性以及非客觀性等原則。採取能量取向的治療師通常都會

洞察自我覺知的程度，並且能幫助客戶尋找生命的意義和目標。

當治療師被問到什麼是整體療癒，大部分的回答都會和「身、心、靈」有關。上一個段落提到的三種取向大致上也可以用來說明這三種不同的面相。最客觀的生物醫學取向關注「身體」，或說是實際存在的物質世界。人性取向稍微主觀一點，專注的是「心理」以及認知與社會層面。最後，能量取向相當於是所謂的「靈性」層面，關注的是非物質的領域。因此，如果治療師想要將整體療癒的觀點融合在配方當中，那麼他對客戶所做的評估就必須涵蓋這三個面向——當然，或許也可能特別著重其中的一到兩個面向，視治療師與客戶而定。

配方的組成

剛入門的新手芳療師通常會對區分客戶的需求或排出優先順序感到困難，因為從客戶身上可能得到非常大量的訊息，這些資訊可能和治療師的觀察一致，也可能有所出入。此時，治療師通常會陷入一種「見樹不見林」的情況。事實上，治療師並不需要絞盡腦汁設法列出一個面面俱到、一網打盡的配方。這時最好的處理方式是和客戶討論出恰當的短期、中期治療目標，一次只專心處理一到兩個問題；如果可以的話，最好盡可能尋找問題的根源，而不是只處理表面的症狀。

除了釐清配方的目標之外，整體的療癒「方向」也必須明確。例如，或許你的配方是著重於處理某個身體系統的問題，那麼在配方中便要選用能對這個系統產生幫助的精油（或精油成分）；也或者，你的配方可能希望帶來整體性的振奮／放鬆、激勵／安撫等效果；又或許，你希望能對客戶的精神層面帶來影響，那麼就要選用能改善情緒、改變意識狀態的精油。從精油的化學成分、預期效果，或是能量意義等角度，都可以看出一個配方可能出現的協同或抵銷效果。

香氣的情緒反應

配方的氣味也不容忽視——客戶必須喜歡（或至少不討厭）自己的配方氣味，

---

2. 相互連結（interconnectedness）指的是個人與自我、他人和宇宙連結的感受。

3. 不確定性（principlesof uncertainty）由德國物理學家海森堡提出，指世界上存有我們已知存在，卻無法測量出來的微小部分。也稱為測不準原理。

除非這是一個完全只考慮藥理效果開立的處方。因此，在芳療諮詢的過程當中，治療師需要了解客戶的香氣偏好，包括是否有特別不喜歡的氣味，這又是另一個新進芳療師經常感到困難的地方。事實上，一旦你熟悉各種氣味的類型和特色、對於香氣有豐富的知識和體會，就能更順利地與客戶進行溝通和探索。這樣的功力雖然不是一蹴可幾，但卻不難辦到，最重要的仍在於經驗累積。我非常贊同香氣專家圖林（Turin）與桑切茲（Sanchez）在書中所說：「直接去體驗是經驗累積的唯一途徑。書本中的文字或數據資料不可能和真實的氣味畫上等號。」（Turin and Sanchez 2009, p.4）。這句話對於有意學習調香藝術的人們固然是金玉良言，對於正在接觸、學習精油的人們也同樣適用。我們甚至可以從精油香氣中辨識出不同成分的氣味，這些氣味也可以連結到精油可能具有的療癒作用。我在本書的「附錄C：精油成分的香氣與療效」整理了進一步的相關資訊，可供參考。

雖然許多學術研究都會透過測驗工具讓受試者回報嗅聞香氣所產生的情緒反應，例如使用可信度高的日內瓦氣味情緒量表（Geneva Emotion and Odour Scale）（Chrea *et al.* 2009），但是以文字、語言來描述氣味感受的方法，一直到最近才被研究者發展出來。Porcherot等人（2010）的研究中，就將下列這組語言使用在他們編修的一份簡單、快速的問卷當中：

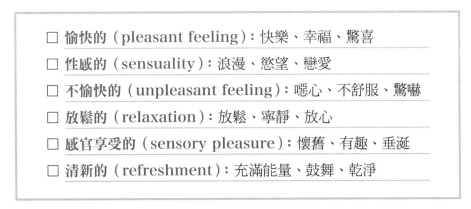

□ **愉快的**（pleasant feeling）：快樂、幸福、驚喜
□ **性感的**（sensuality）：浪漫、慾望、戀愛
□ **不愉快的**（unpleasant feeling）：噁心、不舒服、驚嚇
□ **放鬆的**（relaxation）：放鬆、寧靜、放心
□ **感官享受的**（sensory pleasure）：懷舊、有趣、垂涎
□ **清新的**（refreshment）：充滿能量、鼓舞、乾淨

我建議芳療師和客戶一同探索香氣偏好時，也可以運用以上詞語來進行溝通。

調香的基本原則與應用方式

在調製精油配方時，香水的調製原則也可以為香氣的美學層次帶來一些啟發。香水的組成包含前調、中調和基調（後調）。香水當中也有所謂的定香劑〔或說是鈍香（fragrance retarders）〕，定香劑能減慢揮發速度，並且促進其他香氣成分

相互連結融合，因此前調裡會含有些許中調，而基調內也會帶有中調的氣味。調製完成的香水香氣不應該是「各自為政」或「零散不成調」，並且應該幾乎察覺不到時間帶來的改變（Müller 1992）。拉瓦布赫（Lavabre 1990）也把香調的概念應用在精油調製上，同時加入他自己歸納的修飾劑、強化劑與均衡劑等香氣角色的見解。

精油香氣的三種角色

1. 修飾劑 modifier / 凸顯劑 personifier	是一種氣味強勁的香氣，會對整體配方香氣帶來舉足輕重的影響——即便只使用微量。修飾劑可能出現在前調、中調或基調當中，它們能為配方香氣賦予獨特的性格，特別適合用來改進「平淡無奇」的配方氣味。一般來說，修飾劑應該謹慎酌量使用，避免完全遮蓋掉配方原有的氣味。屬於修飾劑的精油包括：丁香、肉桂、歐薄荷、百里香、德國洋甘菊、羅馬洋甘菊和廣藿香等。
2. 強化劑 enhancer	同樣是色彩鮮明的氣味，但是並不像修飾劑有強勢的壓倒性。因此，配方中強化劑的用量可以比修飾劑大得多。屬於強化劑的精油包括：佛手柑、雪松、天竺葵、快樂鼠尾草、真正薰衣草、檸檬、萊姆、山雞椒、玫瑰草、檀香、依蘭、茉莉、玫瑰、橙花和沒藥等。
3. 均衡劑 equaliser	指的是能緩和強烈的氣味、把並非所願的濃烈香氣或太過主導的香調抑制下來的香氣。均衡劑能填補不同香氣之間的「隔閡」，幫助整體香氣更融洽地流動，而且不會影響整體香氣的特色。均衡劑的使用需視情境而定。拉瓦布赫認為花梨木和熏陸香百里香（Spanish Marjoram）是各種情境下都適用的均衡劑；橙和柑（tangerine）則可以作為橙花、苦橙葉、佛手柑等香氣的均衡劑；柑橘類精油則可以作為香料類精油（例如丁香、肉桂和肉豆蔻）與花香類精油（例如依蘭、玫瑰、茉莉與天竺葵）的均衡劑。他也提到，如配方中有桃金孃科與各種松柏科精油，則可以用冷杉與松類精油作為均衡劑。

精油在配方中的療癒角色

莫傑（1996）曾經提出調香的三種層次，分別是美學層次、臨床層次和心理／靈性層次。他也以精油在配方當中各自具有「療癒角色」的觀點，對於如何建構一個具有協同效果的臨床處方，提出清楚而富想像力的建議。其中，療癒角色的概念是受到中醫理論的啟發（「官」的概念），莫傑認為，每一個配方的精油組成都應該包含君、臣、佐、使等不同的角色。

君、臣、佐、使

君藥	能對整體狀況帶來全面性助益。	**臣藥**	針對君藥的一個或多個特質進行強化。
佐藥	能針對君藥和臣藥的一個或多個效果再進行加強。	**使藥**	能為整體配方指引方向。

　　現在我們已經清楚所謂的整體療癒所指為何，也知道配方的配置有哪些原則可以依循，接下來，我們將透過摩利夫人的文字和處方配置方式，更進一步探討整體療癒配方的配置原則。

摩利夫人的個人處方概念

　　摩利夫人（Marguerite Maury）曾經提出一個根據「個人的生理和精神特質」來制定芳香精油混合配方的概念，這裡的精神（psychic）指的是靈魂層面，包含個人的認知、情緒及所有非身體的面向。她把這個概念稱作「個人處方」（individual prescription，通常簡稱 I.P.）（Maury 1989 [1961]）。摩利夫人的芳療哲學觀很大程度受到西藏醫學的影響，其中也包含中醫和阿育吠陀療法的概念。她認為：

> 個人處方應該要反映個人的弱點和身心騷亂之處；它應該要加強不足、減少過盛，更重要的是，要能把身體的韻律和功能，調節到正常的狀態。所謂的功能失調，可能是身體過度消耗的能量，也可能是身體節奏過於緩慢，無論何者，都會導致身體功能無法正常運作。因此，我們可以把個人處方比喻成是底片中的負片，其中呈現出來的光和影與現實世界是相反的。（Maury 1989[1961], p. 95）

　　因此，個人處方應該以修復平衡為目標。從摩利夫人的處方案例可以明顯看出，精油的使用大致被這樣區分歸類：屬於基調的精油可以影響身體和細胞層面，

中調精油可以影響身體功能和韻律，前調精油則影響大腦邊緣系統。摩利夫人堅信，配方中的精油是否彼此平衡，是一個相當重要的因素，因此她也會視需要在療程中對配方進行微調。她曾經說過：

> 唯有當個人處方不是單純的精油混合物，而是真正融合成為一體時，才會正確而有效。（Maury 1989 [1961], p.100）

我們可以用以下這位個案，來觀察摩利夫人的整體療癒方式。這是一位精神緊繃且出現失眠情況的男性。摩利夫人提到，這位男性有強烈的焦慮、精疲力竭和憂鬱，同時，他的心跳不規律、循環系統出現疑似血液「栓塞」的情況，他的腎功能低下，心臟代償功能也不佳。摩利夫人相信，憂鬱的情緒「對細胞的生命有致命性的影響」，此外在中醫也有「悲哀消耗肺氣」和「缺乏關愛會使心臟硬結」的說法，因此，摩利夫人在這位個案身上使用玫瑰、檀香、薰衣草、天竺葵和安息香。她認為，這些精油可以彌補他的匱乏，改善血液硬結的情況，此外還能夠幫助他重新找回健康與平衡的狀態：安息香能去除他的焦慮，帶來愉快歡欣的感受，並且創造出一個如同做好安全措施的「防護空間」，讓他可以放心療癒；玫瑰和檀香有助於改善他在心血管與腎臟方面的問題；薰衣草可以幫助腎臟功能回復正常；天竺葵則幫助精神層面回復正常。

雖然摩利夫人的用字稍微過時了點，或許其中也有細微之處因為翻譯的原因而未能完整傳達，但我們仍然可以說，即便從現代芳香療法的觀點，這樣的個人處方也是非常恰當。我們經常會用玫瑰和天竺葵來緩解焦慮、改善心情，而檀香和薰衣草更有安撫、助眠的效果。直到現在，安息香的氣味依然被認為有使人舒適、安心的效果。除此之外，檀香可以滋補泌尿系統，玫瑰則能強心。我們也可以從療癒角色的概念來檢視這份個人處方的協同效果。我想，玫瑰應該是君藥，因為它是其中放鬆效果最強的精油，並且有令人歡愉的效果，同時可以滋補心血管系統。天竺葵是臣藥，它能支持玫瑰的作用，同樣有改善情緒、抗焦慮的效果。佐藥則是檀香和真正薰衣草，它們都具有放鬆特質，又能在泌尿系統發揮作用。而安息香便是使藥，它不只呼應上述精油放鬆和改善情緒的效果，更進一步創造了一個「防護空間」，將整個配方導向溫暖、安全、舒適的方向。摩利夫人也強調，這個個人處方「治療生理病灶的效果不強」，因此，它的主要焦點並不在於臨床上的生理效果。就算是現代的治療師也會同意這樣的看法，因為芳療師並不會宣稱芳香療法有治療的效

果。雖然不是所有芳療師都熟悉中醫或藏醫，但是，這些醫學系統的整體療癒精神，卻很容易可以運用在西方世界當中，例如下面這個發生在現代的案例，就可以提供示範說明。

個案分析

這位個案是一個穿著入時的女性，她相當聰慧、專業，但卻明顯地受焦慮和自尊低落所苦。她不僅親口道出這樣的困擾，從她的行為舉止、肢體語言，尤其是說話的聲調和言談方式，也很明顯可以看出來。她的焦慮已經影響睡眠，因此她總是感覺疲憊、能量低落。除此之外，消化系統也受到波及，她承認自己會透過暴飲暴食尋求慰藉，因此時不時就會出現消化不良的情況。她還抱怨自己多年的水腫影響了外貌，但她的水腫並沒有任何臨床上的生理根源。綜合以上，這位個案最迫切需要的就是放鬆，而且需要重新找回身心幸福美好的感受。

★處方目標

因此，她的個人處方目標是：恢復精神上的平衡，並且為受到壓力影響的生理機能提供相應的支持。

★精油配方

配方中用到的精油包括檀香、茉莉、黑胡椒、芫荽籽、葡萄柚和苦橙。

★共通療癒特質

我們可以看出這些精油有一些共通的療癒特質：

● **茉莉與柑橘類精油**：都可以幫助她改善低落的情緒與自我感覺不佳的狀態，也能促進放鬆、改變她的注意焦點和對自己的看法；
● **葡萄柚與苦橙**：能幫助消化、帶來幸福美好的感受；
● **黑胡椒與芫荽籽**：香料類精油也能幫助消化，同時還可以消除疲勞；
● **檀香與黑胡椒**：是一個既放鬆又「紮根」的組合，對那些在情緒中茫然失控的人們能帶來幫助；
● **檀香、芫荽籽與葡萄柚**：都很適合用來處理水腫、支持淋巴系統。

心得 最重要的是，根據摩利夫人的個人處方精神，我們不會宣稱這樣的配方有任何明確的生理治療效果。

大部分的芳療師都是用這樣的途徑來配置具有協同效果的精油配方——先找到一到兩個最符合療癒目的的精油，接著以這些精油為基礎，慢慢搭建出一個完整的配方。摩利夫人對後世的影響確實相當深遠，後來一直到1990年代才出現另一種更具科學觀點的思維。這個新興的論點被許多芳療師廣為採用，尤其是那些認為科學的觀點能使芳香療法更可信的芳療師，這就是知名的「分子論」。

Chapter 05 | 官能基與分子論

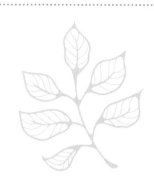

官能基假說

「官能基」（functional group）是決定分子特性和反應方式的原子團。香氣研究者查拉伯（Charabot）和杜龐（Dupont）曾透過研究發現，精油的許多特質（包括氣味）都可以從化學成分的角度來解釋，尤其是透過分子的官能基（Schnaubelt 2000）。這又是一個「結構決定功能」的例子，在許多研究領域都曾見證這樣的現象。我們知道，蓋特佛賽和尚‧瓦涅都曾經提過精油分子的官能基可能影響精油的療癒潛質，然而，這個概念卻一直到後來才被法國芳香醫療界的法蘭貢和潘威爾發揚光大。這兩位研究者從官能基的觀點出發，詳細解釋了精油的療癒特性，並將這樣的發現進一步運用在醫療界當中。表 5.1 列舉精油中常見官能基和對應的作用效果，提供參考。

我們可以合理地相信，香氣分子的氣味結構和它的生理、藥理作用特質有關連。現在，我們已經可以把官能基族群和特定的特質與效用連結起來。但是，人們經常會有一概而論的傾向，因此出現許多對於精油毒性與精油療效的誤解。舉例來說，某些酮類（例如鼠尾草精油中常見的側柏酮）有毒性，尤其在神經系統方面，但這並不表示所有的酮類精油都有神經毒性——尤其大多數精油所含有的酮類成分都相當低。對於療效作用的誤解也是一樣，例如真正薰衣草的左旋沉香醇有鎮定效果，但這不表示所有單萜醇都有同樣的作用——就連它的同分異構物右旋沉香醇（出現於芫荽籽精油中）也並非以此見長。同分異構物有同樣的分子式，但分子中的原子排列方向稍有不同，這就叫做「對掌性」（chirality）。

表5.1　分子論——官能基的作用（摘錄自Bowles 2003）

化學類屬	普遍作用或特定效果	帶來特定效果的代表成分
單萜烯	普遍性的滋補調理或提振 消除阻塞——消解黏液（外分泌腺） 癌症的預防與治療幫助 類荷爾蒙特質（作用於腦下垂體和腎上腺） ——刺激可體松／皮質固醇生成 止痛	α- 和 β- 松烯 檸檬烯 月桂烯、對傘花烴
倍半萜烯	消炎——抗組織胺 影響荷爾蒙	母菊藍烯、β- 石竹烯 金合歡烯
單萜醇	抗細菌 血管收縮 局部麻醉 滋補和提振 鎮定 解痙攣	 薄荷腦 萜品烯 -4- 醇 左旋沉香醇 左旋沉香醇
倍半萜醇	普遍性滋補調理（效果小於單萜醇） 滋補靜脈 滋補心血管 滋補神經 類雌激素 消炎 抗癌 抗病毒 抗瘧疾	 綠花白千層醇、雪松醇 檀香醇 α- 和 β- 桉葉醇 綠花白千層醇 α- 甜沒藥醇 金合歡醇、橙花叔醇、α- 甜沒藥醇 檀香醇 橙花叔醇
酚類	滋補調理和普遍性提振 抗微生物 止痛	 百里酚、香旱芹酚 丁香酚
醛類	安撫中樞神經系統 消炎 抗微生物 抗真菌	 檸檬醛 肉桂醛（一種芳香醛） 檸檬醛、肉桂醛
酮類	化痰 傷口癒合 抗血腫 抗病毒（人類乳突病毒、疱疹病毒）	薄荷酮 義大利雙酮
酯類	抗痙攣 鎮定	羅馬洋甘菊當中的酯類、乙酸沉香酯 乙酸沉香酯
氧化物	祛痰 抗痙攣	1,8- 桉樹腦、沉香醇氧化物
醚類	抗痙攣 止痛 使人歡快	反式大茴香腦 甲基醚蔞葉酚（Methyl chavicol） 苯乙醇（芳香醇）
內酯	化痰 祛痰 止痛	土木香內酯、異土木香內酯 貓薄荷內酯

我們可以從 Kuroda 等人（2005）的實驗看出結構與功能之間的關係。這項實驗主要在探討茉莉花茶和真正薰衣草精油當中右旋、左旋沉香醇的效果作用。右旋和左旋沉香醇的氣味不同，右旋沉香醇有甜美的花香，而左旋沉香醇是更偏木質的香氣，令人聯想到薰衣草的味道。在實驗過程中，沉香醇的氣味並不明顯，但受試者可以聞到茉莉花茶和真正薰衣草的氣味。實驗結果發現，右旋沉香醇則會加快心跳，但對情緒方面沒有特別的改善作用；左旋沉香醇能減緩心跳、改善情緒。

更早之前，Heuberger 等人（2001）曾研究探討吸聞右旋、左旋檸檬烯和右旋、左旋香旱芹酮對自律神經系統參數以及情緒的影響。結果發現，無論是右旋或左旋檸檬烯，都會使收縮壓提高，但是只有右旋檸檬烯能增強受試者主觀認知的警覺性和躁動不安的感受，左旋檸檬烯對各種心理參數都沒有產生任何影響。這項研究也發現，左旋香旱芹酮會增加脈搏速度和舒張壓、激起躁動不安的感受，而右旋香旱芹酮則會同時增加收縮壓與舒張壓。從這些數據結果所做的關聯分析發現，自律神經系統以及自我評量結果的改變，都和個人對氣味的主觀評價有關。因此，這樣的結果事實上同時受到了藥理和心理機制的影響。研究者做出結論，認為香氣分子的「對掌性（chirality）」差異，是決定分子生物活性作用相當重要的因素。

因此可以說，官能基假設確實為協同配方的調製提供一個實用的出發點，但我們仍須謹記，每一個精油分子都最終仍會構成一個整體，而不只是一個個獨立的官能基族群。每一個精油都擁有多種不同成分，而我們必須以整體的觀點考慮完整精油的特質。史納伯特（Schnaubelt 1999）曾經提到，單一精油也會出現內部的協同作用，也就是不同成分的分子官能基所形成的協同效果。這樣的觀點為官能基假設加入了更貼近自然、更有整體觀的視野見解，史納伯特把這個概念稱為「萬花筒原理」（Kaleidoscope Principle）。舉例來說，桉油樟（羅文莎葉）、綠花白千層和澳洲尤加利等精油，都各自在成分上展現出單萜烯（萜烯類物質）和桉樹腦的協同作用，史納伯特將它稱之為「傷風感冒」協同作用。當這些成分加在一起，會出現一種像藥一樣的氣味，並且具有抗菌、祛痰的特質。不過，這些成分也可能以其他組合方式出現在別種精油當中，呈現出不同的「內部」協同效果。

藥用芳香療法與分子論

潘威爾醫師（1998/1999）曾經說過，運用「分子論」所進行的藥用芳香療法（medical aromatherapy），不僅能以治療疾病為目標、發揮預防的作用，甚至可以滿足個人進一步提升的需要。所謂的進一步提升指的是「我現在感覺不錯、沒有不舒服，但是我希望能感覺更棒，並且以整體性或局部性的方式增進我的身體機能。」潘威爾醫師也提到，這種「芳香照護」可以處理緊急狀況，也可以短期密集或長期固定地去處理慢性症狀。

若想透過分子論配置出具有協同效果的處方，首先必須掌握各官能基族群的特質，再根據這些知識將適合的精油調配在一起。分子論能幫助我們配置出具有協同作用的精油配方，並且達到「水平」或「垂直」等兩種協同效果（Pénoël 1998／1999）。

配置協同作用的精油配方

水平協同作用

將化學成分相似的精油
調製成複方精油

舉例說明

精油配方 玫瑰草（牻牛兒醇）、茶樹（萜品烯-4-醇）、側伯醇百里香（側伯醇）和龍腦百里香（龍腦）

↓

混合單萜醇類精油配方

↓

處理感染問題，需強化抗微生物效果，治療客戶的單一需求。

垂直協同作用

將多種化學成分的精油
調製成複方精油

舉例說明

精油配方 玫瑰草（牻牛兒醇）、歐薄荷（薄荷酮）與真正薰衣草（乙酸沉香酯）

↓

單萜醇 **單萜酮** **酯類**

抗微生物見長的單萜醇，加上能化痰的單萜酮，以及能抗痙攣的酯類，解決客戶的多種需求。

水平協同作用

當我們為了達到某個特定目的，而將幾種化學成分相似的精油調製成複方精油時，這時就可能出現「水平協同作用」。舉例來說，混合了多種單萜醇類精油的配方，例如玫瑰草（牻牛兒醇）、茶樹（萜品烯-4-醇）、側伯醇百里香（側伯醇）和龍腦百里香（龍腦），就很可能出現水平協同作用，這些分子很可能會強化彼此的抗微生物效果。當我們遇到一個需求非常明確的客戶時（例如希望處理感染），就可以考慮調製一個能發揮水平協同效果的配方。不過，治療師並不能因此宣稱這個配方一定能達到抗感染的效果，或是主動提議用這個配方來治療感染情況。雖然這個配方的配置是以處理感染為主要目的，但是透過多種精油的綜合協同，很可能也會在其他方面為客戶帶來助益，因為每一種精油都有各自獨特的作用效果。

垂直協同作用

當我們為了達到多種不同目標，而將含有多種化學成分類型的精油調和在一起時，就可能出現「垂直協同作用」。舉例來說，用抗微生物見長的單萜醇，加上能化痰的單萜酮，以及能抗痙攣的酯類，就很可能出現垂直協同作用。以這個例子來說，使用的精油可以是玫瑰草（牻牛兒醇）、歐薄荷（薄荷酮）與真正薰衣草（乙酸沉香酯）。垂直協同作用通常更適合使用在整體芳香療法的情境中，因為客戶通常不會只有一種需求。就算是一個單純的病症，也可能包含多種不同的病理過程，例如發炎和疼痛。由於配方中的每一種精油各自都含有不只一種化學成分，因此，彼此之間仍有機會涵蓋類似的特質。

分子論的爭議

分子論究竟是否確切可信，自90年代起便一直存有爭議，尤其透過分子論來進行的芳香療法更是飽受質疑。法蘭貢和潘威爾假設精油的效果是由成分的官能基來決定，對此，史納伯特（2000）曾經提出評論，尤其提到他人過度概而論之的問題：

如果把官能基療法的概念視為是一種絕對的信條（例如：所有的醛類都一定有鎮定的作用），那麼這是非常自我矛盾的。我甚至可以大膽地說，這絕對不是研究者當初提出這個概念的初衷。然而，如果把官能基療法的概念當作是一個幫助我們更加了解精油生理作用的途徑，那麼，它對於使用精油的療癒運用絕對有所貢獻（Schnaubelt 2000, p.62）。

史納伯特同時提到：

從藥理學這個單一的面向，就只能把（芳香療法）的益處說明到這個程度。如果研究的目的只是為了讓主流科學家認同芳香療法可以作為一種合理的治療方式，那麼我們究竟需不需要這樣的研究呢？我不禁想說，當芳香療法越希望自己被主流醫學界認可，它就越可能重現出主流醫學的錯誤和不足（Schnaubelt 2000, p.63）。

若以分子論的角度進行芳香療法，確實會有幾個不盡合適的地方。首先，精油分子官能基的某些藥理作用〔記載於法蘭貢和潘威爾合著的《精確芳香療法》（*L' Aromatherapie exactement*）書中〕，目前為止都還只算是實驗觀察得到的結果，因為還沒有其他研究者進一步探討和驗證。再者，分子論提及的精油分子（或精油）的生理作用，有許多是透過口服或肛門途徑施用後得到的結果，一般芳香療法更常是用較低的劑量、以經皮方式吸收。因此，我們不能直接認為透過芳香醫療施用方式所得到的效果，也會照樣出現在芳香療法的情境當中。最後，分子論在討論精油時多半著重於它們的藥理作用——對於從嗅覺到心理的途徑很少或幾乎不予討論，然而，這卻是芳香療法中非常重要的一環。我在本書的「附錄 D：從分子論思考配方」列出了幾個以分子論方式配置精油配方的範例，提供讀者參考。

大約在分子論興起並大大影響了芳療精油使用的同時，另一種幾乎可說是與之對立的學說也逐漸崛起，即為所謂的精神感官取向。精神感官取向雖然集合了多種不同的芳療哲學觀，不過各派說法最關注的核心，仍在於精油香氣如何影響個人的情緒反應。

Chapter 06 | 精神感官與能量觀點

芳香分類學（aromatic typology）

菲利普・馬勒畢優（Philippe Mailhebiau）曾經發明一種叫做精油「**性格學**」（characterologie）的理論，將精油的香氣特質和「個性」，與個人的嗅覺偏好和性情連結起來。他將這樣的概念運用在芳香療法中，讓他的芳香療程更精細與個人化，處方不只是用來處理臨床症狀，也能修復個人身心狀態的平衡。馬勒畢優在《新興芳香療法：精油性格學與精油的性情》〔*La Nouvelle Aromathérapie: caractérologie des essences et tempéraments humaines*，本書曾在1995年於英國出版精簡版本，書名為《精油素描》（*Portraits in Oils*）〕這本書中，探討芳香分類學和精油的精神感官作用。由於他的立論依據是直覺，因此他的研究經常會被拿來和德國醫師赫尼曼（Hahnemann）發明的順勢療法（homeopathy）比較（Clerc 1995）。

馬勒畢優堅稱，芳香療法是一種醫療專業。他的研究雖然有堅實的芳香草藥學知識為依據，但在字裡行間卻有許多部分都可能影響人們從精神、嗅覺等面向去思考芳療處方。馬勒畢優曾說：

「從療癒的觀點來看，這樣的做法為個人化的治療方式打開了大門，讓我們能超越對症下藥的芳香療法，在治療當中將有效的生理化學作用和具有決定性的精神感官作用結合在一起。」（Mailhebiau 1995）

馬勒畢優在書中探討情緒感受和氣味的相互關係，以及嗅覺偏好和植物精質對感官影響作用之間的關聯。這些觀察造就所謂的「精油性格學」，馬勒畢優在書中分別討論各種精油的原型（象徵特質）。這些原型又可以對應到當代人的各種性格，以及東西方的神話角色。

Clerc（1995）曾在文中轉譯馬勒畢優以精油性格治療失眠的例子，這裡提到的精油分別是真正薰衣草（*Lavandula vera*）、羅勒（*Ocimum basilicum*）和苦橙葉（*Citrus aurantium*）。

缺乏親情型	憂慮型	大人型失眠
真正薰衣草代表「缺乏母親陪伴或母愛支持的孩子型失眠；這種失眠情況對應的是一種緊張不安、和情緒有關的失眠，包括對黑夜的恐懼。」	羅勒則很適合用來處理「夜裡思緒紛擾、難以『消化』的憂慮型失眠，例如因為壓力或飽食而影響睡眠的人。」	苦橙葉則可以對應「因為心情波動而無法入睡的大人型失眠，例如無法忍受分離，或是無法在夜裡獨自入睡的人。」

不過，馬勒畢優也提到，「當我們用性格學為病人分類時，其中細緻的差異至關重要」，而且，精油性格學並不是一種「簡化的分類指南」。大部分的芳療師並不會有意識地去運用精油性格學，不過，要想駕馭這個概念，芳療師確實需要具有一定程度的「深入見解」，或甚至是能透過直覺去詮釋理解精油香氣的本質——當然，還要能以真正整體性的評估方式，去配置量身訂做的芳香處方。

植物香氣的感官影響

米契爾・拉瓦布赫（Michel Lavabre）也同意芳香療法應該以精神感官的哲思為核心。他所撰寫的《芳香療法手冊》（*Aromatherapy Workbook*，1990）當中提到有許多有趣的觀點，例如英國生物學家魯波・謝德瑞克（Rupert Sheldrake）的「型態形成場」[4]（morphogenetic fields）、英國環境保育學家詹姆士・洛夫洛克（James Lovelock）的蓋亞假說[5]（Gaia hypothesis），以及拉

[4.] 型態形成場，是指不只聲音會產生共鳴，事件也會產生共鳴，並且有可能影響整個環境場域的共振、跨越時空傳遞訊息（思維和意念）到他處，以致於使類似事件接二連三地發生。這個發生的場域就叫做型態形成場。

[5.] 蓋亞假說，認為地球上所有的生命體共同構成了一個能自我調節的整體，稱為蓋亞。也就是，地球上的生物會與環境交互作用，建構出適宜生存、居住的大環境。

瓦布赫本人提出精油的「進化─退化」生源論。莫傑認為,精油的香氣「能對身體和心靈帶來最立即且廣泛的效果」。

因此,如要將精神感官取向運用到芳香療法當中,那麼絕對需要直接深入了解精油香氣,體驗從根部、莖部、葉片、草葉、木質、樹脂、花朵、果實和種子萃取出來的精油,在香氣上有什麼差異(應該說,任何一種取向都是如此)。這樣的過程將大量運用到嗅覺,並使個人能夠在和精油的互動當中,獲得實實在在的啟發。

拉瓦布赫建議我們應該學著去欣賞芳香植物的一切,包括它們的形態、生理機制與生長習性──因為這些資訊也能提供線索,讓我們更進一步了解植物的天性和香氣特質。表6.1整理某些芳香植物和它們的香氣可能引發的感受,香氣的感受雖然主觀,但表格中所列,是多數人聞到這些精油香氣後普遍會出現的反應。

表6.1　精油的植物來源與氣味反應

植物來源與萃取部位	精油	氣味反應
Zingiber officinalis, 直立、葉片繁多的多年生植物, 取自根莖	薑	紮根、被加持、獲得活力、溫暖和清晰、力量
Nardostachys jatamansi, 芳香藥草,取自根莖和細根	穗甘松	釋放情緒和靈魂、能安然度過轉變、走出悲傷和傷痛的情緒、使人平靜
Vetiveria zizanoides, 禾本科植物,取自細根	岩蘭草	紮根、平和、自在、安全、安穩
Ocimum basilicum, 草本植物,取自葉片	羅勒	為心智充電、清晰、力量、平靜
Eucalyptus globulus, 藍膠尤加利樹的葉片	藍膠尤加利	精神清明與專注、獲得喘息的空間、活力
Origanum majorana, 草本植物,取自地面上的植株	甜馬鬱蘭	精神清明、情緒平和、能夠付出和接受、能夠接受缺憾並向前邁進
Melissa officinalis, 草本植物,取自地面上的植株	香蜂草	沉著、提振、歡快、為心靈充電
Mentha × piperita, 草本植物,取自地面上的植株	歐薄荷	機警、使感覺變得敏銳、清晰、洞察力
Thymus vulgaris, 草本植物,取自地面上的植株	百里香	恢復精力、溫暖、振奮、充滿活力、力量
Cymbopogon citratus, 禾本科植物,取自草葉	西印度檸檬香茅	放鬆、受到支持、專注、正向
Cymbopogon martinii v. martinii, 禾本科植物,取自草葉	玫瑰草	情緒上感覺安全且能順應變化、溫和、能夠順其自然、同情心
Cedrus atlantica, 針葉樹,取自木質	大西洋雪松	能夠評估風險、有良好的判斷力、沉著、自立自強、自信、穩定的動力

Cupressus sempervirens，針葉樹，取自葉片（針葉）	絲柏	順應轉變的能力、內在的力量、釋放恐懼
Pinus sylvestris，針葉樹，取自葉片（針葉）	歐洲赤松	活力、愉快、開放的心胸、強大的自我認同
Aniba rosaeodora，樟科植物，取自木質	花梨木	平和、提振、精神一振並感到放鬆
Santalum album *，喬木，取自木質	檀香	寧靜、平和、平靜、集中
Styrax benzoin，灌木，取自樹脂	安息香	感覺受到支持和滋養、集中、穩定、有歸屬感、融入環境、能夠放手
Boswellia carterii，小灌木，取自油樹脂	乳香	感覺平和、平靜，帶來洞察力、有助於認識並接納自己
Ferula galbaniflua，多年生草本植物，取自植物分泌的油樹膠	白松香	精神一振、集中、和感官連結
Commiphora myrrha，小灌木，取自油樹脂	沒藥	感覺紮根、提振、一掃負面思維、受到撫慰、寧靜、平和
Anthemis nobilis，匍匐生長的多年生菊花，取自花朵	羅馬洋甘菊	受到撫慰、平衡、平和、一切都在掌握之中、有耐性
Jasminum officinale，常綠攀緣植物，取自花朵	大花茉莉	喜悅、愉快、創造力、溫暖和感官連結、獲得解放、自信
Citrus aurantium v.amara，取自苦橙樹的花朵	橙花	平和、歡快、和諧、清晰的意識與自我認同、創意的火花
Rosa centifolia 或 *R.damascena*，灌木，取自花朵	玫瑰（大馬士革玫瑰、千葉玫瑰）	提振、受到安慰、受到撫慰、療癒心靈
Cananga odorata v.genuina，熱帶喬木，取自花朵	特級依蘭	放鬆、提振、情緒自由流動和感官連結
Elettaria cardamomum，擁有地下莖的多年生草本植物，取自果實／種子	荳蔻	感覺警覺、活躍、平衡、協調、感官清晰、受到啟發、提高自尊、感覺完整
Citrus，柑橘屬植物	苦橙、檸檬、萊姆、葡萄柚、橘（桔）、甜橙	對人生的道路有想法和憧憬、耐心、了解事物自有運作的步調、變得輕鬆隨和、有預先思考計畫的能力但也能彈性應變、基本滿意現狀、健談、有創新的能量
Coriandrum sativum，高大的一年生植物，取自種子	芫荽籽	快樂、有創意、恢復生氣
Foeniculum vulgare v. dulce，大型的二年生草本植物，取自種子	甜茴香	把構想落實到行動中、獨立解決問題、勇氣、自我表達、純粹與清明
Juniperus communis，針葉灌木，取自小果	杜松漿果	被淨化、放下負面思維、帶著自信向前邁進
Piper nigrum，多年生藤蔓植物，取自小果	黑胡椒	振奮、被加持、賦予力量、充滿鬥志、溫暖

＊印度白檀（*Santalum album*）目前仍是相當珍貴、甚至無法購得的精油，因此通常以澳洲檀香（*S. spicatum*）或太平洋檀香（*S. austrocaledonicum*）取代。

芳香療法的植物萃取部位精油功效

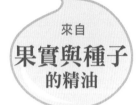

來自
果實與種子
的精油

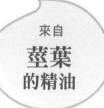

來自
莖葉
的精油

果實是負責保護種子的結構，而種子是花朵受精後，從胚珠演變出來的構造。精油有可能從各種不同的果實萃取，小至香料，大至果皮中有大量芬芳精質的柑橘類水果。而有些時候，果實中的種子才是芳香精質的來源。

莖部和葉片是地面上的植株——很明顯地，也是最有活力、最生氣勃勃的部位。它們不只形成了植物的主要架構，也是光合作用和氣體交換發生之處。植物為取得碳，會取走環境中的二氧化碳，並釋放氧氣作為交換。許多精油都是來自葉片和莖部——有時取地面上的全部植株，有時只取葉片和嫩枝，或者某些草本植物只取開花的頂部。來自莖部和葉片的精油，通常能對應呼吸系統。

身心功效

果實和種子類精油可以對應到消化系統——不只是生理問題，也包括心理層面。所有的柑橘類精油都有能令人一振、帶來歡快感受的清新香氣，而來自香料的精油，無論是取自果實或種子，都能傳遞出來源植物的激勵、活化、強化等能量。這些精油能透過反射作用對消化系統帶來影響，因此在情緒低落或失去胃口（包括失去食慾，或是對生活失去熱情）時，可以起到很大的幫助。柑橘類精油也是很好的「排毒能手」，尤其是葡萄柚和檸檬，因此也有助於清理過去、重新出發。

身心功效

這些精油不只能處理實際的呼吸道問題（例如；呼吸道感染），還能處理情緒造成的呼吸問題（例如；因為壓力和焦慮感覺透不過氣、無法呼吸）。葉片類精油也很適合用在我們難以「放手」的時刻，能幫助我們釋放影響身心的不良情緒，或者在我們思緒混雜時，為我們帶來心智的清明。

來自 草葉 的精油

這類精油是來自禾本科植物的精油。這是一個大而多元的植物科，在地球各處都有禾本科植物的身影。這些植物多半有豐盛茂密的根系（例如：岩蘭草），而地面上的植株則是細長而窄的線形草葉。禾本科是一個包含許多重要的經濟作物的植物科，不只包括人類的主食（各種穀物），也包括牧草和動物飼料來源。

——— 身心功效 ———

有少數幾種禾本科植物有芬芳的葉片，能萃取出檸檬香茅和玫瑰草等精油。這些精油有相當好用的抗微生物作用，對免疫系統也能提供支持。畢竟，這些植物本來就來自一個在本質上滋養著許多生命體的植物科。它們的香氣有撫慰人心、紓解焦慮的作用，因此可以透過提供情緒的支持，進一步強化生理平衡和免疫系統。來自草葉的精油很適合用在虛弱、疲憊或倦怠等情況——無論心理或生理都適用。

來自 木質 的精油

某些植物，例如喬木與灌木，會發展出木質化的莖。這些木質化的組織通常都有芬芳的氣味，並且是多種植物精油的萃取來源。許多植物科都有能以木質部萃取精油的植物。例如生長在寒帶與溫帶的針葉樹，它們萃取出來的精油通常有溫暖、修復的作用，這或許可以對應它們在嚴峻環境下求生存的特質。除此之外，生長在熱帶和亞熱帶地區的樟科、檀香科植物中也有萃取自木質的精油。因此，我們很難對木質類精油的特性一概而論。

——— 身心功效 ———

與莖部和葉片類精油一樣，木質類精油也可以對應到呼吸系統。它們可以幫助我們重新找到平衡，是冥想時的好幫手。因此，當你需要集中、敞開意識時，木質類精油會是很好的選擇。

來自 花朵 的精油

　　花朵是植物的生殖器官，並不是每種花朵都有足夠的揮發油可以萃取，即便真的可以進行萃取，得到的量通常也非常稀少。花朵類常用的萃取方式，是透過溶劑萃取法萃取出「原精」。正如花朵的生理角色，花朵類精油通常有強烈、甚至是非常性感的香氣，並且和所有的創造活動都有關聯。

── 身心功效 ──

當我們在情緒上受到重挫，花朵類精油可以提供撫慰，也可以緩和焦慮感──尤其適合用來處理和社交有關的議題，包括自我形象低落、害羞、缺乏自信等等。花朵類精油在缺乏想像力、創作本能，或甚至是失去玩心與享受樂趣的慾望時，都可以帶來非常深刻且令人愉快的改善效果。

來自 根部 的精油

　　植物的根能讓植株穩穩被支撐在土地當中，水分和養分也是透過根系傳遞到植物當中。某些植物的根部也是儲存食物的器官。

── 身心功效 ──

薑、穗甘松和岩蘭草都是從根部萃取的精油。我們可以預想，從根部萃取的精油會有令人紮根、感覺受到滋養、帶來溫暖等特質。人生中偶爾會出現艱難、沒有安全感、受到驚嚇或缺乏歸屬感的時刻，來自根部的精油能幫助我們「紮根」，感覺受到支撐、有依有靠。

來自 樹脂 的精油

　　某些木本植物會分泌芳香的樹脂和樹膠，這些分泌物自古以來就是製作線香、調製香氛的素材，也可作為收斂劑（調理外分泌腺）、創傷藥使用。其中，某些樹脂萃取的精油也被運用在芳香療法當中。

── 身心功效 ──

就像木質類精油一樣，樹脂類精油也很適合用在需要找回自己的重心、尋求內在平靜的時候，也可以搭配冥想和沉思。

香氣能量

　　彼得・荷姆斯（Peter Holmes）曾經提出一個叫做「芳香能量學」（Fragrance Energetics）的概念，也就是一個把精油香氣和心靈影響作出連結與對應的系統。基本上，這是一種精神感官取向的概念，不過，荷姆斯認為，是香氣的能量讓個人產生反應，而且具體展現在個人的認知、情緒與精神層面當中。他認為，如果疾病的根源來自心靈，那麼精油的香氣可以透過心理—神經—內分泌的路徑，對身體進行療癒，反之亦然。

　　芳香能量學的討論包括三大香氣特徵：**香調**（tone，氣味的本質）、**強度**（intensity）、**調性**（note，香氣的揮發速度），其中，香調最為重要。芳香能量學也把香氣分成六大類別。這個分類法大致和香水界的分類法一致，不過稍微做了一些調整，把常見和有特色的精油香氣都包括在內。這六大類分別是：**香料類、甜類、檸檬類、青綠類、木質類和根部類**。荷姆斯認為，不同的香氣特性能帶來不同的心靈療癒作用。

高／前調 High／Top tone	種類：柑橘類精油、尤加利、桉油樟（羅文莎葉）、綠花白千層等桃金孃科植物、花香類的特級依蘭、混合著花香和木質溫軟氣味的真正薰衣草，以及銀合歡原精……。 氣味：它們的香氣都會帶來激勵、提振的作用。	激勵 提振
低／基調 Low／Base tone	種類：岩蘭草、廣藿香、檀香，融合花香與焦糖香氣的晚香玉、有如剛割下青草的乾草原精、木質調的橡苔原精、大部分的松類精油，以及辛辣芬芳的肉桂皮……。 氣味：這些氣味都會帶來抑制、鎮定的作用。	抑制 鎮定

精油能帶來提振、鼓舞、強化、喚醒、敞開和散布的效果。

[香料類]
Spicy

[根部類]
Rooty

精油能帶來穩定、紮根、牢固、滋補、鈍化和安撫的效果。

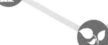

芳香能量學
的香氣分類

[甜類]
Sweet

精油能帶來放鬆、安撫、協調、調節、潤澤、溶解、滋養和再生的效果。

[木質類]
Woody

精油能帶來集中、凝鍊、紮根和鞏固的效果。

[青綠類]
Green

[檸檬類]
Lemony

精油能帶來清晰、淨化、敏銳、專注、活力充沛和鼓舞的效果。

精油能帶來平衡和調節、清涼、放鬆、清晰和淨化的效果。

　　以上每一種香氣的能量效果都可以用來對應、消解某些負面情緒。例如，木質類的檀香精油有集中和凝鍊的特質，因此可以用來幫助沒有安全感或失去界限等情況。

　　荷姆斯在《臨床芳香療法》（*Clinical Aromatherapy*，*2001*）書中進一步探討根據中醫哲學觀來使用精油的做法，包括植物的熱性／寒性特質、它們對應的經絡（歸經特性），以及它們和五行元素與臟腑的關聯。他也進一步將精油的使用延伸到人體穴位，也就是先將沾了精油的棉花棒直接敷在穴位上，再進行針灸。

結合中醫五行論調製配方

　　蓋布利爾・莫傑（Gabriel Mojay）在《花草能量芳香療法》（*Aromatherapy for Healing the Spirit*，1996）一書中提到，他介紹的是一種含括精油植物學、傳統用法和能量等面向，並且融入東方醫學的觀點，進一步定義精油獨特療癒潛能

的做法。書的一開始，莫傑先解釋了「氣」這個字，他認為，氣是人體維持生命所需的重要物質（例如血液和體液）當中的能量。這樣的概念也可以延伸到精油當中，因為精油也可以被視為是一種芳香植物維持生命所需的重要物質。

> 每一種精油都可能在情緒面和靈性層面影響我們。不過，唯有最切合自己的精油（切合當下的生命情境），才可能在精微層面帶來轉變。（Mojay 1996, p.132）

以上這段話，不僅說明精油在靈性層面的影響，也強調精油處方因人而異的重要性。莫傑透過中醫五行元素的架構，探討了精油的香氣能量，並且認為，五行論可以幫助治療師把精油的效用，以及期望達到的身心靈療癒效果結合起來。

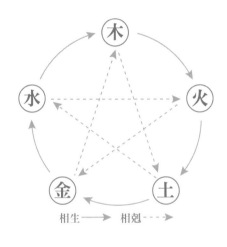

相生 ──→　相剋 - - ->

五行論是中醫理論中的核心觀點。五行元素象徵著**陰、陽**這兩種能量的不同活動階段或狀態，在自然界中可以發現無數的具體例證，例如季節、氣候與人的情緒等等。所謂的五行，就是金、木、水、火、土。這五個元素相互關聯，彼此之間的關係又有**生、剋**等兩種循環模式。所謂的**生**循環，是指相互生成的相生關係，例如木生火（透過燃燒）、火生土（透過灰燼）、土生金（透過凝鍊）、金生水（透過圍聚或凝結）、水生木（滋養）。而**剋**循環指的是控制或阻止的相剋關係，例如火剋金（熔化）、金剋木（切割）、木剋土（覆蓋）、土剋水（屏障、阻擋）、水剋火（熄滅）。

當人體內的任何一個五行元素失衡，所有的元素都會受到影響，而且會展現在個人的情緒、面容的顏色、說話的聲調，甚至是身體的氣味上（Hicks, Hicks and Mole 2011）。這無疑是一個非常複雜的情境表現，因此能夠找到失衡的根源，並且開立對治的處方非常重要。

另一個貫穿莫傑五行論的概念是「神」。「神」這個字有許多言外之意，通常帶有宗教與神秘的意味。神就是精神、心靈，代表的是人的情緒、心理、靈魂層面。神可以透過許多情緒表露出來，例如當看到美麗的自然景觀，或是受到音樂的感動時，我們會感受到愛、同情和喜悅。然而，如果神的狀態受到壓力的影響，就有可

能產生一系列的連鎖反應，導致最後出現心理或身體上的疾病。因此，神的狀態健全與否，對人的生氣和活力有至關重要的影響力（Mojay 1996；Hicks, Hicks and Mole 2011）。

就像五行包含五種元素一樣，神也有五個不同層面，並且分別對應到人體當中屬陰的器官。

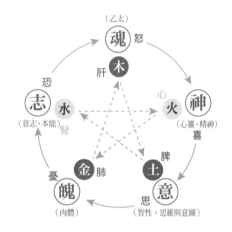

這五種神分別是：

- **魂**（乙太的魂，對應到肝，木元素）
- **神**（心靈、精神，對應到心，火元素）
- **意**（智性、思維與意圖，對應到脾，土元素）
- **魄**（肉體的魂，對應到肺，金元素）
- **志**（意志、本能，對應到腎，水元素）

每個元素和神，還分別能對應到不同的根源情緒：

- 木元素（**魂**）和憤怒有關（**怒傷肝**）。
- 火元素（**神**）和過於活躍、歡喜有關（**喜傷心**）。
- 土元素（**意**）和過度思慮、擔憂、哀愁、需要同情有關（**思傷脾**）。
- 金元素（**魄**）和悲傷、無法放手、心靈空虛有關（**憂傷肺**）。
- 水元素（**志**）和恐懼有關（**恐傷腎**）。

因此，舉例來說，**意**能幫助我們落實理念、完成計畫。當一個人無法辦到時，表示他的**意**較弱，因此很可能土元素失衡。或者，當一個人處在強烈的悲哀和痛失所愛的情緒當中，他的**魄**，也就是金元素，勢必會受到影響，因此，在治療時應著重於修復元素的平衡。

莫傑將香氣能量和五行元素結合對應，發展出一系列用精油對應特定心理徵狀的處方模式。不過，在整合香氣能量之前，他先介紹了東方醫學理論中關於「味」的能量屬性（Mojay 1998）。

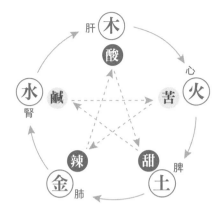

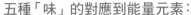

五種「味」的對應到能量元素：
- **酸味**有益於肝，能調節木元素。
- **苦味**有益於心，能支持火元素。
- **甜味**能強化、滋養脾與胰，支持土元素。
- **辣味**能刺激肺部，活化金元素。
- **鹹味**能滋養腎，強化水元素。

中醫五行論也把特定的五種體味對應到五種元素
（Hicks, Hicks and Mole 2011）：

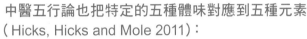

- 木元素對應到一種**臭油味**，像是臭掉的奶油，或是除草後草葉腐爛的味道。
- 火元素對應到一種**燒焦味**，像是燒焦的吐司，或是熾熱的熨斗燙上衣服的味道。
- 土元素對應到一種很膩的、**令人生厭的甜味**，這種味道會瀰漫在整個空間中。
- 金元素對應到一種**腐敗味**，像是腐壞的肉或腐爛的垃圾氣味，讓鼻腔內部覺得刺激、不舒服。
- 水元素對應到一種**惡臭味**，像是汙濁的臭水味或是尿味（例如公貓的尿味），這是一種強烈、鮮明的，像氨水的味道。

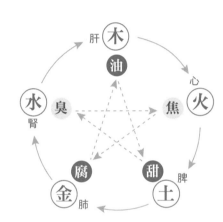

最後，莫傑根據芳香療法常用精油的香氣種類與能量特質，做了以下的對應：
- **甜味的草葉類**精油和**果香味的柑橘類**精油可以撫順、調節木元素。
- **香料類**精油可以鼓動火元素；而**花香類**精油可以使火元素平衡和諧。
- **甜味的香脂類**精油能使騷亂的土元素安定下來；**檸檬味的柑橘類**精油則能使土元素更清晰。
- **樟腦類**和**松杉類**精油可以活化金元素。
- **木質類**與**根部類**精油可以增強、鞏固水元素。

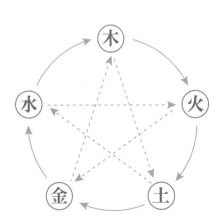

因此，若是芳療師能從五行元素的角度來評估個案的具體情況，那麼就能透過精油來支持或平衡體內受侵擾的元素。莫傑建議，若要用精油來修復情緒或平衡心理狀態，在配方中最好別用超過三種精油，因為「唯有相對簡單的配方，才能讓每種精油發揮出獨特而幽微的影響」（Mojay 1996, p.133）。莫傑在書中提供大量的配油案例，列舉出精油和五行元素的對應關係，以及極具說服力的精油介紹。不過，我必須強調，中醫五行論必須建立在細緻的觀察和對基礎理論深厚的了解之上，唯有掌握這一點，芳療師才能根據五行論的哲學觀，配置出合理有效的個人處方以及療程計畫。

相對來說，希臘的四元素概念在當代芳香療法的運用程度就沒有五行論來得廣泛。不過，希臘的四體液說（Four Humours）以及所對應的四種人格性情（Temperaments）都是從四元素的概念衍生出來，並且也是某些傳統療法的核心理念。在此，我們將四元素視為是一種可以為精神感官取向的配油邏輯提供參考或進一步發展的模式，在下一個段落進行說明。

結合希臘四元素調製配方

恩培多克勒（Empedocles）是古希臘的哲學家，他在《四元素說》（Doctrine of the Four Elements，發表於西元前五世紀的 *Tetrasomia*）當中提到，所有的物質都是由火、風、土和水等四個元素構成，這四種元素都同時有物質和精神等兩種形式。包括畢達格拉斯學派（一個以畢達哥拉斯為首的團體）和古希臘神秘儀式（例如膜拜冥王黑帝斯和酒神戴歐尼修斯）都影響了恩培多克勒的觀點，不過，「愛」（love）與「爭鬥」（strife）之間的動態關係，才是恩培多克勒的四元素論述核心。恩培多克勒認為，「愛」與「爭鬥」的動態關係是一個不斷在結合與分解的循環，又叫做「渦旋」（vortex），於萬物之中都能見證。他認為，愛是萬物之始，此時四個元素相互對等，並且能明顯地區隔開來，四個元素構成一個場域（sphere），各佔四分之一。隨著時間過去，爭鬥可能使完整的場域崩解，成為主導的力量。然而，愛的力量也可能增強，並促使四大元素再次聚集合一，最後重新成為一個完整的場域。就這樣生生不息地循環（O'Brien 1969）。

希波克拉底和亞里斯多德對於四元素也有自己獨特的見解。亞里斯多德提出第

五元素——**乙太**（*Aether*）的概念，認為這是一種神聖的物質，塑造出各種星體和行星。他也在四元素的基礎上添加了熱、冷、乾、濕等對應面向。他認為，濕是流動且靈活的，因此適應力強；相反地，乾是僵硬而不靈活的，因此更有結構和明確的型態。亞里斯多德認為，風是熱而濕的，火是熱而乾的，土是冷而乾的，而水是冷而濕的。

希波克拉底則把四元素對應到四種「體液」和人格性情：

古希臘哲學家構思、發展出這些概念，是試圖想解釋宇宙的本質、我們所在的世界，以及人類本身。這些概念影響後世眾多領域的思維方式，雖然最終受到科學界的駁斥，但卻是鍊金術、占星學與許多靈性傳統所信奉的觀點。隨著時間過去，四元素的概念被注入了無數種對應的意義——包括自然形式（空氣、太陽、土地與海洋）、精微能量體（理性體、星芒體、乙太體和肉身體），以及各種靈性、個人成長和轉化的意涵。

心理學家榮格曾經在他的研究與著作中運用四元素的象徵意義。榮格（1875-1961）是現代深層心理學（depth psychology），或說是分析心理學（analytical psychology）的創始人。他的理論核心包括個人潛意識與集體潛意識、象徵主義，以及原型、人格面具（persona）、陰影、阿尼瑪（anima）與阿尼姆斯（animus）

等概念，當然也包括人格分類學（Personality typology）。

　　榮格運用四元素的象徵意義，區分出八種人格類型。他將內向與外向等兩種截然不同的性格傾向，分別提出來四種人格類型連結：思考型（風）、直覺型（火）、感官型（土）、情感型（水）。直到現在，某些知名的人格測驗（例如邁爾斯·布里格提出的MBTI性格測驗）仍然是以此為依據。榮格對四元素象徵意義的詮釋，也影響了當代的心理占星學，畢竟四元素是西洋占星術的基礎立論概念。

　　美國知名的占星師，心理學家史蒂芬·阿若優（Stephen Arroyo）在他的《占星、心理學與四元素》（*Astrology, Psychology andthe Four Elements*，1975）書中曾經提到，「四元素分別代表著意識和感知的不同面向，也能連結到不同的生命經驗和重要的生存驅力。」他還提到，「四元素也可以說是一種能量的調頻器。每個人和各元素面向的關係，可能處在和諧的狀態，也可能不和諧；不過，我們都有權決定自己是要創意地使用，或是誤用、濫用我們的能量調頻器。」

　　根據以上的理論基礎，我們可以開始把四元素的哲學觀運用在精油處方上。就像中醫五行論一樣，四元素彼此之間也有相互對應的關係。要說明它們之間的關係，最好的方法就是用自然界的現象來比喻。風會被土局限、被水滲透、被火刺激；火會被土悶熄、被水澆熄、被風煽動；土會被火烘乾、被風攪動、被水潤澤。水會被火加熱蒸發，但能再次凝結成水；會被風擾動、改變方向，但濕氣能滲進空氣中，並再次回復到平穩的狀態；此外，土雖然能決定水的形狀，但水能將土沖刷，或者流竄於四周。

榮格的四元素特質與精油的香氣特質也有可對應之處：

情感型人格 Feeling			感官型人格 Sensing
情感	水	土	肉體
思考型人格 Thinking	風	火	直覺型人格 Intuiting
思考			直覺

水元素

特質　水和土一樣和地心引力有關，但更多了流動與穿透的力量。因此會有安撫和支持的特質。由於水元素有穿透的特質，因此它的香氣很可能集其他三種元素的特色於一身，只不過存有些許細微的差異。

精油　能夠令人感覺舒緩、增加順應性、紓解焦慮的精油，以及平衡的精油，和支持淋巴、泌尿與新陳代謝的精油。

香氣　包括甜柑橘、玫瑰、甜花香、青嫩的花香、青嫩的果香、鄉野／乾草／青草香、清新的木質香，以及溫暖的木質香等。

土元素

特質　土元素，正如所料，比起前兩個元素的變化多端，它更傾向和「地心引力」有關。

精油　土元素特別有關的精油是能夠安撫、舒緩、紮根、激勵感官和滋養的精油，以及能支持肌肉骨骼系統的精油。

香氣　包括香脂、焦糖、大地、根部、甜柑橘香、溫軟、腐霉、濃郁、柔和、甜而溫暖，以及性感的精油香氣，都能呼應土的特質。

風元素

特質　風元素主意識心智，傾向思考的多變特質。

精油　風元素可以對應到利腦的頭部用油、支持呼吸道、消解阻塞的精油、提振與激勵的精油，以及刺激創意和心智能力的精油。

香氣　香氣類型多半是青嫩的、草本的、薄荷的、松杉類的、大茴香的、桉樹腦的、樟腦的、像松一般的、鮮明的柑橘味、清新、富穿透力和擴散性的氣味。

火元素

特質　火元素和風元素一樣有著「多變」的特質，不過，火元素更傾向於行動。

精油　火元素有關的精油會是激勵、鼓舞、提振的精油，並且很可能支持神經系統（行動）與消化系統（經常和「火」的概念連結在一起）。

香氣　香氣類型或精油特色會是香料的、像丁香般的、花果香的、胡椒的、辛辣的、豐饒和溫暖的氣味。

希臘的四元素並不像中國五行論那樣可構成一個循環，它們通常是一種四分的結構。當個人身上有某個元素不夠突出或受到忽略，那麼我們就應該尋找能引起該元素的共鳴，或是能支持該元素的治療方式。不過，如果某個元素過分凸顯，那麼就應該從對立的元素下手，修復元素間的平衡關係。這就是希波克拉底所說的「互補的療癒」，也是順勢療法所採用的觀點。

舉例來說，當風元素過度凸顯，我們會發現這個人的心智活動過於活躍，也就是感覺「頭重腳輕」、總是「出神」，或者總是「在做白日夢」。這類人很可能不喜歡討論情緒，他／她可能有源源不絕的點子，卻不會有任何實際的作為，因為他／她的意志力是麻痺的——不過，這也需要視火元素的情況而定。某些風元素凸顯到極致的人，可能沒有任何現實感，甚至和自己的身體、生理和情緒需求都失去連結。他們很可能神經耗弱，甚至變得怪里怪氣，並且對於現實中的諸多限制表現出強烈的不滿與不屑。如果從互補療癒的角度來看，我們就需要使用能引起土元素（風的對立元素）共鳴的精油，而根據個人的其他特質來判斷，也可能加入某些水元素的精油。

同樣地，我們也可能發現某些人的風元素太弱。這樣的人通常太執著於有關行動（火）、情感（水）或物質（土）的顧慮。他們可能缺乏覺察的能力，無法反思或分析自己，或者不願意信任那些重視思考與構想的人。這樣的人也可能過於主觀，因此可能出現社會心理方面的問題。此時，我們應考慮使用風元素相關的精油來重新調整平衡的狀態，同時也應注意是否有其他元素過度的情況出現。

當我們接觸到以象徵意義為本質的理論時，勢必要對其中的哲思觀點有良好的理解，才能夠善加應用。就四元素來說，對榮格心理學加以探究有其必要。

在下面這個段落，我們將會討論一個和使用芳香油有關的古老醫療智慧——阿育吠陀療法，並且進一步說明它能如何與當代的芳香療法相結合。目前我們已經知道，精油可以成功與某些阿育吠陀療法的做法結合，例如 *Shirodhara*（參見 p.82）。某些芳療師學習阿育吠陀的目的，是希望將這樣的醫療系統融入自己的芳香療程當中；其他人則是希望透過阿育吠陀的某些哲思與原則，來更加了解自己的客戶、調整精油處方。以後者來說，這樣的芳療師就會比較著重於**督夏體質**和**脈輪**等概念，這兩個概念可以結合精神感官取向來為精油配方做調整，而這也將是接下來我們介紹的重點。

阿育吠陀療法和芳香油的使用

印度的阿育吠陀療法是源自古代的梵文聖書《吠陀經》（*Vedas*）（Caldecott 2006）。這本經書大約出現在西元前3000年，共有四部，內容詳細地記述生而為人應如何經營自己的靈性生活——透過心靈的修煉，最終獲致啟發。阿育吠陀（Ayurveda）這個字代表「生命的智慧」，它只是《吠陀經》當中的一部分，其中仔細地說明了人能如何藉由了解自己的本質，以及自己和環境之間的互動關係，而達到身心靈的健康狀態。這是一個治療方式完全因個人而異的醫學系統。雖然其中對於如何使用藥草、油、按摩、飲食等方式來處理疾病，有著極為詳細的細節說明，但事實上，阿育吠陀更強調透過改善生活方式，來防止疾病出現。

根據《吠陀經》的說法，宇宙的起源和空無（void）中的慣性活動有關——這是一股「純意識」欲轉化為物質的意念。透過這股慾念的振動，形成了乙太（Ether，或稱為空），當乙太移動，便成為風。由於風有著從不止息的能量，持續循環移動，因此在摩擦之間，無可避免地創造了火。火的高溫帶來巨大的爆炸，烈焰往各個方向燃燒、前進。然而當火勢愈發擴散，火的能量漸漸地被冷卻，並且凝結成液體，也就是水。水又接著冷卻、形成了物質，也就是土。土能構成宇宙間所有實際存在之物，而生命體也就於焉誕生（Pole 2006）。從這裡我們可以看出，吠陀經所描述的宇宙起源，是如何衍生成為阿育吠陀療法中的五大元素（*mahabuttas*）——乙太、風、火、水和土。這五個元素代表的是一種過程，而非絕對的結果，宇宙萬物都是從這五個元素組合而成的。人是大自然的一部分，因此想當然是由這五個元素所組成。

在阿育吠陀療法當中，五大元素以兩兩方式成對呈現，因此結合成三種督夏體質（doshas）（Frawley and Lad 1986）：

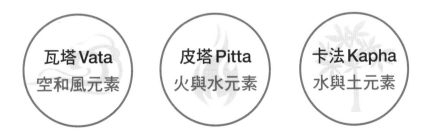

這三種督夏體質在每一個人身上，天生就有獨一無二的輕重比例，也因此造就專屬於個人的**原生體質**（*pakriti*）（Svoboda 1984）。我們的原生體質是從受

孕起、在第一個細胞形成時就決定了，而且和我們前世的靈魂，以及我們父母和祖輩的健康、幸福狀態都有關係。以《吠陀經》的哲學觀點來說，人是以肉身形態存在的靈魂。所謂的靈魂或精魄，會不斷在啟蒙的路上前進，直到與純意識結合。在這趟啟蒙之旅當中，靈魂藉由成為地球上的肉身，來學習被遺忘的偉大靈性課程（例如愛與同情等），藉此與「未知」結合或連結（yoking／yoga）（Svoboda 1984）。這樣的旅程可能長達好幾世，這可以說明為什麼人生有時是如此艱難，以及為什麼當我們決定依從某些「真理」，人生就能變得簡單自在、滿足而豐饒。啟蒙之旅中的靈魂，會決定自己要用什麼樣的形式出現在這個世界，來學習這些課題。換句話說，我們（也就是一個個靈魂）是自己決定了父母、決定了肉身形式，也因此具有獨一無二的督夏比例。

我們獨特的督夏體質是由三種督夏以不同比例組合而成，因為我們都需要風元素的行動力、火元素的燃照力，以及水元素和土元素的凝聚力（Pole 2006）。不過，我們的原生體質通常只會有一種或兩種主導的督夏體質，很少有人能達到三種督夏完美平衡的**三分督夏**（triodoshic）境界。督夏體質會反映在我們的行為、情緒、認知與身體／生理等方面，一個優秀的阿育吠陀療法實行者，會知道每一種不同督夏主導的體質，大致上會展現出何種不同的情緒反應。

接下來會分別介紹三種督夏體質類型。我將更聚焦於各種體質的心理情緒反應，而不是身體／生理學上的差別，因為這將能幫助我們從精神感官的能量觀點去思考精油處方。

督夏體質類型

風元素主導的瓦塔體質（*Vata*，風型人）

人格特質	風型人的特色是總是「在做些什麼」，他們充滿創意、點子源源不絕，有犀利敏銳的思維能力，通常很有熱情。
適合的味道	適合風型人的味道是甜味、鹹味與酸味
惡化的味道	會使風元素加劇、惡化的味道是乾澀、苦味和辣味。
適合的精油	適合風型人的精油是具有土元素的精油，因為它們能帶來溫暖、紮根的效果。由於風型人通常會感覺乾冷，因此使用的油最好是滋潤而有溫度的。
使用建議	建議使用對以下部位有幫助的精油，包括：神經系統、肺部、大腸、皮膚與骨骼。對老年人來說更是如此。
療癒作用	以下這些療癒作用可能對風型人很有幫助，包括：各種安神效果、消脹氣、祛痰、治療外傷，以及滋養肺部、消化和神經系統。
避免使用	避免使用乾澀、辛辣的精油。

適合的基底油	由於所有基底油都有滋養神經的作用，因此內服或外用的植物油選擇相當多元，包括：亞麻籽油、大麻籽油、芝麻油、印度酥油（ghee）、橄欖油、葵花籽油，以及月見草油、琉璃苣油和魚油等。

▲（以上資料節錄自Pole 2006）

火元素主導的皮塔體質（Pitta，火型人）

人格特質	火型人是一群充滿熱情、方向感、動力和幹勁的人，他們喜歡掌控、主導，喜歡行動、冒險，有熱切敏捷的思維能力，而且記憶力很好。一般來說，火型人是努力工作也認真玩耍的類型。
適合的味道	苦味與甜味
惡化的味道	辣味、鹹味和酸味，因為這些味道會帶來熱能。
適合的精油	適合火型人的精油是具有水元素和土元素的精油；而由於火型人經常感覺燥熱、潮濕，因此適合使用甜、清涼、濕潤的精油。
使用建議	建議使用對心血管、消化系統，包括肝臟有幫助的精油。
療癒作用	以下這些療癒作用可能對火型人很有幫助：滋補心血管、血管擴張、安神、消炎、幫助消化、幫助排便、消脹氣。
避免使用	應避免使用辛辣的精油。
適合的基底油	亞麻籽油、大麻籽油、印度酥油、橄欖油、葵花籽油，以及月見草油、琉璃苣油和椰子油。需要避免使用的植物油是熱性的芝麻油、甜杏仁油和玉米油。

▲（以上資料節錄自Pole 2006）

水、土元素主導的卡法體質（Kapha，水土型人）

人格特質	水土型人是一群有教養、有愛心、愛家、腳踏實地並且多才多藝的人，應對危機時經常能保持冷靜。他們特別熱衷於物質享受，某種程度上也可能很懶散。水土型人的思考速度似乎比其他人慢，但一旦習得某些知識，將會相當紮實而深入。
適合的味道	由於水土型人的特質是冷而濕，因此清淡、輕盈的味道或特質最能帶來平衡的效果。
適合的精油	由於水土型人體內容易累積水分、形成淤塞，因此使用溫暖、激勵、刺激辛辣、收乾的精油會很有幫助。
使用建議	你也可以考慮使用有益於肺部和黏膜的精油，尤其是滋補型精油。
療癒作用	以下這些療癒作用可能對水土型人很有幫助：收斂、刺激循環、祛痰、激勵免疫；若是遇到感染問題，抗細菌的作用則能派上用場。
避免使用	不過，由於水土型人本身體質相當豐潤，因此，無論是內服或外用的精油都越少越好。
適合的基底油	亞麻籽油、玉米油和葵花籽油。

▲（以上資料節錄自Pole 2006）

阿育吠陀療法使用的芳香植材

阿育吠陀療法使用的藥草和香料，很多都是芳香療法中常用精油的來源植物：

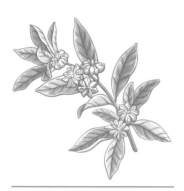

❶ 大茴香 *Anise*

味道：刺激辛辣、味苦

療效：可以控制 Vata 與 Kapha，會增加 Pitta。

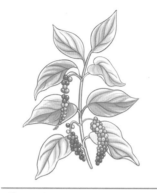

❷ 黑胡椒 *Black pepper*

味道：刺激辛辣、辛辣

療效：會降低 Kapha 和 Vata，稍微增加 Pitta。黑胡椒加上薑與長胡椒就是 Trikatu ── 這個藥方也叫做三辛藥（Three Pungents）可以增加消化之火、處理一般性感冒和流行性感冒、紓解呼吸道阻塞。

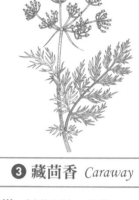

❸ 藏茴香 *Caraway*

味道：刺激辛辣、味苦

療效：可以控制 Vata 與 Kapha，會增加 Pitta。

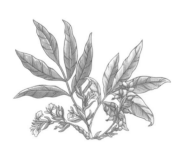

❹ 荳 蔻 *Cardamom*

味道：甜、刺激辛辣、性熱

療效：雖然性熱，卻不會增加 Pitta ── 它能降低三種督夏體質。加在咖啡當中可以降低咖啡的酸度。

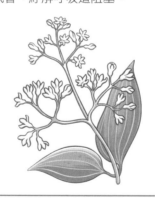

❺ 肉 桂 *Cinnamon*

味道：這裡是指肉桂皮，不過肉桂葉也同樣有刺激辛辣、甜、苦和熱的特質。

療效：能控制 Vata 與 Kapha，但卻不會助長 Pitta。

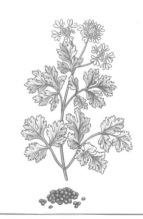

❻ 芫 荽 *Coriander*

味道：這裡指葉片和種子，它們並不辛辣，反而相當清涼。

療效：可以釋放 Vata 與 Kapha，並去除體內的熱能。

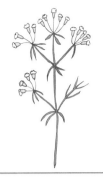

❼ 小茴香 *Cumin*

味道： 刺激辛辣、微熱

療效： 可以控制 Vata 與 Kapha，不會助長 Pitta，除非使用過量。通常與芫荽和甜茴香並用。

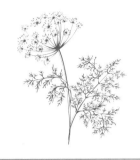

❽ 蒔 蘿 *Dill*

味道： 蒔蘿的種子辛辣而苦，性熱。

療效： 也可以做成濕敷膏藥使用。

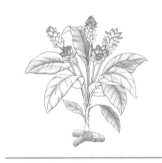

❾ 甜茴香 *Fennel*

味道： 甜茴香的種子甜、辛辣、苦，性微涼。

療效： 可以用來降低所有督夏。也是很好的呼吸道疏通劑。

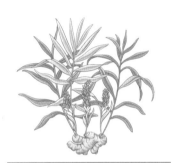

❿ 薑 *Ginger*

味道： 有時候也被稱為是「萬用藥」；辛辣、甜，性熱。

療效： 可以用來控制三種督夏，但如使用過量會使 Pitta 增加。薑可以用來點燃消化之火、釋放體內脹氣與消化產生的毒素、促進循環。

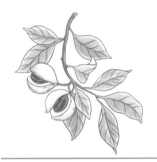

⓫ 肉豆蔻 *Nutmeg*

味道： 辛辣、苦、澀，性熱。

療效： 可以降低 Vata 和 Kapha、增加 Pitta。

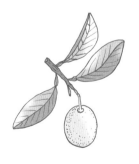

⓬ 薑 黃 *Turmeric*

味道： 苦、澀、辣，性熱。

療效： 可以平衡三種督夏，但如過量使用會增加 Vata 和 Pitta。薑黃通常用來淨化身心、帶來保護，也是一種很好的抗菌劑。

⓭ 萊 姆 *Lime*

味道： 酸、苦、澀，性涼。

療效： 它不會助長一般程度的 Pitta，但如果本身 Pitta 偏高，就可能進而加劇。有一種說法認為，沒有什麼疾病是萊姆治不了。

其他芳香療法中也會用到的阿育吠陀藥材包括：

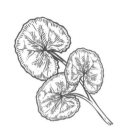

❶ 雷公根 *Centella asiatica*

療效：我們通常把它當作基底油使用，它有苦和涼的特質，可以平衡三種督夏。

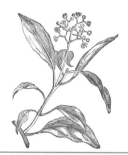

❷ 樟　樹 *Camphor*

療效：用來增加流動性；它能透過呼吸排出，因此被用來處理呼吸系統的不適。

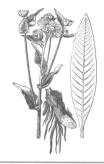

❸ 土木香 *Inula*

療效：我們也可以用土木香（inula）來替代大花土木香（elecampane），能降低 Kapha 和 Vata、增加 Pitta，對應胸腔和肺部。

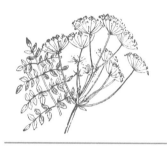

❹ 沒　藥 *Myrrh*

療效：有乾化、收澀的作用，能平衡三種督夏，不過用量較高時可能助長 Pitta。

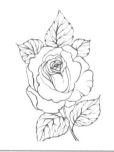

❺ 玫　瑰 *Rose*

療效：苦、辣、澀、甜、涼，可帶來清涼、安撫的效果，平衡三種督夏，並消除心靈和眼睛中的 Pitta。據說玫瑰 attar（收集桶中加入檀香來蒸餾的玫瑰精油）對於性器官和心靈有清涼和滋補的作用。

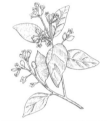

❻ 檀　香 *Sandalwood*

療效：苦、甜、澀、涼；可以控制各種督夏，但對 Pitta 有更多生理上的助益。它可以用來啟迪心智、增加集中度。

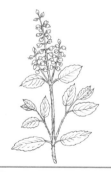

❼ 穗甘松 *Spikenard*

療效：可以平衡三種督夏，促進覺知、強化心靈。

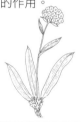

❽ 神聖羅勒 *Tulsi (holy basil)*

療效：辣、苦，性熱；可以控制 Vata 與 Kapha，但可能增加 Pitta。它的用途多元，包括淨化、排毒、驅除黏液、改善痙攣。甜羅勒精油也有雷同的作用。

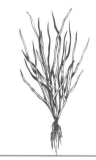

❾ 岩蘭草 *Vetiver*

療效：苦、甜，非常清涼。可以大幅降低 Pitta、減少 Kapha。在炎熱的夏天，印度人會加在水中保持清涼，避免 Pitta 爆發。線香或精油都可沁涼心緒，幫助集中（Svoboda 2004）。

脈輪

據《吠陀經》所言，人類是靈魂的肉體形式，也就是說，我們是以肉身方式存在的一種能量場綜合體（Bhagwan Dash 1989）。這樣的說法和許多古老的信念一致——從中國的道教，到遠至西伯利亞、北美、南美的薩滿教，以及澳洲與非洲原住民的古代先知等等，這些人們都與自然有著密切相連的關係。

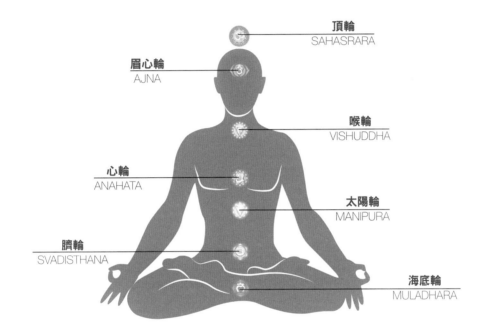

《吠陀經》對於我們的能量體也有詳細的說明。在身體中循環流動的能量能幫助我們維繫健康，這些能量會在身體的某些位置成漩渦狀聚集，這就是所謂的脈輪（*chakras*，梵文中「輪」的意思）。人體中有無數個微小的能量漩渦，通常會沿著某些路徑，或說是**能量穴位**（*marmas*）排列。這些能量點可以系統性地運用在針灸當中（和中醫的針灸並不見得不同），用來化解阻塞、疏通能量流。

人體當中有七個主要脈輪，位在身體的中線，並且能前後延伸大約一步的距離（Angelo1997）。這七個主要脈輪和各種腺體與內分泌系統的實際位置和功能有密切的對應關係。從底部開始，這七個脈輪分別是：海底輪、臍輪、太陽輪、心輪、喉輪、眉心輪與頂輪。這七個脈輪分別可以對應到特定情緒，靈魂的啟蒙之旅也唯有在七個脈輪通暢自如的時候，才可能完成。最後我想提醒：能量觀點和分子論並不互斥，在實際操作上，兩者可以結合得非常好。

精油與脈輪

圖騰	顏色	陳述	適合的精油
頂輪	紫色	頂輪（Sahasrara）能直接連結到「純意識」（Pure Consciousness），處理所有和精神和靈性有關的事物。當頂輪完全開展，將帶來啟蒙，或達到身靈合一的狀態，不過要達到這樣的狀態，其下的所有脈輪必須完全敞開、暢通。如果頂輪過早敞開，可能使個人過於「追求靈性」——反而似是靈魂迷失。	乳香、緬梔和穗甘松。
眉心輪	靛色	眉心輪（Ajna）（有時也叫做第三隻眼）和直覺與靈性知識有關。它扮演著統御性的角色，負責看管其下的所有脈輪。當眉心輪運作良好，個人便能在生活中信任自己的直覺，能有自信地追求靈性成長。當眉心輪失去平衡，個人對於直覺將會感到懷疑或困惑，可能過度思考或是合理化。這將會阻擋靈魂自然展現。	迷迭香、神聖羅勒和道格拉斯杉。
喉輪	藍色	喉輪（Vishuddha）和各種形式的表達與溝通有關，包括：舞蹈、藝術、音樂、語言等。唯有當溝通能夠自由流淌，靈魂才可能誠實、真實地表現出來。當喉輪平衡，個人將有能力自我表達，而且心口如一。如果喉輪「受阻」，表達能力會被壓抑，以致於很難與他人溝通交流。	快樂鼠尾草、真正薰衣草與甜羅勒。
心輪	綠色	心輪（Anahata）是靈魂與內在導師存在的地方，對應到愛、信任、同理和親密等高層次的情懷。心輪如果平衡，個人將能對自己和他人（包括萬物）展現出真誠的愛。如果心輪失衡，個人付出的愛可能受到壓抑，或者過分滿溢——成為令人窒息的愛。這樣的人可能很難對自己感覺滿意，也很難欣賞他人，並且對於接受和給予愛感到困難。	玫瑰、永久花和佛手柑。
太陽輪	黃色	太陽輪（Manipura）讓個人得以舒展、表現自己的意念和心智。太陽輪負責連接心智和來自恐懼的低層次情緒（例如焦慮、不安全感、嫉妒、憤怒）（Angelo 1997）。太陽輪如果運作良好，很自然就能進入成長和成熟的狀態；若是太陽輪阻塞，心中的「創傷孩童」（wounded child）就可能浮出水面，因為負能量沒有被妥善處理，導致和恐懼有關的情緒浮現出來。也可能出現不負責任的情況。	萊姆、苦橙、羅馬洋甘菊和天竺葵。
臍輪	橙色	臍輪（Svadisthana）和創造力與性慾有關。這是存放喜悅之地，也是「內在小孩」歸屬之處。臍輪失去平衡，性慾的表現可能過多、過度，或者完全被抑制、隱藏起來。藝術表現也是一樣，完全抑制或是過度展示，都可能表示個人有臍輪失衡的問題。	茉莉、依蘭、廣藿香和檀香。
海底輪	紅色	海底輪（Muladhara）連結自然和大地，處理和生存有關的知覺或本能；對應到性、食物、攻擊性與自我防衛。當海底輪失去平衡，我們很可能會變得好戰好鬥、過度的重視物質，也或者成為另一種極端，失去和大地與自然的連結（通常重視靈性成長的人，比較容易出現這樣的現象）。	薑、蓮花與穗甘松

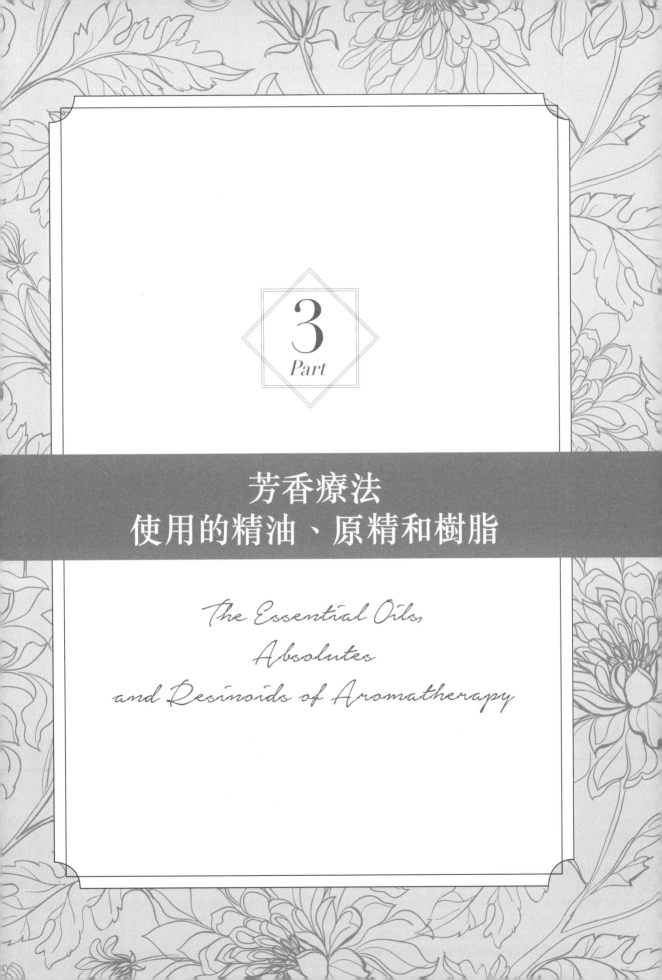

3
Part

芳香療法
使用的精油、原精和樹脂

The Essential Oils,
Absolutes
and Resinoids of Aromatherapy

Chapter 07 | 芳香療法中的基本植物學概念

　　在第三部，我們會先從植物學的角度，來了解其中對現代芳香療法產生影響的幾個面向。接著，我們會以精油的植物科屬為排列順序，一一介紹各種精油。分類學（taxonomy）應該算是其中最重要的概念，因為在我們辨識、購買精油的時候，來源植物的拉丁學名是最重要的依據。

分類學：生物的分類原則

　　分類學是關於分類原則與分類方式的一種系統性研究，而瑞典自然學家卡爾・馮・林奈（Carolus Linnaeus，這是他的拉丁文名字）是公認的現代生物分類學之父。有機體的分類方式並不只一種，每一種分類系統都各有優缺點。不過，一個好的植物分類系統，應該要能幫助人們快速地辨識出植物的特性，例如它的外型、生理機能和構造等特徵，以及它和自然界的關係等等。

　　目前出現在地球上的生物已超過1,200萬種。它們維持生命所需的條件大致上一致，而且都是以細胞為單位所組成。這些生物可以被分成三大類，這三個不同的類別又稱為「界」（kingdom），可參見表7.1。而在植物界當中，有兩個組別在芳香療法中格外重要，也就是針葉植物（裸子植物）和開花植物（被子植物）。

表7.1　生物的分界

界	特色	代表成員
原生生物界	• 單細胞生物 • 或者 • 沒有發展出複雜組織／器官的多細胞生物	• 原蟲（例如：阿米巴原蟲） • 藻類（例如：綠藻、海藻、藍綠藻） • 細菌 • 病毒 • 真菌 • 酵母菌 • 黏菌
植物界	• 含有葉綠素 • 無法移動（缺乏收縮纖維） • 主體由許多細胞構成，這些各司其職的細胞進一步形成了組織與器官 • 擁有生殖器官，由許多輔助細胞組成 • 會繁衍下一代，這些尚未完全發育的胚胎會在植物母體當中存留一段時間，接受保護和滋養	• 苔、蘚等原始植物 • 蕨類植物 • 針葉植物（裸子植物） • 開花植物（被子植物）
動物界	• 不含葉綠素 • 可以移動（有收縮纖維） • 由多種細胞所構成（是多細胞生物）	• 海綿動物 • 水母 • 蟲 • 軟體動物 • 蜘蛛 • 昆蟲 • 海星 • 魚類 • 兩棲類 • 爬蟲類 • 鳥類 • 哺乳類

植物界的分類學

根據《國際植物命名法規》（International Code of Botanical Nomenclature)的規定，植物界的主要類屬包括：

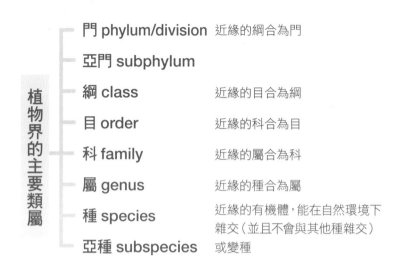

門 phylum/division　近緣的綱合為門

亞門 subphylum

綱 class　　　　　　近緣的目合為綱

目 order　　　　　　近緣的科合為目

科 family　　　　　　近緣的屬合為科

屬 genus　　　　　　近緣的種合為屬

種 species　　　　　近緣的有機體，能在自然環境下
　　　　　　　　　　雜交（並且不會與其他種雜交）

亞種 subspecies　　或變種

植物界的主要類屬

如果舉個例子來說明，就能很容易了解上面所說的植物分類方式。請參見表7.2，來看看美洲野薄荷（*Mentha arvensis*）的分類以及底下的三個不同亞種：

表7.2　美洲野薄荷（*Mentha arvensis*）的分類方式和品種說明

分類	類目	說明
界	植物界	植物界
門	維管植物門	構造中含有傳輸水分的系統（維管束）
亞門	羽葉亞門	有葉子的植物
綱	被子植物綱	即開花植物，包括多年生、兩年生與一年生的草本植物，以及多種喬木和灌木
亞綱	雙子葉植物亞綱	有兩片子葉的植物
目	管狀花目	管狀花目底下的植物，大多是葉片互生或對生的單葉草本植物，花瓣有可能融合成為管狀
科	唇形科	這是一個龐大的家族，其中包含許多帶有芳香氣味的一年生／多年生草本植物和小型灌木。這些植物擁有以下的共同特點：莖的橫斷面為方形；五片花瓣融合成管狀，尾端形成兩片獨具特色的唇形瓣—這也是「唇形科」的名稱由來。唇形科也被常被稱為薄荷科（mint family）
屬	薄荷屬 *Mentha*	這個屬大約有 25 種芬芳的多年生植物，也有少數是一年生植物
種	野薄荷種 *arvensis*	就是野薄荷，是一種生長在疏鬆土壤的薄荷
亞種	毛薄荷 var. *villosa* 亞洲種薄荷 var. *glabrata* 日本薄荷 var. *piperascens*	看起來毛茸茸的，因為表面覆滿柔軟的腺毛 葉片看起來相當平整，似乎沒有腺毛一樣 一般所說的日本薄荷

　　薄荷是一種普遍常見的烹飪和藥用香草，其中有許多不同的種類，包括芳香療法中會用到的歐薄荷和綠薄荷。這兩種薄荷屬於不同的種——歐薄荷的種名是*piperita*，而綠薄荷的種名是*spicata*。不過，這些薄荷都歸在同一個屬底下，也就是薄荷屬（*Mentha*）。薄荷屬又和其他近緣植物共同隸屬於一個更大的科，也就是唇形科（Lamiaceae）。唇形科包含許多大家熟悉的香草植物，例如迷迭香、甜馬鬱蘭、百里香和薰衣草等等。同樣地，唇形科也和其他近緣植物共同隸屬於一個更大的目，叫做管狀花目（Tubiflorae），管狀花目又隸屬於一個更大的族群，也就是雙子葉亞綱（Dicotyledonae），陣仗龐大的被子植物綱底下只有兩個亞綱，這便是其中之一。

　　在綱與目底下還可細分成許多亞綱、亞目，不過大概只有植物分類學家才會興致勃勃地仔細研究。芳療師只需要知道，從植物學名就可以看出它隸屬的屬和種，而有些時候，也會以亞種來區隔不同品種。我們繼續回到薄荷屬，美洲野薄荷的學名是*Mentha arvensis*，但它底下還有三個不同的亞種（或變種）。變種的名稱會接在植物學名之後，先以「var.」這個縮寫字作為標示（variety的縮寫），隨後加上另外一個拉丁文名稱。野薄荷的三個變種分別是*Mentha arvensis* var. *villosa*、*Mentha arvensis* var. *glabrata*和*Mentha arvensis* var. *piperascens*。

　　當兩個同種植物相互交配，就會產生雜交種。雜交可能在野外自然發生，也可能由人工培育出來。當植物拉丁學名的屬名與種名之間出現「×」記號，就表示這是一種透過雜交產生的植物。舉例來說，歐薄荷的拉丁學名是*Mentha×piperita*，它正是水薄荷（*M. aquatica*）與綠薄荷（*M. spicata*）雜交而來的品種。此外，還有所謂的栽培種（cultivar）。栽培種是一種變異品種，起先它可能是透過自然繁衍或人工培育得出的品種，但進而被特別栽培繁衍下來，以保留它獨特的性徵。例如檸檬薄荷（*Mentha × piperita* 'Citrata'）就是一例。

　　在芳香療法或芳香醫療的領域中，還有另一個概念需要列入考量——化學類型（chemotypes）。有些時候，同屬同種的植物所萃取出來的精油，化學成分也可能有相當大的差異——這些多到難以細數的差別，已經不是用各種次要的、自然的或常態性的條件差異就可以說明清楚。這些變化可能來自外在條件，例如地理環境、氣候環境，或是內在條件，例如基因。舉例來說，迷迭香（*Rosmarinus officinalis*）精油就可以分成三種不同化學類型：樟腦迷迭香（*R. officinalis* CT camphor）、桉樹腦迷迭香（*R. officinalis* CT 1,8-cineole）和馬鞭草酮迷迭香

（*R. officinalis* CT verbenone）。

有些植物在拉丁學名的後面，還可能附帶著人名，或是人名的縮寫。這些人名是最初辨識出這種植物，並且（或）為這個植物進行命名的植物分類學家／植物學家的名字。例如以下幾個例子：

- **丁香花苞精油**是來自*Syzigium aromaticum* L.（或者寫作Linn.）這種植物。這表示丁香樹是來自浦桃屬（*Syzigium*），種名為*aromaticum*，這是一種沿用林內的植物分類系統做出的歸類。
- **史密斯尤加利**（*Eucalyptus smithii* Baker）是一種桉屬（*Eucalyptus*）植物，種名為史密斯（*smithii*）。在歐美國家它是相當常見的植物，俗稱為鷗膠（gully-gum）或史密斯膠（Smith's gum），這是由植物學家貝克（Baker）所做的分類。
- **大馬士革玫瑰**的學名是（*Rosa damascena* Mill.），名稱來自分類學家米勒（Miller）。

在適當的情境下，用拉丁學名指稱精油的來源植物相當重要——如此一來，才能準確反映出精油的自然本質。因為某些時候，僅僅使用俗名不夠精準。不過，在芳香療法的文獻資料中，通常不會把分類學家的名字也列出來。植物的拉丁學名應該以斜體字標示，屬名的第一個字母大寫，而種名則全以小寫標示。先前已提過的屬名，當再次提及時，通常會用大寫字母的縮寫來標示，例如*R. damascena*。

裸子植物與被子植物

所有的芳香植物都來自羽葉亞門（*Pteropsida*），這個亞門底下包含三個綱，分別是：

1. **真蕨綱**（*Filicinae*）：蕨類植物。
2. **裸子植物綱**（*Gymnospermae*）：裸子植物是像樹一樣、會孕育出種子的植物，例如松杉柏等針葉樹。它們是泥盆紀、侏羅紀和白堊紀前期時，生長在地表的主要植物。裸子植物綱底下有某些植物可以萃取精油。
3. **被子植物綱**（*Angiospermae*）：被子植物就是開花植物。它們是目前地表上最主要的植物種類，包含超過20萬種植物。在目前的植物界裡，不屬

於開花植物的植物種類，大約只有3萬4千種。許多芳香植物都隸屬於被子植物綱。

大部分的裸子植物都是常綠喬木和灌木，裸子植物綱底下還有三個目，分別是：

裸子植物綱	蘇鐵目 Cycadales	蘇鐵是外型和棕櫚近似的植物，生長在熱帶和亞熱帶地區。目前，蘇鐵目底下只有一個科仍存活著，這個科底下有九個屬，大約包含一百種植物。
	銀杏目 Ginkoales	只有一種植物順利存活到現在——就是銀杏（Ginko biloba），它是一種高大的落葉喬木。
	松柏目 Coniferales	松柏目植物是目前最廣泛常見的裸子植物。松杉柏等針葉樹的分布區域相當廣泛，並且可以在冷酷的環境下存活。它們大部分是常綠喬木，最明顯的特徵就是針狀的葉片，它們的種子則形成於毬果之中。松柏目底下有幾個科都擁有能萃取精油的植物品種，其中最知名的就是松科（Pinaceae）和柏科（Cupressaceae）。各種紅杉（sequoia）、雲杉、松樹、側柏、絲柏、扁柏（Hinoki wood；檜木）、雪松和杜松，都是松柏目底下的植物。

而被子植物這個成員最龐大的綱，則又可以分成兩個亞綱：單子葉植物亞綱和雙子葉植物亞綱。區分這兩個亞綱的基準，就是種子胚所長出的葉片，也就是所謂的子葉。子葉也具有為種子胚乳儲存養分的功能。

被子植物兩個亞綱	單子葉植物亞綱 Monocotyledonae	單子葉植物是只有一片子葉的開花植物。從成熟植物的外觀可以辨別出來，它們的葉片通常細長而窄，葉脈平行；花瓣數目是三的倍數，根系呈纖維狀，並且有數之不盡、無處不在的維管束（用來傳輸水分）。現在世界上大約有5萬種單子葉植物，包括禾本科當中的玉米、麥、稻米和各種穀類食物，以及帶有芳香氣味的檸檬香茅、薑草、玫瑰草和岩蘭草等等。除此之外，包括百合、蘭花、鳶尾花、鬱金香，以及洋蔥和蘆筍等作物，也都是單子葉植物。單子葉植物幾乎很少出現形成層（一種存在於樹皮和木質部中間的組織），也幾乎不會進行次級生長，棕櫚科植物是其中少數的例外。
	雙子葉植物亞綱 Dicotyledonae	雙子葉植物是有兩片子葉的開花植物。成熟植株的特徵是葉片寬大，葉脈呈分支狀；花瓣數為四或五的倍數，具有宿存、強健的主根，維管束呈環狀排列。雙子葉植物和單子葉植物的另一項不同點在於，它們通常都有形成層，因此它們通常是木本或草本植物。雙子葉植物成員陣仗龐大，有將近15萬種，其中的植物種類也是各形各色，包括有落葉喬木、灌木、草本植物和仙人掌等等。

當我們對植物的基本生理構造與生理學機制進行了解，便能更進一步領會植物的芳香精質是如何生成。

植物的構造

在這個段落，我們將一一介紹植物的基本構造，從細胞、組織到整體構造。

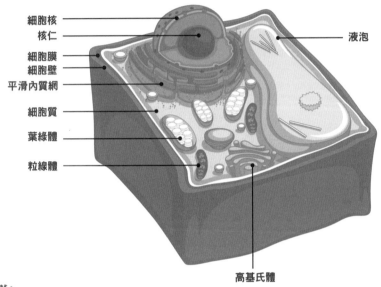

細胞核
核仁
細胞膜
細胞壁
平滑內質網
細胞質
葉綠體
粒線體
液泡
高基氏體

植物細胞

　　植物細胞和動物細胞有許多不同之處。植物細胞具有細胞壁，而動物細胞則是細胞膜；此外，植物細胞還擁有一種叫做「質體」（plastid，也稱為色素體）的細胞器。一個活生生的植物細胞，是由「原生質體」（protoplast）和包圍在外的細胞壁所組成。細胞壁由纖維素構成，纖維素既堅固又有能滲透物質的孔洞，可以支撐起整個植株。細胞壁有保護的作用，不僅能支撐植物細胞，也可以在水分和可溶性物質進出細胞時提供通道。有些植物細胞還有次級細胞壁，這是在原生質體和初級細胞壁之間的另一層細胞壁。這些額外形成的層層細胞膜質，是由一種更堅固的木質性物質所構成，也就是木質素。

　　在植物細胞內部，則有各種細胞器。其中許多細胞器的功能，都和動物細胞中對應的細胞器功能相仿。細胞核當中有被核膜包裹的染色體。粗糙內質網是一個複雜的膜狀結構，存在於細胞質當中（細胞質是細胞內部除了細胞核以外的部分），有時這裡會出現核醣體，它們主要的工作是合成蛋白質。**平滑內質網**則沒有核醣體附著其中，它主要負責合成多醣、類固醇等物質。

　　高基氏體是一個大量層疊的膜狀構造，有時它會和內質網相連接，使蛋白質能

被傳送到高基氏體當中，並在其中聚合成細粒，再從細胞排出。同樣地，多醣和黏液在排出細胞之前，也可能先在高基氏體內聚合、處理。**粒線體**是負責細胞呼吸的細胞器，它也能將食物分子轉化成為細胞所需的能量，也就是「三磷酸腺苷」(ATP)。

前面提到的細胞質體，事實上是存在於大部分植物細胞質當中的多種細胞器。它們被包裹在雙層薄膜當中，各有不同的大小和構造。**有色體**（*Chromoplasts*）當中含有色素，例如紅色與黃色的類胡蘿蔔素，能為植物組織增添色彩。**白色體**（*Leucoplasts*）不帶有色素，因此是無色的，它主要的功能是儲存，例如負責儲存脂質（不是精油）的**油粒體**。然而，植物細胞中最重要的一種**質體**，就是外形像個大圓盤一樣的葉綠體（*chloroplast*）。葉綠體當中含有葉綠素，是植物光合作用不可或缺的一種色素。葉綠素能捕捉陽光的能量，使它能被轉化成植物所需的養分。

液泡（*Vacuoles*）位在細胞質當中，是一種充滿液體的「泡狀物」，外圍覆有薄膜。液泡在年輕的植物細胞裡數量多到數不盡，但當植株成熟，這些液泡將會結合，在細胞中央形成一個大型液泡，裡面存放著分解過的養分、廢物和色素。偶爾在植物細胞裡也會出現結晶和油點。其中，最普遍的結晶是已沉積成為鈣鹽的結晶，它們通常被薄膜包覆著。細胞質中的油點則沒有薄膜作為區隔，它們是細胞當中富含能量的燃料。

由此可知，植物細胞和動物細胞有許多不同之處，進而發展出相當不同的組織類型。

植物組織

植物的細胞可以組織歸類成植物組織，不過植物組織的分類方式依然和動物組織有所不同，而且植物組織的分類主要和組成的細胞功能有關。

(1) **分生組織**（*Meristematic tissue*）當中，絕大多數都是正在進行分裂的細胞。它的主要角色是創造出新的細胞壁，不過分生組織並不是永無休止地不斷分裂──它會有自己的休眠期。「頂端」（根或莖的尖端）分生組織是開花植物的特色之一，出現在嫩枝與根的頂端。上下銜接著不同組織的

分生組織則稱為「居間」分生組織。而形成層則是位在樹皮和木質部之間的「側生」分生組織。

(2) **表皮組織**(*Epidermal tissues*)是分布在植株外層表面的細胞,包括葉片、嫩莖和根。在某些植物器官當中,表皮組織是恆久不變的(例如葉片),但在成熟植株的某些部位(例如成年樹木的樹皮),表皮組織就可能被其他組織替換取代。表皮組織的主要功能是保護和防禦,提供支撐力、構成結構、帶來彈性(使植株能夠生長)、透光度(使光進入細胞形成光合作用)、透過氣孔進行氣體交換(後續會再說明),以及防止水分散失。葉片的表皮組織可能覆有角質層,它是由角質所構成的防水面。「毛狀體」是從表皮組織另外發展出來的構造,它們可能是單純的纖毛,或是更複雜的多細胞結構(在說明植物揮發油的段落中,我們會更詳細地討論植物的毛狀體)。從植物內部發展出來的構造叫做「突出體」,棘刺就是其中一個例子。

(3) **光合組織**(*Photosynthetic tissue*)只出現在地面上的植株當中,尤其是葉片。不過在嫩莖、葉柄(葉片到莖部的連接)和萼片(用來保護花朵的變態葉)中,也含有光合組織。光合組織存在葉肉之中,就在表皮組織的下方。大部分的光合組織都被歸類為「薄壁組織」。能行光合作用的薄壁組織是由鬆散的細胞所構成,當中有無數的葉綠體和液泡,細胞壁通常細薄,而細胞間的空間則有利於氣體分布。

(4) **維管組織**(*Vascular tissue*)由維管系統組成,負責在植物體內傳輸各種物質。維管組織又可分為**木質部**(*xylem*)和**韌皮部**(*phloem*),兩者緊密相關,但在結構和功能上卻頗有差異。木質部負責將水分從根部傳輸到地面上的植株,傳送的方向是由下往上。而除了輸送作用之外,木質部也為植株提供支撐,因為形成木質部導管外壁的次級細胞壁均已木質化。木質素是一種複雜的碳水聚合物,它能讓木質部組織對於擠壓和張力的承受度更高。韌皮部則負責把植株經光合作用和新陳代謝所形成的產物,朝向下方傳送。其中包括兩種負責傳導的細胞,也就是篩管(被子植物)和

篩細胞（裸子植物），這些細胞固然可能擁有厚實的細胞壁，但卻不會被木質化。此外，韌皮部當中也包括某些和傳輸養分一點關係也沒有的細胞與纖維，韌皮纖維可能擁有非常厚實的細胞壁，並且可能被木質化。

(5) **支持組織**（*Strengthening tissues*）對所有植物來說都是相當重要的一種組織，因為它們能幫助植物在自然環境中屹立不搖，同時有助於克服地心引力。支持組織主要分為兩種：厚角組織（*collenchyma*）和厚壁組織（*sclerenchyma*）。**厚角組織**是具有生命力的組織，能為生長中的植物提供支撐力，通常分布在薄壁組織當中。厚角組織具有初級細胞壁，它會因纖維素和果膠等結構性多醣成分而增厚。它通常存在於植株地面上的莖或葉柄，在皮層下方形成束狀層。**厚壁組織**則具有增厚的次級細胞壁，次級細胞壁是細胞停止生長後，在初級細胞壁內形成的另一組細胞壁。次級細胞壁通常已經木質化，當中的細胞也通常已死亡。厚壁纖維（細胞）通常圍繞著維管組織分布，例如木質部和韌皮部。這些纖維呈束狀，成為強韌而有彈性的纖維束。例如麻線就是取亞麻韌皮部中的厚壁纖維製造而成。石細胞（*Sclereids*）也是一種厚壁組織，不過它們並不像纖維一樣呈長條狀，而是以不規則的形狀出現。它們可能單獨存在，也可能聚在一起成群出現。例如堅果的外殼就是一種緊密成層的石細胞，水梨果肉中粗砂般的質地就是石細胞群聚出現的例子，而茶葉的葉肉當中也有一種單獨出現、呈分枝狀的石細胞。

(6) **儲藏組織**（*Storage tissues*）負責存放新陳代謝過後的剩餘產物，供應植物生長或進一步新陳代謝的需要。儲藏組織就像光合組織一樣，也是一種薄壁組織，它們的細胞通常較大，位在負責新陳代謝的組織周遭。有些時候，葉肉也是一種暫時性的儲藏組織，可以暫時存放光合作用的產物，不過多數植物都有特定的儲藏部位。舉例來說，澱粉（植物中最常見的碳水化合物）就是以不可溶的顆粒形式，存放在莖或塊根等特別器官的細胞質當中；蛋白質則可能以不定形或是結晶的狀態存放在種子或塊莖當中；脂肪和油脂則可能存放在果實和種子中。

被子植物的主要構造

了解各種植物組織的種類和功能之後，我們接著看看這些組織是如何系統性地組成植物結構。

| 根 | 位在地面以下的植株部位叫做根部。 |

它是專門負責錨定植物位置、吸收養分的組織，有時候也負責儲存養分。某些植物，例如蒲公英，就有非常明顯、主要的根系，這種根也叫做主根。植物的根系也可能出現分支、形成側根，有些植物甚至有非常龐大而茂密的分支，看起來就像纖維一樣。除此之外，根還有許多變異形式，例如氣根和攀緣根。

由於錨定和吸收是根的主要功能，其中的維管組織通常會在中心構成一個堅固的圓柱，稱為中柱（stele）。這將使植物的根部能良好地承受各種張力和壓力。根的尾端是根毛，這是一種凸出的表皮細胞，它們能直接接觸土壤、增加吸收面積，從土壤中吸收水分和分解後的養分。

| 根莖 | 根莖是在地面下水平生長的地下莖，它們會不斷分支，是植物繁衍的方式之一。 |

有些根莖富含纖維，有些則多半是肉質。這些塊頭大的肉質根莖負責存放植物過冬所需要的養分，並且在春天到來時供應生長所需。舉例來說，鳶尾草精油就是取自鳶尾草的根莖。塊莖則是根或根莖上形成的突起物，它們是負責存放第一個生長季節留下來的物質，到了第二個生長季節能再次生殖繁衍。例如大理花和馬鈴薯都是常見的塊莖例子（分別是根部和根莖類的塊莖）。

| 莖 | 莖是地面上的植株（也叫嫩枝），會長出葉片、花朵和芽苞。 |

植物的莖部含有維管組織，能從根部將水分和養分輸送到地面上（木質部），也把葡萄糖等光合作用的產物從葉片輸送到需要的植株部位（韌皮部）。

單子葉植物和雙子葉植物不同的維管系統分布方式		
雙子葉植物的 維管束成環狀排列	橫切面來看	單子葉植物的 維管組織則以不規則狀分布

植物的莖會伸長、分枝，使葉片能暴露在陽光下、花朵呈現適合授粉的姿態。植物的莖部可能是一個主莖、主幹加上側枝，也可能有數個同樣顯眼的莖部。莖的構造相當複雜，從橫切面來看，單莖內部構造包括位於中央的髓（一種無生命的薄壁組織），髓的外部圍繞著一層澱粉鞘，其外便是維管組織和形成層。莖的外部則是皮層，皮層由幾個同心層狀組織構成，包括光合組織和厚角組織。位於最外層的組織則是表皮和角質層。木質化的莖幹還會有一個叫做栓內層的同心層狀組織，這是一種次生皮層，能生成木栓（或稱軟木）。

樹皮是在栓內層外部生成的組織，也是表皮死去剝落後留下的組織。樹皮有可能有裂紋（例如榆樹），也可能像鱗片一樣脫落（例如梧桐樹），或呈環狀剝落（例如樺樹）。任何一種具有連續軟木形成層的莖幹，表面都會形成一種叫做皮孔的組織，皮孔能讓植株內部和外部環境交流，也就是「通風」。

葉片	葉片是植物光合作用主要發生的位置， 葉片的結構也反映了這項主要功能。

構成葉片表面的是表皮組織，其外有一層蠟狀的保護膜，稱為角質層（由角質和纖維素構成，角質是一種脂肪酸聚合物），角質層能防止葉片中的水分被蒸發，因此葉片的上、下表皮相對來說較不具穿透性，不過葉片上有一種叫做氣孔的孔隙，能和周圍環境進行氣體交換。每一個氣孔由兩個保衛細胞組成，當保衛細胞中的壓力出現變化，中間的氣孔便隨之打開或關閉。

葉片中的光合組織就位在上表皮的下方。最靠近表面的細胞雖然瘦長而緊密，但仍有空隙存在其中，形成所謂的「柵狀層」。這些柵狀細胞當中有許多葉綠體，而且因為這些細胞離葉片表面最近，因此接觸到的光線強度最強。柵狀層的下方就是葉肉（也就是指葉片的中間部位）。葉肉由薄壁組織構成，這是植物最主要行光合作用的地方。這些薄壁組織裡面稀鬆地分布著含有無數葉綠體和液泡的細胞，它

們的細胞壁由纖維素構成，厚度細薄，細胞之間有空隙，使氣體能分布其中。這些細胞綿延成網，透過氣孔和外在環境連結。

植物的葉片有非常多種形式。單葉只有一個廣闊而平展的葉部（葉身），而複葉則可能在葉柄上再分出諸多小葉。

複葉又可分成	葉片也有各種不同的形狀
羽狀複葉：小葉在中脈的兩側排成兩排 **掌狀複葉**：從同一點延伸出四或五個小葉 　　　　　　例如：七葉樹。	**劍　形**：兩端呈尖狀的細窄葉片 **卵　形**：葉片最寬的地方連接著葉柄 **披針形**：從葉柄逐漸窄合成尖狀 **心　形**：例如紫羅蘭葉

就連葉脈（葉片中維管束的分布）也有許多種：可能呈開放型，出現分支但彼此無交集；也可能呈網狀，也就是葉脈的分支形成一個細密的網絡；或者是平行，彼此之間由細小、交錯的網絡相連結。

花	花是植物的生殖器官， 它最主要的功能就是結出種子。

花朵通常會出現在莖部尾端稱為花梗的部位。花梗的尾端會日漸膨大，形成花托。花托當中包含植物的生殖構造。

植物的生殖細胞又叫做孢子	
小孢子	大孢子
雄性配子體 （花粉）	**雌性配子體** （胚珠）

被子植物的雄孢子和雌孢子都孕育在花朵中，而且大部分都位在同一朵花當中。花朵的雄性部位（雄蕊）會孕化小孢子，而雌性部位（心皮，或雌蕊）會孕化大孢子。雄蕊是一條細長的花絲，頂部承托著帶有花粉的花藥。黃色的花粉粒（小孢子）就是在花藥的花粉囊當中形成。大多數花朵的雌蕊都不只一個，而是多個雌蕊合生在一起。

雌蕊的構造

柱頭：負責承接花粉，通常位在細柄狀的花柱上。

花柱：引導花粉抵達胚珠的管狀物。

子房：被子植物生長種子的器官。

胚珠：位在中空的子房當中。

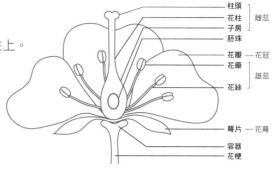

花粉必須從花藥抵達柱頭，才能形成種子。這有可能在同一朵花中發生（自花授粉），或是在不同的花朵中完成（異花授粉）。常見的傳粉媒介有風、昆蟲和鳥類等。當花粉抵達柱頭，就完成了授粉。柱頭通常有黏性，讓花粉能附著在表面。接著，花粉管會被子房中胚珠（雌性生殖細胞）分泌的化學物質所吸引，沿著花柱一路延伸到子房當中。於是，胚珠便在子房中受精，受精後的胚珠會形成胚胎，胚胎外部包覆著一層提供營養的組織，也就是胚乳。經過有絲分裂後，逐漸形成種子。

授粉、受精，以及胚胎和胚乳的形成，都和植物荷爾蒙有關。以果實來說，覆蓋在果肉外部的「果皮」，就是從花朵中包覆種子的子房外壁組織發展出來。

在多數情況下，花朵的器官都是以同心圓的方式排列，雌蕊在中央，被雄蕊包圍。分布在雄蕊外的葉狀結構則可統稱為花被，最外圍的是萼片（最後成為花萼），內部則是花瓣（最後成為花冠）。

就像葉片一樣，生物學中用來表示花朵構造的用詞也相當豐富。「花冠」是所有花瓣的統稱，有些植物的花瓣融合在一起，此時就會形成所謂的「花冠筒」。從花冠筒另外生出的一組冠狀構造則稱為「副花冠」，在水仙花等植物身上相當常見。

而花序是指當花朵數量不只一朵時，彼此之間排列的方式。花序通常含括花朵、苞片（一種變態葉）、主花梗（花序的主軸）和次花梗（支撐單一花朵的花枝）。比較常見的花序有兩種：一種是總狀花序，也就是次花梗上的每一朵花都銜接在主花梗上，例如魯冰花和金雀花；另一種則是聚繖花序，也就是主莖和旁枝的頂端組織失去了分生的能力，進而分化成為花朵。主莖頂端的花朵通常會較早成熟。除此之外，圓錐花序是一種進一步分枝排列的總狀花序，秋海棠就是代表性的例子；而穗狀花序則是一種無柄的總狀花序，花朵直接長在長長的主莖上，沒有花梗連接，薰衣草就是一例。至於繖形花序，則是指每一朵花的花梗都是從主莖頂端的同一個

起點向外延伸，代表性的例子是百子蓮。而繖形科植物更是因為以繖形花序為明顯的外觀特色而得此名。菊科植物（例如向日葵）以頭狀花序為特色，有大量的管狀花緊密排列在中央，舌狀花則呈環狀圍繞在外。

> **果實** 當一個或多個種子在子房壁中逐漸生長成熟，
> 包覆在外的子房構造就會形成植物的果實。

換句話說，子房壁最後可能變成我們常見的果皮——例如許多水果和莓果都有這麼一層多肉可食的外皮。有些時候，植物的果實也會包含花被（負責在花朵生殖部位發展期間提供保護的構造）、花托、苞片和次苞等構造。這種時候，就會形成所謂的附果，或稱假果，例如草莓和玫瑰果都是附果的例子。

果實又可分為肉果和乾果。肉果是指果實的中果皮（果皮的中層）逐漸形成果肉，果肉可以引誘動物取食，進而成為散布種子的中介。乾果（例如堅果類）就不是這麼一回事了。果實還可以按「開裂」和「不開裂」分成兩類。開裂的果實會逐漸裂開，以散布種子，而不開裂的果實則只會在意外損傷、外部腐壞時釋放出種子，否則種子會在果皮內萌芽。

> **種子** 一般來說，種子的個頭都很小……當然也有例外，
> 例如：向日葵的葵花籽就相對大了許多。

每一個種子都含有胚，能夠逐漸發展成幼苗，並且供應幼苗初期生長所需的養分。這些養分儲存在胚乳中。種子儲存的養分各有不同，有時候是大量的澱粉（例如米），而有時候也有蛋白質，有些種子則會儲存油脂。此外，維生素、礦物質與荷爾蒙也是養分的一部分。胚和胚乳都被一層「種皮」包裹、保護著，而單種子果實和多種子果實的情況又會有所不同，例如某些禾本科植物的果實中只有一個種子，它的種被就可能和果皮密合在一塊兒。

現在我們已經了解植物各部位的構造，接下來進入植物的主要生理運作方式。

植物生理學

新陳代謝

　　新陳代謝指的是有機體和所處環境之間的物質、能量交換，以及有機體如何在體內進行物質、能量的轉換。在新陳代謝過程中，物質之所以能發生生物化學上的變化，是因為有酶（酵素）這個催化劑。生物催化劑是一種化合物，它能加速生化反應的速度，並且在催化的過程中不會被用盡。酶是一種專門催化生物反應的蛋白質分子，它們有高度的專一性和強大的活性，使生物細胞在正常生理溫度和各種pH值當中，都能良好地運作。

　　因此，我們可以把新陳代謝看成是細胞、器官或有機體當中所有酶反應的統稱。對植物來說，重要的新陳代謝方式有兩種：光合作用與呼吸作用。

同化代謝（合成）與異化代謝（分解）

　　新陳代謝又可以大致分成兩種，也就是同化代謝和異化代謝。同化代謝是微小、單獨的分子，結合成大型複雜分子的過程。同化代謝也叫做合成代謝，是生物生長、修復和繁育所需的重要步驟。同化代謝會消耗能量。異化代謝則是複雜的生物分子（例如糖類、胺基酸、脂肪酸和甘油）被分解成小分子的過程。異化代謝有許多不同階段，到最後，單一生物分子會進一步被分解成二氧化碳和水。異化代謝會釋放能量。

　　各個不同的新陳代謝步驟會在細胞中的特定部位進行。舉例來說，異化代謝最終步驟所需要的酶存在於粒線體，而同化代謝中的蛋白質合成則在核糖體。光合作用發生在葉綠體的質體（色素體）當中。細胞新陳代謝的最終產物會不斷地流通轉移。

　　每一個具有生命的有機體，都需要穩定的能量來源來維繫生命，這些能量來自生物分子，像燃料一樣持續供應所需。對大部分的生物來說，最主要的燃料就是葡萄糖。生物分子三磷酸腺苷（ATP）負責存放能量，當細胞提出需求，能量會從三磷酸腺苷的其中一個磷酸根釋放出來，留下二磷酸腺苷（ADP）。

光合作用

　　所有生命體的新陳代謝過程幾乎大同小異。動物以其他有機體創造出來的有機物質作為食物，因此牠們是所謂的異營生物。植物則是一種自營生物，只需要簡單的無機物質就可以轉變為它們的養分和燃料，例如：陽光。從陽光轉變成能量的過程，叫做光合作用。廣義來說，光合作用就是把陽光中的能量轉變成化學能量的過程。這個化學能量接著會形成葡萄糖，最終成為植物的養分。

　　光合作用發生在植物的葉綠體當中。植株上所有綠色的地方都有葉綠體，但是主要行光合作用的地點在葉片。葉綠體是一種具有兩層胞膜的細胞器，外膜內是一個大型的腔室，也就是基質，其內部有一個黏膜織構成的網絡，綠色扁圓型的膜狀物相互連接於其中，叫做類囊體。每一個類囊體的中央，都有飽含液體的內腔。有些類囊體會堆疊起來，成為「葉綠餅」。這些類囊體構成葉綠體中行光合作用的層狀構造。

　　葉綠素是能夠行光合作用的一種色素。它們會吸收紅色和藍色紫外線，並反射出綠光，這是為什麼植物會呈現出標幟性的綠色。葉綠素能吸收光線的能量，因此和光合作用中的光反應有關。葉綠素存在於葉綠體中，位在類囊體的葉綠餅層。我們可以把光合作用區分成兩種生物化學反應：光反應和暗反應。光反應發生在葉綠餅當中。當葉綠素從日光吸收了能量，就會啟動一連串的反應：水分子分解成氫原子和氧分子。這些氧分子會被釋放到外部環境當中，這是大氣層中氧氣的來源，對大部分的生物來說至關重要。而分解水分子所釋放的能量，則會把ADP和磷酸鹽轉變為ATP。這裡形成的ATP會在暗反應時派上用場。暗反應發生在基質當中，這是一種一連串的循環反應，稱為卡爾文循環（Calvin cycle）。透過暗反應，能把二氧化碳「處理」成葡萄糖。葡萄糖不僅是植物生長所需的一級燃料，也是合成更複雜的碳水化合物的起點。

　　光合作用反應可以用下面這條化學式來概括：

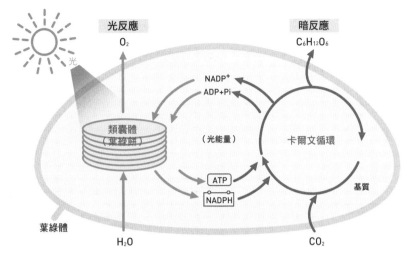

光合作用化學式：$6CO_2 + 6H_2O + \xrightarrow[\text{葉綠體}]{\text{光能}} C_6H_{12}O_6 + 6O_2$

（二氧化碳）（水）　　　（葡萄糖）　（氧）

簡單來說，這表示6個二氧化碳加上6個水分子再加上光能，就能形成1個葡萄糖和6個氧分子。光合作用形成的葡萄糖，會進一步轉換成澱粉、纖維素和其他的多醣。

細胞呼吸

細胞呼吸是細胞將有機物氧化分解的過程。這是一種異化代謝，由細胞內的粒腺體負責進行。細胞呼吸的過程會釋放出能量，這些能量可以接著用來進行同化代謝，也就是合成。細胞呼吸所釋放的能量大約有40％會存放在ATP當中。細胞呼吸的過程是將有機物和氧分子結合，並轉化為水和二氧化碳等最終產物。

其中包括兩個階段：首先是糖解，也就是透過雙磷酸己糖降解路徑（EMP），將葡萄糖降解成丙酮酸；接著，就會進入三羧酸循環（TCA cycle，也叫檸檬酸循環），這是所有有氧生物體內都有的一種生物化學反應，期間既會進行合成，也會分解。

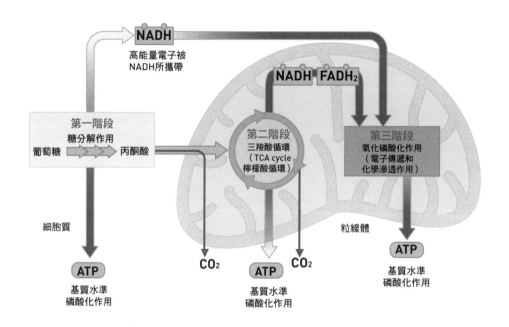

氣體交換

前面提到，葉片的主要功能就是行光合作用。光合作用需要大量穩定的二氧化碳來源，同時會產出等量的氧氣。這些氣體從地面上植株表面的氣孔進出，當氣孔兩側的保衛細胞內壓升高時，保衛細胞會脹大，而氣孔便隨之關閉。一般來說，當葉片接觸到光線時，氣孔會張開，到了晚上則會閉合。

二氧化碳透過氣孔進入海綿葉肉細胞之間的氣室。接著，它會溶於葉肉細胞表面的水膜，成為重碳酸離子，再穿過細胞壁、進入細胞內，在這裡被用來進行暗反應。

然而，根部與莖部的氣體交換和葉片相反，它們需要的氣體量並不大（根部不會行光合作用）。氧氣會透過根毛表面的水膜進入根部，進而擴散到細胞當中。根細胞中生成的二氧化碳會透過同樣的路徑，以相反的方向離開植物體內。有些老而粗壯的根表面沒有細小的根毛，而是一層粗厚的死細胞（木栓細胞），其中可能含有蠟質，會阻絕水分和氣體。不過，在這裡有一種叫做皮孔的構造，讓氣體能夠進出。土地若是淹在水裡，土壤間就沒有空氣，這是為什麼很少有陸地植物能在這樣的環境條件下存活。

水分傳輸

　　水分透過根毛進入植物內部。水分經過維管束的木質部，通過這些導管（也就是管胞），從根到莖向上運輸。水分有可能應組織的需求水平移動供給所需，再接著繼續向上，通過莖幹、葉柄，最後抵達葉片。到了葉脈末端之後，水分就會進入葉肉中的海綿層和柵狀層。此時，這些水分可能被用來行光合作用，或著經由蒸散作用離開葉片。水分蒸散的程度和氣孔的張開程度有關。葉肉海綿層的細胞表面需要覆有水膜，因此當氣孔大開，水分蒸散速度快，就需要更多水分來彌補。

　　在乾燥的環境下，植物可能因為蒸散作用而凋萎。有些植物在乾燥氣候下也能繁盛茁壯，這是因為它們已發展出能使水分損失最小化的構造，例如含臘的表皮角質。

養分運輸

　　「運輸」（translocation）指的是養分在韌皮部移動的過程，生長所需的物質運輸的過程，以及融解後的鹽分因為蒸散作用而向上移動的過程。

　　葉片行光合作用後會形成葡萄糖。大部分的葡萄糖都會被轉化成澱粉，儲存在葉肉的海綿層當中。澱粉會進一步被轉化成可溶解的醣類，接著進入韌皮部。這些醣類可以由下往上，或是由上往下，穿梭在植物體內。被傳送到根部的糖會再重新轉為澱粉，作為養分儲存起來。

排泄

　　排泄對植物來說一直不是什麼大問題，因為他們的分解作用速度實在相當緩慢。新陳代謝廢物累積的速度非常慢，有些甚至可以回收使用、再次進入新陳代謝的過程當中。舉例來說，呼吸作用生成的水分與二氧化碳，就能在光合作用時派上用場。除此之外，植物的新陳代謝主要是碳水化合物的新陳代謝，蛋白質的新陳代謝很少。因此，植物新陳代謝的產出的廢物，比蛋白質新陳代謝產生的含氮廢物更不具毒性。

　　以陸地植物來說，例如鹽分和有機酸等廢物，會以結晶的形式儲存在植物體內，或是溶解後存放在細胞中間的液泡。這些廢物最後會在植物死亡，或是葉片落下時回歸大地。

回應與協調

　　動物體內有神經系統和內分泌系統負責維持體內平衡，也就是藉由調整生理運作方式，回應內在或外在環境的變化，進而保持內部平衡的狀態。植物雖然沒有神經系統和內分泌系統，但仍然會透過一種系統性的化學物質來對內外在環境進行回應與協調，也就是植物荷爾蒙。

　　不管來自外在環境或內在環境，所有環境變化都是能觸發回應的一種刺激源。而植物的回應方式，通常表現在生長狀態上。目前有兩種已知的生長活動：

感性運動 nastic movements	向性 tropisms
感性運動的例子包括對日光刺激的回應，例如某些植物的花朵會在日出時盛開。	向性的例子則包括植物根據光源的位置改變生長的方向，這是一種正面的向性。

　　對光源的向性回應又叫做向光性，對地心引力的向性回應則叫做向地性。除了生長活動以外，我們還能觀察到幾種因應刺激源的發展變化，包括種子萌芽、刺激新芽生長、開花、結果等等。

　　植物會對光源做出回應，包括光源的波長、方向、光照時間，此外包括地心引力和環境溫度等，也都是植物的刺激源。然而，植物也需要有各司其職的偵測構造，才能做出適切的反應。植物荷爾蒙就是一種協調性的化學物質，負責啟動植物的反應。舉例來說：

生長素 auxin	細胞分裂素 cytokinin	休眠素 dormin
就是一種植物荷爾蒙，負責調節植物生長、果實發育、根系新生	負責調解生長狀態	負責抑制基因活動，讓植物進入休眠狀態。

生命週期

　　植物的生命週期會影響生長方式和壽命長短，主要分成四種：一年生、短生、二年生、多年生。

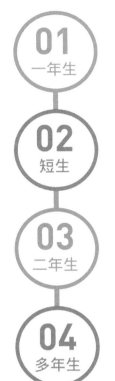

01 一年生 植物會在一年之內死去。它的基本生命循環方式是種子發芽、植株生長一段時間、開花、結籽，接著全株植物進入衰老期，最後死去。有少數幾種精油是來自一年生植物，例如羅勒。

02 短生 植物是生命週期非常短的一年生植物，通常從發芽到結籽、死去只需要六到八週。短生植物通常是野草類，而不是帶有香氣的芳香植物。

03 二年生 植物的例子有胡蘿蔔、防風根（parsnips）等，芳香植物中的繖形科也在此類。此類植物會在生長的第一年發展植株、儲存養分，接著在第二年開花、結籽，最後死去。

04 多年生 植物是一旦生長成熟就會年年開花、生生不息的植物。許多芳香植物都是多年生植物。

　　植物的壽命長短有很大的差異。例如短生植物從種子發芽到結出下一代種子只需要短短數月，而某些長壽的松杉類植物卻可能存活超過千年之久。許多樹種的最大年齡（例如松樹和柳樹）都落在一百到五百年之間。

　　有些植物會因為不敵外在變化而衰亡，例如嚴寒、乾旱、光線不足、物理性損傷（例如強風），或者是蟲害，或真菌與病毒的感染。如果以上都不是植物死亡的可能原因，那麼就可能是內在因素導致衰亡。一般來說，最常見的原因就是衰老，也就是自然老化。

木本植物與草本植物

　　木本植物的莖幹堅挺，屹立於土壤之上，能維持非常多年。所有的木本植物都是多年生植物，它們可能是只有一根主幹的喬木，也可能是有多個木質莖幹的灌木。木本植物的莖幹會隨著生長而慢慢加粗，觀察莖幹表面組織，可以看出歲月的變化，例如顏色、質地等等，這些都是細胞死亡所帶來的外觀變化。此外，莖幹表面還會

出現一些看起來像樹瘤或膿皰的構造，它們是皮孔，是氣體流動的通道。還有樹皮，它會隨著時間增厚變粗，最後出現裂縫，或是成為鱗狀、纖維狀。落葉性植物的葉片會在生長季節結束之後全數落下，而常綠植物的葉片則要經過幾個生長季節才會汰換更新。從枝上的葉痕可以看出葉子原本所在的位置。

樹木有很多種樹形，主要以分枝在主幹上的位置來區別。尖聳型（fastigiate habit）是指分支幾乎都是向上生長，因此樹木的冠幅高而細窄；垂枝型（weeping habit）則完全相反，這種樹木的枝條茂密寬廣，向下垂落。

草本植物的直立莖幹則不會離土地表面太遠，在第一個生長季節過後就會死去。所有的一年生、短生和二年生植物都是草本植物。兩年生植物可能會在第一個生長季節長出負責存放養分的塊莖，以供第二年生長和繁衍所需，例如大家熟悉的馬鈴薯就是一種塊莖。不過，草本植物當中，多年生植物仍佔大多數。這些草本植物靠著地底下的儲藏構造（例如球根、球莖、根莖、莖幹和塊根等）度過寒冷的冬天，地面上的葉片和花朵到了冬天則凋落死亡。

植物與環境壓力

許多環境因素都可能對植物的生長構成威脅，而植物也在演化過程中發展出對應機制，來應對多數的情況。植物的壓力源包括高溫、乾旱、低溫、鹽分過高、掠食者、真菌侵襲、空間競爭和外傷等等。

當葉片在艷陽天下承受著高溫，就有可能影響光合作用的進行。植物可以透過增加蒸散速度來降低溫度，也就是增快葉片釋放水分的速度。蒸散作用可以讓葉片比環境溫度低3至5℃，藉此保護葉片組織，以免細胞被高溫損傷。不同植物能適應的溫度環境可能截然不同。例如，生長在中緯度地區的植物需要適量的水分和宜人的溫度（30至40℃）；旱生植物（或稱沙漠植物）則需要生長在更熱的高溫地帶，而且在乾燥的情況下也能適應良好；除此之外，還有特別享受低溫環境的高山植物。

當環境溫度低於零度，植物內部就可能出現冰晶。這些冰晶有可能使細胞膜破裂、造成組織損傷。有些植物，例如草莓的葉片上含有蛋白質的細菌群聚（假單胞菌），這些蛋白質就相當於是結晶的「晶芽」（nucleation centre），冰晶會從這些晶芽開始形成，於是葉片就不會受到損傷。

植物的鹽害會影響水分攝取，此外，鈉離子對植物細胞也具有毒性。有些植物對鹽分的耐受性較強，這些植物又叫做鹽生植物。鹽生植物的細胞膜似乎能將鈉離子排斥在外，也有其他植物發展出排泄鹽分的機制。鹽生植物的例子包括生長在沙漠地區的濱藜（salt-bush），以及地中海地區的檉柳灌叢（tamarisk shrub）。

對於大部分的植物來說，損失幾個葉片並不會影響存活。有些植物已發展出威嚇掠食者的手段，包括刺棘、厚皮、多毛或光亮油滑的葉片等物理性的干擾物；有些植物則會分泌刺激性的化學物質來驅除昆蟲，例如刺蕁麻就能直接把有毒物質注入侵略者的細胞當中。

真菌也可能造成嚴重的植物病害。為了萃取精油而統一栽培的植物，通常是耕地內的單一物種（也就是一塊耕地上只種植一種植物），此時，一旦受到真菌感染，就可能對整片作物造成莫大的傷害。有些真菌是寄生性的，也就是從其他有機體身上獲取食物。寄生性的真菌會從張開的氣孔、根毛，或是植物的傷口和脆弱的細胞侵入植株內部。真菌的孢子（生殖器官）會在其中生長，而菌絲體（絲狀的生長構造）則會穿透植株內部的活細胞。若是不加以控制，整株植物都可能因此死亡。有些植物會在真菌侵襲時分泌特定的化合物，例如植物抗毒素（phytoalexins）就能抑制真菌繁衍，對植物形成保護。

在野外，植物需要彼此競爭生長空間。因此，許多植物會分泌出「能殺傷植物」（anti-plant）的化合物，來抑制周圍植物的生長，為自己爭取光線和養分的競爭優勢。舉例來說，黑胡桃樹會分泌一種胡桃醌（juglone）物質，它能抑制樹下所有草類和草本植物的生長，進而獨享所有的水分與礦物質。

雖然所有的植物都有修復小傷口的能耐，但重大的損傷卻可能導致植物死亡。遇到重大傷害時，植物有可能「暫時停工」。通常，受傷的植物會釋放出乙烯氣體（ethylene gas），來刺激傷口處的細胞進行分裂，加速組織復原。除此之外，茉莉酮酸物質（jasmonates）也能讓活躍的生長情況暫時喊停，把能量留給傷口修復的過程。

至此，我們已經大致了解植物的生理構造，也擁有植物生理運作機制的基本知識。接下來，我們可以進一步探索植物揮發油的生成機制。

揮發油存放在哪裡？

植物的揮發油存放在一種特殊的細胞當中，這些細胞又各自分布在不同的植物構造內。這些揮發油經常出現在花朵，有時也會存在於葉片、樹皮、果實與種子，甚至是木質部位，例如莖幹和根部當中（Williams 1996）。

揮發油會在特殊的腺體細胞當中生成、儲存，一般來說，這些細胞都有比較緊密的細胞質，以及碩大的細胞核。它們的粒線體數量繁多，內質網非常發達，但不具有許多植物細胞當中會出現的液泡。植物的基因型（genotype，也就是植物的基因組成）會決定由哪種酶來催化植株中的化學物質，進一步合成為揮發油。這些特殊的構造可能存在於植物表面，也可能位在植物組織內。一般來說，同科或同屬植物通常會有同樣的油質分泌構造，並且成為它們的專屬特色（Svoboda *et al.* 1996,1999）

單一分泌細胞

油細胞是最簡單的一種分泌構造——也就是一個單一的細胞，當中含有揮發油。許多芳香植物都含有油細胞，位在不同部位：

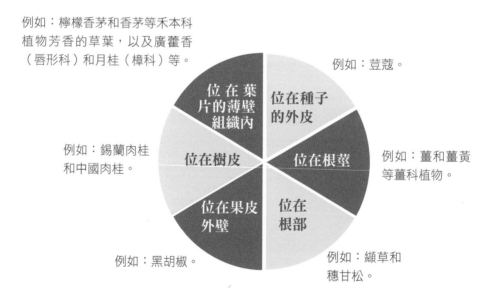

例如：檸檬香茅和香茅等禾本科植物芳香的草葉，以及廣藿香（唇形科）和月桂（樟科）等。

例如：荳蔻。

例如：錫蘭肉桂和中國肉桂。

例如：薑和薑黃等薑科植物。

例如：黑胡椒。

例如：纈草和穗甘松。

（圓餅圖內文字）
位在葉片的薄壁組織內　位在種子的外皮　位在樹皮　位在根莖　位在果皮外壁　位在根部

發香團

發香團（osmophores）位在花朵當中，它們的構造會和鄰近的細胞有所不同。某些蘭花當中的發香團也叫做等徑細胞（*isodiametric* cells）。

分泌腔

分泌腔又可分成兩種：

破生腺 *Lysigenous glands*	裂溶生腺 *Schizolysigenous glands*
由分裂的細胞群所形成，每個分泌腔是由這些殘餘的細胞構造所包圍。舉例來說，柑橘類植物的葉片，以及桉屬植物的葉片，就是以這種方式儲存油質。還有幾種豆科古巴屬的植物會分泌油性樹脂（例如古巴香脂），這就是分泌「香脂」（balsam）的例子。	則是出現在完整細胞之間的空隙，並且可能因為細胞分裂而越來越大，例如柑橘類水果果皮上的油腔。這些分泌腔會不斷脹大，當中可能含有細胞，不僅會生成揮發油，也具有存放的功能。

分泌管

分泌管（Vittae）道是樹脂充滿的通道（或導管），也可以說是一種存放油質的管道。分泌管形成的方式各異，有可能出現在果實、種子，並且常見於繖形科、松科、菊科和柏科植物當中。松科和柏科植物中的分泌管就是所謂的樹脂導管（resin ducts），而沒藥、安息香和乳香等樹脂，則是從這些矮小灌木樹皮中延長的分泌腔出來。

裂溶生腺（Schizolysigenous glands）是膨大的細胞間隙，這些間隙又叫做空腔（lumina）或是腔隙（lacuna），周邊繞的都是在植物發展過程中一個個分裂完整的細胞，並且內襯著特殊的分泌細胞。當這些腔室彼此連接，就形成了管道，例如松柏科植物當中的樹脂道。存在於木質部中的分泌管可以長達十公分，每一片針葉就可能含有多達七個導管。

所有的繖形科植物都含有分泌導管——例如，在藏茴香、大茴香、甜茴香、蒔蘿和芫荽的果實當中都可找到它們。而歐芹和芫荽的導管則是從根、莖、葉一路延

伸。這就是為什麼當我們做某些料理時，切成細末的芫荽莖可以在烹調時加入，而嬌嫩的芫荽葉則在起鍋前才撒下，因為這樣才能既保留鮮嫩的顏色，又添入新鮮的芬芳香氣。

腺毛

毛狀體（trichome）是從表皮細胞中延伸出來的構造，各種毛狀體的型態和功能也各有不同。舉例來說，根毛可以增加根部的表面積，有利於水分吸收。腺毛（Glandular trichomes）則是從葉片、莖部與花萼表面的表皮毛髮衍生出來的變異構造。腺毛是能分泌、積累揮發油的一種多細胞構造，常見於各種唇形科植物。

這種分泌細胞可能附在表皮的基底細胞上，也可能附在從表皮延伸出來的「短柄」構造，外表由一層角質包覆。這層角質能有效地保護這些毛狀體，讓揮發油可以在其中累積，最後才穿透角質擴散出去。腺毛會因基因表現而有不同，不同的植物會有各具特色的腺毛結構，每個葉片所含的腺毛數量也會不同。

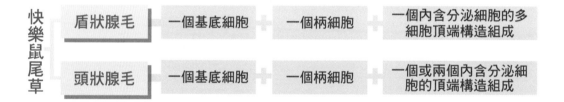

快樂鼠尾草這兩種不同腺體當中的揮發油成分也可能有所不同，即便它們存在於同一株植物，甚至是同一個部位當中（例如花冠、花萼或葉片）。也因此，雖然同樣是快樂鼠尾草精油，卻可能有不同的化學組成（Schmiderer *et al.* 2008）。

表皮細胞

分泌細胞也可能出現在花瓣當中，例如玫瑰或茉莉。這些植物並沒有腺毛或毛狀體，它們的揮發油是透過表皮細胞和角質層進入環境空氣中（Svoboda, Svoboda and Syred 2000）。

植物揮發油的生物合成路徑

所謂「生物合成路徑」（biosynthetic pathway）指的是一連串的酶反應，也就是單純的分子結合成複雜分子的過程〔即合成代謝（anabolism）〕。植物的揮發油由某些複雜的分子組成，我們可以從中辨識出三個生物合成的階段：

 第一個階段 ➤ 非有機分子轉變為簡單有機分子的過程，例如光合作用能將二氧化碳和水轉變為葡萄糖。葡萄糖是一種己糖（Hexose），也就是一種帶有六個碳原子的糖分子。

 第二個階段 ➤ 簡單分子被轉換成類似於基礎材料的分子的過程，例如將己糖轉變成一種叫做丙酮酸（pyruvate）的中間化合物。

 第三個階段 ➤ 這些中介性的基礎分子聚合成大型分子的過程。包括芳香分子、脂肪酸、胺基酸（蛋白質的次單元）、核酸，以及生物鹼、萜烯類化合物和類固醇都在這個階段生成。

植物中最重要的幾個生物合成路徑，包括：

卡爾文循環 Calvin cycle	莽草酸途徑 （shikimic acid pathway，苯基丙烷途徑）	克氏循環 （Kreb's cycle，三羧酸循環、檸檬酸循環）	乙酸-丙二酸途徑 （acetate–malonate pathway）	乙酸-甲基二羥戊酸途徑 （acetate–mevalonate pathway）
形成己糖	形成芳香化合物（結構中帶有苯環的化合物）	形成胺基酸	形成脂肪酸	形成萜烯類化合物與類固醇

揮發油是複雜的化學分子，不過其中的成分大致可以分為兩類：也就是透過乙酸-甲基二羥戊酸途徑形成的萜烯類，以及莽草酸途徑形成的苯基丙烷類分子（Evans 1989）。

萜烯分子其轉化物，以及萜烯類化合物

萜烯（terpene）這個名字是來自「松脂」（turpentine）這個字。萜烯類分子和它們氧化後衍生出來的萜烯類化合物，都是以異戊二烯（isoprene）為基礎單位。異戊二烯是一種分子的次單元，含有5個碳原子，以異戊二烯構成的分子又叫做異戊二烯化合物（isoprenoids）。這些化合物是以短鏈將碳原子連接到**環狀**、**非環狀**或二環的碳結構。精油中的萜烯和萜烯類化合物多半是帶10個碳原子的**單萜烯類**（例如：松類精油中的松烯、柑橘類精油中常見的檸檬烯），或是帶15個碳原子的**倍半萜烯類**（例如：薑精油中的薑烯）。

萜烯類化合物是單萜烯或倍半萜烯氧化後衍生出來的化合物，因此這些分子的官能基中均含有氧。

萜烯類化合物在精油當中是相當大的一個族群，包括：

名稱	氧化後衍生出來的化合物
單萜醇	例如：薰衣草精油含有的沉香醇
倍半萜醇	例如：檀香精油中的檀香醇
醛類	例如：橙花精油和天竺葵精油所含的橙花醛與牻牛兒醛
酮類	例如：歐薄荷所含的薄荷酮
酯類	例如：薰衣草、快樂鼠尾草和佛手柑精油中的乙酸沉香酯
氧化物	例如：多種尤加利精油中常見的 1,8- 桉樹腦

萜烯和萜烯類化合物在大自然中廣泛可見，也是精油的主要構成分子。大部分精油都含有從萜烯類衍生出來的成分。

苯基丙烷類化合物

苯基丙烷類化合物是透過另外一種生物合成途徑衍生而來，也就是莽草酸途徑（或稱為苯基丙烷途徑）。這類成分的特色是分子結構中含有苯環（即芳香環）。這類化合物通常被稱為「酚類化合物」（phenolics）。雖然它們的常見程度比不上萜烯類，但這類化合物同樣是精油當中相當重要的成分（Evans 1989）。而它們也和萜烯類一樣，經過氧化後會形成另一種化合物，並且可以按照官能基族群進行分類，例如：

名稱	氧化後衍生出來的化合物
酚類	例如：丁香花苞精油中的丁香酚
芳香醇	例如：玫瑰原精中的苯乙醇
芳香醛	例如：肉桂葉精油中的肉桂醛
醚類	例如：甜茴香精油中的反式大茴香腦

關於各種精油成分的綜合摘要整理，可以參見本書的「附錄B：精油中的重要化學成分」。

不過，精油的生物合成過程也會受到植物內在因素的影響，例如基因、生長荷爾蒙和生長調節機制等等，這些因素都可能對植物生長造成影響，也包括分泌構造的發展（Sharafzadehand Zare 2011）。外在因素也有一定的影響力，包括生長環境、地理區位和栽培方式等等，此外，還有一些較不明顯的變因，例如土壤微生物的生態學因素，也會對根部和根莖類精油的形成造成影響（Alifono *et al.* 2010）。

自然界中只有一小部分的植物能生產揮發油。這些油質的分泌有充分的生物學含意，因為在大自然中，需要消耗能量的機制從來不會是漫無目的的。那麼，為什麼這些植物要生成揮發油呢？

揮發油的生理作用角色

首先，我們必須了解初級代謝和次級代謝這兩個基本觀念。

初級代謝物

初級代謝物之所以稱為初級，因為這是一種和植物生長與發展有關的代謝物。它們通常是光合作用的第一批產物（也就是葡萄糖），再進一步形成的產物。葡萄糖在呼吸作用和所有消耗能量的活動中都會用到，它還可以聚合成纖維素，進而構成細胞壁，或是和根部從水分中攝取的礦物質結合，形成胺基酸，進而聚合成為蛋白質。任何多餘的葡萄糖都會以澱粉的形式儲存起來。除此之外，其他的初級代謝物還包括甘油、脂肪酸（可形成脂質）和核甘酸。

次級代謝物

次級代謝物則和植物的生長與發展一點關係也沒有。從資源與能量的角度來看，這些代謝物的形成代價不菲，因此，次級代謝物在生物學當中可以說是扮演相當重要的角色。不過，有些時候，它們的實際角色功能仍然不得而知。植物次級代謝物的例子包括萜烯類和苯丙烷類化合物，也就是揮發油中常見的成分。其他的例子還包括：酚類化合物（例如：丹寧酸），以及生物鹼（例如：阿托品、古柯鹼、尼古丁、番木鱉鹼和嗎啡）（Evans 1989）。

　　無庸置疑的是，植物的揮發油對於某些植物和環境之間的互動關係，扮演著相當重要的角色。

　　有些精油成分就相當於是昆蟲的費洛蒙。舉例來說，例如馬鞭草醇和馬鞭草酮是小蠹蟲的集合（路徑）訊號；β-金合歡烯對蚜蟲來說是一種警戒的訊號；荊芥內酯和貓薄荷內酯相當於是蚜蟲的性費洛蒙，能促進它們交配；而檸檬醛和β-羅勒烯則是蝴蝶的性費洛蒙（Müller and Buchbauer 2011）。

　　不過，植物生成揮發油最主要的生物因素，還是為了防禦和存活。其中的幾個可能因素包括：

1 防止草食動物咬食

舉例來說

蝸牛就很明顯地不喜歡酚類化合物的氣味（Shawe 1996）。

2 抑制植物病原體增生

植物抗毒素（phytoalexin）是一種在病原性真菌出現時，相應產生的抗真菌化合物。

舉例來說

豌豆的植株組織當中會積聚豌豆素（pisatin，一種酚類化合物），而地瓜則透過分泌甘薯酮（ipomeamarone，一種萜烯類化合物）來抵禦真菌侵襲。當植物中存有揮發油時，包括真菌、細菌與病毒在內的某些微生物病原體，便很有可能受到抑制。許多揮發油在體外實驗中都呈現出抗微生物的作用，因此，研究者也推測，這可能是它們存在植物體內的主要作用之一（Shawe 1996）。

3 抵禦害蟲侵擾

某些植物分泌的揮發油似乎有驅蟲的效果。

舉例來說

出現在某些薄荷屬植物中的胡薄荷酮，就有驅蟲的效果。當然，還有許多常見的精油成分也有類似的驅蟲效果。β-松烯和乙酸龍腦酯是道格拉斯杉含有的兩種萜烯類化合物，這兩種成分被認為能防止西洋雲杉蚜蟲的幼蟲造成侵害。而柑橘類植物富含的單萜烯成分——檸檬烯，則能防止食葉螞蟻造成蟲害。包括蚜蟲在內的害蟲有可能對植物造成莫大的傷害，某些植物能釋放出驅退害蟲的香氣，或者是吸引害蟲捕食者的氣味。例如冬青精油中的水楊酸甲酯（一種苯基丙烷類化合物），就有這樣的效果。這樣的作用也被稱為是一種「求救訊號」（Day 1996）。

當植物被侵害時，揮發油生成和釋放到環境中的量都會增加。

4
作為化學訊息

舉例來說

當葉片開始被毛毛蟲咬食，植物會以釋放揮發性的化學物質作為訊號，來回應葉片的輾壓和撕裂。在這樣的情況下，這些揮發油被稱為是「化學訊息傳遞素」（semiochemicals，即傳遞訊息的化學分子），這些訊號有可能吸引掠食者「這裡有好吃的！」或者是吸引能誤打誤撞成為植物保衛者的寄生蟲「救命啊！」，因為能讓牠們飽食一頓的對象並非植物本身，而是……植物上的毛毛蟲（Goode 2000）。

5
達到生殖繁衍的目的，確保品種存續

授粉是植物生殖的方式，但植物通常需要昆蟲或其他動物來幫助傳粉。花朵中的揮發油可以吸引傳粉昆蟲前來，例如蜜蜂、甲蟲或蛾。通常，這些揮發油會選在自然傳粉者能偵測到氣味的時候釋放出來，這可能是指一天當中的特定時刻，也可能是指不同的季節，主要根據傳粉昆蟲的自然活動週期而定。

舉例來說

有些昆蟲是夜行性昆蟲，有些昆蟲只在氣溫暖和時活動踴躍。能幫助傳粉或散播種子的動物，也可能被植物吸引。不過，鳥類主要受植物的顏色所吸引，而不是氣味（Shawe 1996）。

6
植物相剋作用，也就是植物之間的一種競爭方式

植物之間必須互相競爭，以獲取更多的環境資源，例如光照、養分、水分與生長空間。許多次級代謝物可以抑制鄰近植物生長，例如某些萜烯類。

舉例來說

有些百里香能生成抑制某些草類萌芽的酚類化合物。而某些松屬植物則會生成抑制自身種子發育的揮發性化合物，這就叫做「自體相剋作用」（autoallelopathy）。從生長在乾燥或半乾燥地區的植物身上，也能觀察到相剋作用，這些地區的芳香植物會從葉片中釋放出含有萜烯成分的揮發油。像是菊科艾屬植物和唇形科鼠尾草屬植物會釋放出能抑制其他草本植物萌芽的物質，例如樟腦（Evans 1989）。

7
減少蒸散

葉片上薄薄的一層揮發油能減少蒸散作用的水分散失，有可能是透過堵住氣孔，或是增加葉片表面邊界層的密度。這些都能幫助植物留住水分，有助於在又乾又熱的環境下存活（Shawe 1996）。

在這一章，我們首先對植物界有了進一步的認識——主要聚焦於植物分類學、植物構造、植物生理機制，以及芳香植物分泌揮發油的原因和方式。這些都是能幫助我們更加了解植物精油的基礎知識。在接下來的章節當中，我會以植物科屬的首字母為排序方式，依照植物學名來一一探討各個植物精油。很明顯地，這是探討植物精油時，很自然的一種分類方式，因為同科植物產出的精油通常會享有某些共同特性，就像它們的來源植物一樣。

表7.3摘要整理芳香植物主要隸屬的植物科，以及從中萃取出來的代表性精油和原精。

我們將在第8章以植物科屬的英文字母排序，探討從被子植物萃取的精油，第9章討論裸子植物萃取的精油，而原精和樹脂則在第10章介紹。其中主要根據植物學名討論，而本書最末的附錄F收錄一份以植物俗名為順序整理的精油效用速查表。

表7.3　各植物科的代表精油

科	代表性精油、原精和樹脂
被子植物 *Angiospermae*	
石蒜科 Amaryllidaceae	水仙原精、晚香玉原精
夾竹桃科 Apocynaceae	緬梔原精
番荔枝科 Annonaceae	康納加、依蘭
菊科 Asteraceae	洋甘菊（羅馬洋甘菊、德國洋甘菊、野洋甘菊）、永久花、艾草、土木香、萬壽菊、龍艾、苦艾、西洋蓍草
橄欖科 Burseraceae	欖香脂、乳香、沒藥、紅沒藥
大麻科 Cannabaceae	大麻精油
石竹科 Caryophyllaceae	康乃馨原精
杜鵑花科 Ericaceae	白珠樹（冬青）
豆科 Fabaceae	鷹爪豆原精
牻牛兒科 Geraniaceae	各種天竺葵、大根老鸛草
八角科，即木蘭科 Illiciaceae, aka Magnoliaceae	八角茴香、黃玉蘭原精
唇形科 Lamiaceae	羅勒、快樂鼠尾草、牛膝草、薰衣草（真正薰衣草、穗花薰衣草）、醒目薰衣草、香蜂草、野馬鬱蘭、廣藿香、胡薄荷、歐薄荷、迷迭香、各種鼠尾草、綠薄荷、甜馬鬱蘭、各種百里香
樟科 Lauraceae	樟樹、中國肉桂、錫蘭肉桂（樹皮和樹葉）、月桂、山雞椒、羅文莎葉（桉油樟）、花梨木

百合科 Liliaceae	風信子原精
含羞草科 Mimosaceae	金合歡原精、銀合歡原精
肉豆蔻科 Myristicaceae	肉豆蔻
桃金孃科 Myrtaceae	丁香花苞、白千層、各種尤加利、檸檬細籽、松紅梅、香桃木、綠花白千層、多香果、西印度月桂、茶樹
蓮科 Nelumbonaceae	粉紅蓮花原精、白蓮花原精
木樨科 Oleaceae	茉莉原精、桂花原精
蘭科 Orchidaceae	香草原精
露兜樹科 Pandanaceae	露兜花原精
胡椒科 Piperaceae	黑胡椒
禾本科 Poaceae	香茅、檸檬香茅、玫瑰草、岩蘭草
薔薇科 Rosaceae	玫瑰原精、玫瑰精油
芸香科 Rutaceae	佛手柑、苦橙、檸檬、葡萄柚、萊姆、橘（桔）、橙花精油、橙花原精、苦橙葉、甜橙
楊柳科 Salicaceae	香脂楊原精
檀香科 Santalaceae	各種檀香
安息香科 Styraceae	安息香
椴樹科 Tiliaceae	菩提花（椴花）原精
繖形科 Umbelliferae	歐白芷、大茴香、藏茴香、芫荽、小茴香、蒔蘿、白松香、圓葉當歸、歐芹籽、甜茴香
敗醬草科 Valerianaceae	穗甘松
堇菜科 Violaceae	紫羅蘭葉原精、紫羅蘭花原精
薑科 Zingiberaceae	荳蔻、薑、泰國蔘薑、野薑花原精
裸子植物 *Gymnospermae*	**松柏目 *Order Coniferales***
柏科（雙子葉）Cupressaceae (dicots)	香柏（墨西哥香柏、維吉尼亞香柏）、絲柏、杜松、側柏
松科（雙子葉）Pinaceae (dicots)	雪松（大西洋雪松、喜馬拉雅雪松）、各種松、各種雲杉、道格拉斯杉

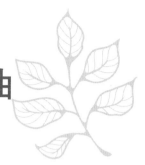

Chapter 08 | 來自被子植物的精油

番荔枝科 Annonaceae

依蘭屬 依蘭 Ylang ylang *Canaga odorata var. genuina*

  C. odorata var. genuina 是一種高大的熱帶植物，黃綠色的花朵香氣馥郁，花開無數。依蘭（Ylang ylang）這個名字有「花中之花」的意思，不過這個字是來自菲律賓文，用來形容花朵在微風中顫動的樣子。依蘭花香氣濃烈、令人迷醉、刺激感官，在印尼的傳統習俗中，經常被用來為新婚夫妻的床褥添香。依蘭也一直被視為是一種催情劑——它的香氣能讓人非常放鬆，同時非常欣快、歡愉。新鮮的依蘭花朵也具有經濟價值，它可以作為個人打扮或家庭擺設用的裝飾品，更可以為各種織品增添香氣（Weiss 1997）。

  透過蒸氣蒸餾法，能從依蘭的花朵分餾出四到五個等級的依蘭精油，每一次分餾得到的依蘭精油，化學成分和氣味都各有不同。如果想詳細了解其中的差異，建議參考 Weiss（1997）的著作。有些供應商會提供一種叫做「完全依蘭」（complete）的精油，不過根據 Weiss 的說法，這很可能是康納加（*Cananga*）精油，或是用三級依蘭摻假的依蘭精油。依蘭花也可以用原精方式萃取，它的香氣尤其甜美，通常用在高級香水和化妝品當中。

  芳香療法中最常使用的依蘭精油是「特級依蘭」。不過，這絕不表示其他分餾階段產出的精油不具有療癒價值，只是人們對它們的了解程度還沒有特級依蘭那麼詳盡。特級依蘭是一種淡黃色的液體，流動性佳，花香甜而持久，乍聞之下有一種「奶香」的前調氣味。它的化學成分會因來源而不同，不過基本上含有沉香醇（19％）、萜烯類化合物和乙酸牻牛兒酯、乙酸苄酯和水楊酸甲酯（因此可能帶有一絲藥味）等酯類，兩者加起來比例可達64％左右；此外還有酚甲醚（15％），以

及金合歡稀與石竹烯等倍半萜烯類，和丁香酚等酚類成分。特級依蘭所含的對甲酚甲醚（*p-cresyl* methyl ether）、苯甲酸甲酯（methyl benzoate）、沉香醇、乙酸甲酯（methyl acetate）和乙酸牻牛兒酯（geranyl acetate），會比其他等級的依蘭來得高（Weiss 1997）。表8.1列出各種依蘭精油主要成分的差異。

表8.1　**各種依蘭精油與康納加精油的主要成分含量比較表**

成分	特級依蘭	一級依蘭	二級依蘭	三級依蘭	康納加
沉香醇 Linalool	10.3	5.5	3.2	2.0	1.7
乙酸苄酯 Benzyl acetate	12.6	4.2	1.2	0.5	幾乎沒有
β - 石竹烯　β -caryophyllene	6.8	11.5	12.8	16.3	37.0
金合歡烯 Farnesene	18.0	16.8	17.0	21.0	12.2
δ - 杜松烯　δ -cadinene	8.9	15.1	20.4	16.3	5.4
苯甲酸苄酯 Benzyl benzoate	4.3	8.5	9.7	5.3	2.9
α - 石竹烯　α -caryophyllene	3.1	4.2	4.1	8.8	10.5

（單位：重量體積比，% w/v）（資料摘錄自 Weiss 1997）

　　傳統療法會把依蘭調入椰子油中，用來治療各種皮膚疾病，或是製成護膚產品（Weiss 1997）。在芳香療法中，依蘭的香氣被用來放鬆身心、提振情緒，幫助個人和自己的身體與感官重新建立連結。

　　依蘭常被認為具有「平衡」、鎮定和安撫的作用——這很可能與其中的酯類與沉香醇有關係（Bowles 2003）。依蘭精油經常用來處理壓力、緊張、焦慮、心跳過速和失眠等問題（Price and Price 2007）。Hongratanaworakit與Buchbauer（2004）曾經做過一項研究，探討依蘭香氣對於生理機制和個人主觀感受的影響，結果發現依蘭具有「協調」的作用。也就是說，它雖然使血壓和心跳速度降低，但是注意力和警覺度卻提高了。不過，Moss等人（2006）也曾研究過依蘭香氣對認知的影響，發現依蘭能顯著地增加沉著度，但卻會降低警覺度和反應速度，而記憶力和資訊處理速度也降低了。Hongratanaworakit與Buchbauer在2006年又進一步以研究探討依蘭透過皮膚吸收帶來的影響，他們再次發現，相較於對照組，依蘭組受試者的血壓顯著降低、體表溫度增加。除此之外，受試者也感

覺更平靜、更放鬆。

　　依蘭精油也有抗痙攣的作用，在各種痙攣疼痛、抽筋和腹部絞痛時，都可以派上用場（Price and Price 2007）。此外，正如它的傳統用法一樣，依蘭也很適合用來護膚美容，尤其適合調理油性肌膚和青春痘。依蘭精油在芳香療法中的部分用途可以參見表8.2。

表8.2　依蘭精油在芳香療法中的應用

適用系統	適合搭配的精油
神經系統（焦慮、壓力、緊繃、挫折、失眠）	乳香、真正薰衣草、檀香、佛手柑
肌肉骨骼與消化系統（抽筋、痙攣）	杜松漿果、葡萄柚、黑胡椒、薑、丁香花苞、肉桂葉、西印度月桂
皮膚	檀香、玫瑰草、真正薰衣草、佛手柑

　　康納加（Cananga）的拉丁學名是*Cananga odorata* var. *macrophylla*（也稱大葉依蘭），它的生長速度極快，高度中等至高，是只有一根主幹的常綠喬木。康納加樹的木質部分沒有經濟價值，它數之不盡的葉片厚度較薄，呈橢圓形，交錯互生，而一叢叢的黃綠色花朵外型相當巨大，香氣也極為濃郁。每個花朵由三片萼片和六條茅尖形的花瓣組成，花瓣大約有四到八公分長，終年開花不斷。

　　康納加精油是取花朵，用蒸氣蒸餾法萃取而來。其中超過30％是醇類，酯類約佔15％（Price and Price 2007）——此外，也可能含有各種單萜烯、倍半萜烯、酚類、醛類和酮類。康納加精油的質地微稠，顏色各異，從橘色到綠色不等，如果接觸到光源和氧氣，顏色還可能加深。它的氣味和依蘭相仿，雖然較濃重、刺鼻，但同樣是甜美的花香，還帶有一點木質、皮革的香調（Weiss 1997）。Lawless（1996）曾提到康納加精油是一種綠色偏黃的濃稠液體，帶有濃重的甜美花香，香氣歸為後調。

　　依蘭屬中還有一種闊葉依蘭（*C. latifolia*）也可以用來萃取精油，不過由於它缺乏商業競爭力，後來便逐漸沒落。現在市面上幾乎找不到芳療等級的闊葉依蘭精油。

菊科 Asteraceae

蓍屬　西洋蓍草 Yarrow　　　　　　　　　　　　　　　*Achillea millefolium*

　　西洋蓍草是一種大型的多年生草本植物，它深綠色的葉片數量繁多、氣味芬芳，並且有繁複而細緻的裂紋，因此外表看上去既像蕾絲花邊，又像羽毛一樣。它的種名millefolium就是「千葉」的意思。西洋蓍草花型迷你，白色的花瓣中有粉或紫色點綴其中，花朵密集地以頭狀花序開放。西洋蓍草精油萃取自乾燥的開花植株，顏色從深藍色到橄欖綠不等，流動性佳（Lawless 1992）。西洋蓍草精油又可分為好幾種CT類型（Tisserand and Balacs 1995），最常見的是CT樟腦或CT母菊藍烯。它的氣味通常是帶有樟腦氣息的藥草味──不過氣味會因化學成分的不同而變化。

　　根據 Tisserand 和 Balacs（1995）書中提供的資料，西洋蓍草精油的主要成分包括 10 至 20％的樟腦（一種具有神經毒性的酮類）、14％的 1,8- 桉樹腦，和9％的龍腦。不過，Lawless 則認為西洋蓍草精油中最主要的成分應該是「天藍烯」（azulene），含量可高達 51％。西洋蓍草所含的天藍烯通常是母菊藍烯，這是一種深藍色的倍半萜烯成分，具有強大的消炎功效（也可參見德國洋甘菊）。以香檜烯、1,8- 桉樹腦或母菊藍烯為主的西洋蓍草不具有危險性，但是以樟腦為主的西洋蓍草則在使用上需要格外注意，尤其孕婦、癲癇患者和正在發燒的患者不可以口服方式使用（Tisserand and Balacs 1995）。

　　蓍草屬的屬名Achillea來自希臘神話英雄阿基里斯（Achilles），據說阿基里斯是第一個用西洋蓍草來治療傷口的人。這項傳說可以為西洋蓍草精油在芳香療法中的使用帶來一些啟發。西洋蓍草有著名的消炎、抗黏膜炎、紓解鼻腔阻塞、促進血管擴張、促進傷口癒合等作用（Price and Price 2007），Tisserand 和 Balacs（1995）則認為它可以作為德國洋甘菊的替代品使用。西洋蓍草精油在芳香療法中的部分用途可以參見表8.3。

表8.3　西洋蓍草精油在芳香療法中的應用

適用系統	適合搭配的精油
肌肉骨骼系統（疼痛、發炎）	真正薰衣草、穗花薰衣草、歐洲赤松（蘇格蘭松）、杜松漿果、甜馬鬱蘭、葡萄柚、黑胡椒
心血管系統（靜脈曲張和潰瘍）	真正薰衣草、絲柏、廣藿香、檸檬、天竺葵

春黃菊屬　羅馬洋甘菊 Roman chamomile

Anthemis nobilis (Chaemamelum nobile)

羅馬洋甘菊是一種匍匐生長的多年生植物，花朵長得像雛菊一樣，可以用來萃取精油。它曾經是英國花園中不可或缺的一員，在草坪出現之前，人們會用地面覆蓋的方式種下一整片的洋甘菊來綠化土地。對園丁來說，羅馬洋甘菊是一種適合共生栽培的「植物良伴」，也是「植物良醫」，因為它能護衛其他植物的健康，甚至有助於預防溫室中幼苗突發死亡的「猝倒病」（Gordon 1980）。

羅馬洋甘菊精油帶有獨特的淡藍色，以及像水果、蘋果和藥草般的強勁氣味。因為香氣濃烈、擴散性強，所以比較適合以低濃度使用。羅馬洋甘菊精油的主要產地在匈牙利、法國和義大利（Lawless 1992），根據Bowles（2003）的說法，典型產自日本的羅馬洋甘菊精油，含有大約35.9%的當歸酸異丁酯、15.3%的當歸酸二甲基丁酯，和8.7%的當歸酸二甲基丙酯。羅馬洋甘菊當中的酯類，通常都是上述這種從短鏈的醇類衍生而來的脂肪酸酯（而不是烯酯）。Bowles（2003）在書中引用潘威爾和法蘭貢（1990）的說法，認為這樣的酯類特別能對應到頭部和心靈，因此能對應頭部的相關問題，也有助於改善情緒。此外，當歸酸異丁酯也被認為是「植物藥典中最強大的抗痙攣劑之一」（Pénoël and Franchomme 1990，引用自Bowles 2003）。

羅馬洋甘菊在芳香療法中是用途相當廣泛的一種精油，具有消炎、抗痙攣、安撫鎮定等效果（Price and Price 2007）。Moss等人（2006）曾研究探討它對情緒和認知能力的影響，結果發現，羅馬洋甘菊的氣味有安撫、鎮定的效果，並且會使個人的警覺度降低。不過，正如所料，受試者可能因為對羅馬洋甘菊先入為主的期待，而影響了研究結果。

Seol等人（2010）曾做過一項動物實驗，結果並未發現羅馬洋甘菊有抗憂鬱的效果（更詳細的資訊可以參見p.198快樂鼠尾草的段落）。不過，如果把施用方式可能影響使用效果的可能性列入考量，將會是頗值得玩味的一個思考角度。Seol等人的實驗是把稀釋過的精油注入體內，同時也在空氣中釋放精油香氣。關於羅馬洋甘菊精油在芳香療法中的部分用途，可以參見表8.4。

表8.4　羅馬洋甘菊精油在芳香療法中的應用

適用系統	適合搭配的精油
肌肉骨骼系統（僵硬、疼痛、發炎）	真正薰衣草、薑、甜馬鬱蘭、檸檬香茅、佛手柑
神經系統（失眠★；壓力和緊張；頭痛與偏頭痛★★）	真正薰衣草★、橙花★；快樂鼠尾草、天竺葵、茉莉、柑橘類精油。針對頭痛，可以搭配歐薄荷★★
皮膚（濕疹、皮膚炎、傷口癒合）	真正薰衣草、永久花、天竺葵、西洋蓍草、岩蘭草、廣藿香、檀香、佛手柑、玫瑰

表格中的「★」等記號指的是特別適用於該症狀的對應精油。

艾屬　苦艾 Wormwood　_Artemisia absinthium_

苦艾是一種大而堅韌的多年生植物，精油來自葉片和開花的頂端。雖然這種植物已有長久的傳統藥用歷史，不過由於苦艾精油具有高度的毒性和神經毒性，因此很少使用在芳香療法中（Tisserand and Balacs 1995）。苦艾精油含有高量的側柏酮，一般在34至71％不等。植株本身有苦味，因此傳統藥草學當中作為驅蟲藥使用，因此它的英文俗名叫做驅蟲草（wormwood）。

苦艾最為人所知的用途，大概就是可以和大茴香（anise）一起製成濃郁醉人但飲用過量可能傷身的綠色烈酒——苦艾酒（absinthe）。苦艾酒一度在19世紀末受到當時經常出入巴黎咖啡館的藝術家、作家和演員所追捧（包括畫家洛特雷克和梵谷）。當時的人們親暱地把苦艾酒稱為「綠仙子」（_la fée verte_），而咖啡館則積極鼓吹人們在午後來段「綠色時光」（_l' heure vert_）。苦艾酒是由一位法國醫生研製出來，這位醫師一直致力於鑽研草藥對消化作用的影響。某些熱愛苦艾酒的擁護者相信它能增加性能力、提高藝術感知度，因此即便它也有造成憂鬱、精

神迷幻與癲狂的可能性，簇擁者依然前仆後繼。後來人們發現，苦艾酒所含的側柏酮和四氫大麻酚（大麻中的致幻物質）有著相似的結構，這或許可以說明為什麼飲用苦艾酒能為人們帶來精神、情緒上的轉變（Turner 1993）。接著在 1998 和 1999 年，Balacs 對《新英格蘭醫學期刊》中一則因苦艾而中毒的病例報告做出評論，認為苦艾精油中的 α- 側柏酮能和 δ9- 四氫大麻酚一樣，能作用於大腦中的同一種受體。不過，近年有一項研究，針對 1915 年之前的古董苦艾酒、頒布禁酒令後生產的苦艾酒（於 1915 年到 1988 年），以及現代生產的商業苦艾酒進行比較，發現所謂「苦艾酒中毒」（absinthism）的現象是飲酒過量造成，而不是因為其中的側柏酮（這項報告討論的是 β- 側柏酮）（Lachenmeier 2008，引用自 Dobetsbergerand Buchbauer 2011）。

此外，Lachenmeier 也在 2010 年的文章中，提出一個現代的觀點，認為側柏酮／苦艾的神經毒性主要和使用劑量有關。他認為，側柏酮會造成抽搐和癲癇，是因為 GABAA 受體受到調控和抑制。他也提到，目前已有研究指出，苦艾也具有藥用價值，例如可以治療克隆氏症，除此之外，它還可能有保護神經的功能，可以用在中風的治療當中。不過，他也一再強調，治療的劑量若是超過歐洲藥品管理局的規範門檻，則必須經過詳細縝密的風險評估和優劣分析後，方可為之。

艾屬　龍艾 Tarragon　*Artemisia dracunculus*

龍艾是一種多年生草本植物，它的名字來自拉丁學名中的種名 —— *dracunculus* 是「小龍」的意思，可能因為它的根鬚盤纏，長得就像小蛇一樣，因此得到這個名稱。雖然龍艾一直是廚師們用來搭配肉、魚類料理的熱門香草，也是一種歷史悠久的「涼性」藥草，但在芳香療法中，龍艾精油並不常使用。這或許是因為其中含有大量的動情腦（estragole，又稱甲基醚蔞葉酚 methyl chavicol），使得 Tisserand 和 Balacs（1995）甚至建議大家別在芳香療法中使用這種精油。不過史納伯特（1995）則認為它是最佳的抗痙攣精油之一，只是需要注意使用方式。如果你想進一步了解甲基醚蔞葉酚，可以參考 p.190 羅勒的段

落。如果在正確的情境下，以正確的方式使用龍艾精油，它將發揮極佳的止痛、抗痙攣和疏通呼吸道的作用──這些都是它作為藥草本就具有的療效功能。

艾屬　艾草 Mugwort　　　　　　　　　　　*Artemisia vulgaris*

艾草是一種大型的多年生草本植物，精油取自它的葉片和開花的頂部。艾草和苦艾一樣，雖然在傳統療法中經常作為藥草使用，但精油因含有高量的側柏酮而具有毒性和神經毒性（Lawless 1992；Tisserand and Balacs 1995）。還有許多其他艾屬的植物也能萃取精油，不過它們都含有高量的側柏酮，有些甚至含有「蒿酮」（artemisia ketone），因此多半被認為不適合在芳香療法中使用。

蠟菊屬　義大利永久花 H. Italicum　　　*Helichrysum angustifolium*

　　　　東方永久花（精油）H. Orientale

　　　　頭狀永久花（原精）H. Stoechas

在諸多永久花精油當中，義大利永久花是芳香療法中最常使用的一種。永久花是一種大型的芳香藥草，精油取自開花的植株頂端。永久花精油是一種淡黃色、流動性高的液體，氣味強勁馥郁，有像蜂蜜一般的甜美氣息。義大利永久花精油的主要成分包括 α-松烯（21.7％）、γ-薑黃烯（10.4％）和約佔8％的義大利酮（italidiones一種雙酮）。

義大利酮，尤其是 *H. italicum* ssp. *serotinum* 這個品種所含的義大利酮，格外享有活血化瘀的盛名（Bowles 2003），經常用來處理瘀血和軟組織的挫傷。Price和Price（2007）曾在書中引用潘威爾（1991）的說法，稱永久花是「芳香療法中的超級山金車油」[6]。在順勢療法中，山金車油也經常用來幫助創傷復原。

[6.] 山金車油（arnica）在西方世界是專治跌打損傷的萬用油。

　　Voinchet和Giraud-Robert（2007）曾研究探討義大利永久花（*Helichrysum italicum var. serotinum*）和玫瑰果油（*Rosa rubiginosa*）用在美容、外型重建手術術後恢復期的療癒效果與臨床運用價值。結果發現，受試者的發炎情況、水腫和瘀傷的狀況都減輕了，並且有超過一半的受試者在術後五天就能出院，在一般情況下通常需要住院十二天。研究者認為，這些效果多半得歸功於義大利酮，但除此之外，精油中的乙酸橙花酯也達到紓解疼痛的效果。他們還提到，永久花有個「特別有趣」的作用，就是能抗葡萄球菌和抗鏈球菌，這項效果也大大降低了這些共生菌造成感染的機會。此外，在受試者身上也觀察到促進傷口癒合的效果，手術後的疤痕減輕許多，玫瑰果油尤其有助於防止瘢瘤疤痕形成。

　　還有一項實驗也曾經探討過永久花精油的效用。Jirovetz等人曾經在2006年，針對主要成分帶有玫瑰、花香氣味的精油，探討它們的抗微生物作用，永久花便是其中之一。其中，所有的精油和主要成分都顯示出中至高等的抗微生物效果，實驗測試的菌種包括革蘭氏陽性菌（包括金黃色葡萄球菌和糞腸球菌）、革蘭氏陰性菌（包括大腸桿菌和沙門氏菌），以及白色念珠菌。

　　從以上實證資料可以看出，永久花確實有非比尋常且用途廣泛的療癒特性。除此之外，它還被認為有抗過敏的效果，因此可以用在氣喘、花粉症和濕疹等情況。由於它有促進傷口癒合的特質，因此能夠幫助皮膚更新、促進傷口復原。此外，它還相當有益於滋補靜脈——根據Price和Price（2007）的說法，它可以用在皮膚微血管擴張（紅血絲）、血腫（甚至包括舊傷）、血栓等情況，還可以預防瘀傷。關於永久花在芳香療法中的部分運用方式，請參見表8.5。

表8.5　永久花精油在芳香療法中的應用

適用系統	適合搭配的精油
皮膚（濕疹、皮膚炎、傷口癒合） 挫傷、瘀血	真正薰衣草、羅馬洋甘菊、天竺葵、西洋蓍草、岩蘭草、廣藿香、檀香、絲柏、玫瑰 可以直接純油使用，或是稀釋 10—50%（Price and Price 2007）
免疫系統（過敏反應）	玫瑰、檀香、德國洋甘菊
肌肉骨骼系統（關節炎）	冬青、甜樺

旋覆花屬 土木香 Sweet inula *Inula graveolens*

　　土木香精油是來自*I. graveolens*，從*I. helenium*萃取的精油則稱大花土木香（elecampane）。這兩種植物都是外型像菊花一樣的多年生植物，精油萃取自乾燥的根與根莖，獨有的特色則是其中含有內酯類成分。

　　在傳統療法當中，大花土木香一直以來都是一種護膚和治療用的藥草。它的種名*helenium*是來自希臘神話中引發特洛伊戰爭的女神海倫（Helen），據傳，當帕里斯（Paris）帶著海倫離開丈夫梅奈勞斯（Menelaus）時，海倫身上就帶著大花土木香。然而，在芳香療法中幾乎很少使用大花土木香，因為其中含有大量的倍半萜內酯（約佔52%的土木香內酯和33%的異土木香內酯），因此很容易引發嚴重的皮膚過敏（Lawless 1992；Tisserand and Balacs 1995）。

　　土木香精油是一種深綠色的精油（Lawless 1992），它沒有大花土木香的致敏和刺激性。史納伯特（1995）在書中提到，土木香精油的成分有50%是乙酸龍腦酯，外加微量的倍半萜內酯；Tisserand 和 Balacs（1995）的資料則顯示，其中的主要成分是乙酸龍腦酯和樟烯。土木香在法系芳香療法中使用較多，這可能是因為法蘭貢曾經將它譽為芳香療法中化痰效果最強的一種精油，而且 Lawless（1992）和史納伯特（1995）也分別都在書中引用過他的說法。土木香效果強大，甚至在香氣幽微飄渺時都能見效。史納伯特（1995）建議以擴香的方式使用，並認為它對所有發生在喉嚨、鼻腔的支氣管炎、黏膜炎，以及氣管和呼吸道的痙攣，都有無比強大的效果。

母菊屬 德國洋甘菊 German chamomile *Matricaria recutita*

　　德國洋甘菊是一年生的草本植物，就像羅馬洋甘菊一樣，它也是一種歷史悠久的傳統藥草。德國洋甘菊有個小名叫做「小臭菊」（scented mayweed），它的屬

名*Matricaria*取自拉丁文中的「子宮」（*matrix*）或「母親」（*mater*），原因在於這種藥草在傳統療法中一直是滋補子宮的良藥。

德國洋甘菊精油萃取自雛菊般的花朵。它是一種深藍色、甚至是墨藍色的液體，這種獨特的藍色是來自母菊藍烯（chamazulene）這個成分。母菊藍烯是在蒸餾過程中，從花朵中的母菊素（matricine）轉變而來。母菊藍烯是德國洋甘菊含有的獨特成分，除此之外，成分中還有金合歡烯（farnesene和母菊藍烯一樣是一種倍半萜烯）和 α-甜沒藥醇（α-bisabolol一種倍半萜醇）。德國洋甘菊有好幾種CT類型，因此這些成分的比例也可能相異懸殊。Price和Price（2007）提到母菊藍烯的比例約在1％至35％之間，而Bowles（2003）提供的資料則顯示母菊藍烯佔17％左右。α-甜沒藥醇的比例約在2至67％之間（Price and Price 2007），而金合歡烯（反式 α-金合歡烯）則佔27％左右。除此之外，其中的甜沒藥醇氧化物（A與B）的含量也不可小覷。根據Price和Price（2007）的說法，其中較主要的 α-甜沒藥醇氧化物A，比例可佔0％至55％。這是一個從化學成分能說明精油效用的極佳範例。Price和Price（2007）特別強調德國洋甘菊的消炎作用，同時，他們透過觀察和研究，也發現德國洋甘菊有抗過敏的可能性。

母菊藍烯則有相當有趣的效用。Bowles（2003）曾在書中引用Safayhi等人（1994）所做的一項研究，提到母菊藍烯在這項體內實驗呈現出消炎的作用，而研究者認為其中的消炎機轉，是因為母菊藍烯能阻斷白三烯B4（leukotriene B4）的生成（白三烯B4是嗜中性白血球在發炎區域生成的一種促發炎介質）。Price和Price（2007）則引用Mills（1994）的說法，認為母菊藍烯（以及 α-甜沒藥醇）不只可以消炎，還可以抗痙攣，並且能緩解組織胺引起的相關反應。Baumann（2007a）探討德國洋甘菊在皮膚方面的效用，並且發現它能帶來止癢的效果。從以上資料可以看出，德國洋甘菊很適合用來處理過敏問題，包括花粉症，以及某些類型的氣喘和濕疹。而「天藍烯（azulenes）」則可以「安撫神經系統，包括在邊緣神經紓解神經緊張，以及從中樞神經緩解焦慮、緊張和頭痛。」（Mills1994，引用自Price and Price 2007）。

另一項值得一提的成分是 α-甜沒藥醇。這是一種被認為具有強大療癒潛力的倍半萜醇，它無毒、不刺激，而且消炎效果比母菊藍烯更厲害（Bowles 2003）。研究結果也顯示，α-甜沒藥醇「能誘發惡性神經膠質瘤細胞株（人類、大鼠）的

細胞毒性，速度快而顯著，效用驚人」（Cavalieri *et al.* 2004），因此這群研究者做出結論，認為 α-甜沒藥醇可以運用在神經膠質瘤這種惡性腦部腫瘤的臨床治療。

另一位研究者Pauli（2006）則研究 α-甜沒藥醇的抗真菌效果，結果發現，α-甜沒藥醇「是一種效果相當出眾的天然抗微生物成分」，同時也認為，它能選擇性地抑制麥角固醇（ergosterol）生成，並且不具有毒性。麥角固醇的生成是真菌在細胞壁形成過程中的重要步驟。這種抑制黴菌的途徑，和現有的抗真菌藥物截然不同，在菌種抗藥性越來越頑固的現況下（例如白色念珠菌），這樣的抑制作用顯然具有格外重要的意義。關於德國洋甘菊在芳香療法中的部分運用方式，請參見表8.6。

表8.6　德國洋甘菊精油在芳香療法中的應用

適用系統	適合搭配的精油
肌肉骨骼系統（發炎、抽搐痙攣）	真正薰衣草和其他對症精油
皮膚（濕疹、皮膚炎、過敏、刺激、傷口）	真正薰衣草、永久花、岩蘭草、廣藿香、歐薄荷、綠薄荷、玫瑰
免疫系統（花粉症）	歐薄荷、檀香、玫瑰、真正薰衣草
神經系統（緊繃、頭痛）	歐薄荷

野洋甘菊（摩洛哥洋甘菊）Moroccan chamomile

Ormenis multicaulis

野洋甘菊（或稱摩洛哥洋甘菊）在地中海區域是一種相當常見的植物，精油是從植株的花朵部位萃取出來的（拉丁學名也可能寫作 *O. mixta*）。雖然它和羅馬洋甘菊、德國洋甘菊同樣都是來自菊科的洋甘菊，但是野洋甘菊精油和它們的特性相當不同，不應作為以上兩者的「替代品」使用（Lawless 1992）。野洋甘菊並不是傳統芳香療法中會用到的精油，不過據說它有放鬆安撫的效果。它的主要成分是使用上相當安全的 α-松烯和蒿醇（artemisia alcohol）（Tisserand and Balacs 1995）。

萬壽菊屬 萬壽菊 Tagetes *Tagetes minuta, T. glandulifera*

萬壽菊又有「墨西哥金盞花」之稱，它是一年生草本植物，花朵長得就像雛菊一樣，而精油就是從這鮮橙色的花朵和開花的植株頂部萃取而來。新鮮萃取的萬壽菊精油流動性佳，但是隨著時間過去，或如果暴露在空氣中，精油會逐漸變得黏稠。萬壽菊精油有一種混合了青草、水果和藥草的獨特氣味，通常香水業會用來增添蘋果香調（Williams 2000）。

萬壽菊精油的主要成分是酮類，也就是萬壽菊酮（tagetone），含量大約在50至60%之間；不過，其中也有呋喃香豆素，這表示它具有高度的光敏性，而這也是芳香療法較少用到這支精油的原因。「『萬壽菊酮』（萬壽菊精油的主要成分）很可能對人體器官造成傷害」──Lawless（1992）在書中引用Arctander（1960）的這句話，或許更使大家對萬壽菊敬而遠之。

橄欖科 Burseraceae

乳香屬 乳香 Frankincense *Boswellia carteri*

乳香是一種生長在非洲東北部的小型灌木，植株內部具有特殊的樹脂道（或稱樹脂溝），能分泌油膠樹脂，而精油就是從這些樹脂萃取得來。當乳香的樹皮被切開，會流出乳白色的樹汁，汁液隨後會凝結成琥珀色的水滴狀固體。這些樹脂塊會被採集下來，其中大部分會出口到歐洲進行精油蒸餾（Lawless 1995）。乳香精油是一種淡黃色、流動性佳的液體，帶有辛辣的、像松脂、樹脂的木質氣味，前調有一絲檸檬香氣，揮發後則留下香脂的餘味（Williams 2000）。根據 Bowles（2003）提供的數據，乳香的主要成分包括34.5%的 α-松烯、14.6%的 α-水芹烯，以及14%的對傘花烴。這三種成分都是單萜烯成分，單萜烯是一個家族龐大的化學成分類別，一般認為具有刺激、疏通呼吸道和止痛的特質。

　　就在不久前，Mertens等人（2009）曾對於大部分乳香品種的揮發性成分進一步探討，並且發現，其中普遍出現的成分包括 α-側柏烯、α-松烯、月桂烯、乙酸因香酚酯（incensole acetate）、(E)-β-羅勒烯、duva-3,9,13-triene-1,5a-diol-1-acetate（這是一種結構複雜的苯基酯成分，帶羥基）、扁枝烯（phyllocladene，結構中帶有三環）、檸檬烯以及乙酸辛醇酯（octanol acetate）、乙酸辛酯（octyl acetate）。Mertens等人還找到一種具有複雜碳結構的成分verticilla-4(20),7,11,triene，目前在其他自然界的樹脂中從未見過這項成分，因此他們認為，這個成分可以作為區辨乳香的「標誌」。除此之外，他們並未發現有任何一個單一成分具有典型的乳香氣味。

　　Price和Price（2007）則特別強調乳香精油抗黏膜炎、抗憂鬱和激勵免疫的作用，因此，乳香特別適合用來處理氣喘或支氣管炎引起的呼吸道阻塞，以及免疫力低下，或是焦慮和憂鬱等情況。乳香在芳香療法中的部分運用方式，請參見表8.7。

表8.7　乳香精油在芳香療法中的應用

適用系統	適合搭配的精油
呼吸系統（黏膜炎、氣喘、支氣管炎）	各種松、檸檬、佛手柑、薑、真正薰衣草，也可以加上檀香、大西洋雪松
神經系統（焦慮、壓力、緊繃、憂鬱）	真正薰衣草、橙花、天竺葵、茉莉、萊姆、橘（桔）、檀香
免疫系統（一般感冒、流行性感冒、肌痛性腦脊髓炎[7]、恢復調養）	真正薰衣草、花梨木、玫瑰草

橄欖屬　欖香脂 Elemi　　*Canarium luzonicum*

　　欖香脂精油是透過蒸餾法從一種大型熱帶喬木在植株受傷時分泌出約一種膠狀物質萃取出來的。目前，的主要產地在菲律賓和東印度群島（摩鹿加群島）。欖香脂是古埃及人用來防腐的材料之一，也能促進皮膚與呼吸系統的功能（Lawless

[7.] Myalgicencephalomyselitis（ME），或稱為慢性疲勞綜合症（Chronic Fatigue Syndrome）。

1992）。然而，雖然欖香脂塊的使用已有相當久遠的歷史，欖香脂精油在傳統芳香療法中，卻被認為最好避免使用，即使使用也需要格外小心注意，因為人們認為欖香脂精油可能致癌（Tisserand and Balacs 1995）。欖香脂精油中可能致癌的物質是欖香脂醚（elemicin），含量在3至12％之間。不過，欖香脂精油中含量最高的成分是右旋檸檬烯，這個單萜烯成分事實上可以抵銷掉致癌的風險，因為右旋檸檬烯是一種可以預防癌症的成分（Tisserand and Balacs 1995；Bowles 2003）。於是，Tisserand和Balacs做出這樣的結論：「在芳香療法中因為欖香脂精油而造成嚴重問題的可能性，基本上是微乎其微。」如果在芳香療法中用到欖香脂精油，通常是為了幫助肌膚回春，或是和其他樹脂類精油（例如乳香和沒藥）共同達到祛痰的效果，或者用來紓解壓力（Lawless 1992）。

沒藥屬　紅沒藥（甜沒藥）Opopanax　　*Commiphora erythraea*

紅沒藥（或稱甜沒藥）是一種熱帶喬木，和沒藥同樣屬於沒藥屬，植株分泌的樹脂可以萃取精油。紅沒藥精油有甜美的香脂、香料氣味，接觸空氣後會逐漸黏稠、變成塊狀。它具有光敏性，產量稀少，相關資訊也相對有限，因此在芳香療法中並不是經常使用的精油。

沒藥屬　沒藥 Myrrh　　*Commiphora myrrha*

沒藥精油是從天然的沒藥樹脂塊蒸餾得來。沒藥屬植物多半是原生於紅海[8]一帶的小型喬木或灌木。這些植物和乳香、紅沒藥一樣，擁有特別的樹脂道，可以分泌樹脂，採集與處理的方式也相當雷同（可以參見乳香和紅沒藥的段落）。沒藥精

[8.] 介於非洲東北部和阿拉伯半島之間的狹長海灣。

油是一種淡黃色、流動性佳的液體，有香甜的、像香料般的藥味。沒藥和紅沒藥一樣，接觸到空氣之後會逐便變得黏稠、像樹脂一樣。

沒藥精油的成分相當複雜，Price 和 Price（2007）曾對此做過相當詳盡的分析。簡單來說，它的主要成分是倍半萜烯類（這類成分擁有一些相當有趣的治療功效，例如消炎），以及一種叫做蓬莪術酮（curzerenone）的倍半萜酮。正如成分所示，沒藥確實有消炎的作用（Bowles 2003），而 Price 和 Price（2007）則特別強調它的抗菌特質，尤其針對泌尿道，以及對膿瘡與潰爛的清創效果。他們在書中引用 Bartram（1995）的說法，認為沒藥能促進白血球增生，進而抑制金黃色葡萄球菌和其他革蘭氏陽性菌，因此可以說是最被廣泛使用的一種植物性抗菌劑。Lawless（1992, 1995）與 Price 和 Price（2007）也呼應了這樣的說法，認為沒藥也可以用於皮膚修復（它有促進傷口癒合的作用），或是作為呼吸系統的祛痰劑。關於沒藥在芳香療法中的部分運用方式，請參見表 8.8。

表8.8　沒藥精油在芳香療法中的應用

適用系統	適合搭配的精油
呼吸系統（呼吸道阻塞、支氣管炎、喉炎）	乳香、百里香、檀香、安息香
皮膚（護膚與傷口修復）	真正薰衣草、廣藿香、永久花、天竺葵
生殖泌尿系統（泌尿道感染、膀胱炎、搔癢、黴菌感染）	真正薰衣草、杜松漿果、佛手柑、檀香

大麻科 Cannabaceae

 大麻屬　大麻 Cannabis　　　　　*Cannabis sativa*

大麻的花苞和花朵可以萃取出精油。說到大麻，人們第一個聯想到的大概就是含有四氫大麻酚（THC），能改變情緒、對精神狀態產生影響的消遣用毒品。不過，大麻的種子還可以萃取植物油，大麻籽油有修復肌膚的功效，在按摩和植物護膚品

中都經常使用。

　　大麻精油自有一股獨特的「大麻」氣味，不過它的香氣會因化學成分而不同，成分的組成又會受到採收時間、花朵成熟度和種子孕化程度等因素的影響。於是，有些大麻精油的成分以倍半萜烯為主，有些卻以單萜烯為主；以單萜烯成分為主的大麻精油，氣味接受度通常比較高。石竹烯氧化物（caryophyllene oxide）是影響大麻精油氣味的主要成分，雖然它在精油當中只佔微量，卻是讓檢疫犬能嗅出大麻的標記成分之一。大麻當中的四氫大麻酚不具揮發性，因此以蒸餾方式萃取的精油不會含有這項成分（Mediavilla and Steinemann 1997）。

　　Hadji-Mingalou和Bolcato（2005）曾經探討用大麻精油來取代皮質類固醇藥物的效果，根據他們提供的資料，該研究使用的大麻精油成分包括月桂烯（33％）、反式-β-羅勒烯（15％）、萜品烯、β-石竹烯和石竹烯氧化物（1.4％）。研究者特別說明，這是用新鮮的全株植物萃取的精油，而非只取開花的頂部來萃取。從上述成分可以看出，大麻精油無疑具有止痛的作用。除此之外，大麻精油還可以消炎。Baylac和Racine（2004）一項體外實驗顯示，大麻精油是可以抑制5-脂氧合酶（5-LOX）的精油之一。在人體形成促發炎介質白三烯的一連串反應中，5-脂氧合酶扮演著一定的角色。

　　Tubaro等人（2010）曾經從非致幻性的大麻植株花朵中分離萃取出大麻素（cannabinoids）和次大麻酚（cannabivarins），探討它們的消炎效果。研究結果雖然確認這兩種物質的消炎效果，但是對於人體中的大麻素受體，卻衍生出更多新的疑問。從C. sativa也衍生出工業用的大麻品種（不具致幻性且完全合法）。從工業用大麻所萃取出來的精油，同樣有極佳的抗微生物潛力，可望能對於人類和動物的健康帶來幫助，尤其在現今的環境下，細菌的抗藥性已是不容忽視的問題。因此，可以說大麻精油在芳香醫療和芳香療法中，應該更加受到重視。

杜鵑花科 Ericaceae

 白珠樹屬 冬青（白珠樹）Wintergreen *Gaultheria procumbens*

　　冬青是一種芳香的多年生草本植物，原生與北美和加拿大地區的松樹林、森林和林間空地。它的葉片辛辣芬芳，花朵雪白，會結如漿果般的紅色蒴果，因此又有加拿大茶莓（teaberry）之稱。傳統療法會用冬青來治療風濕、坐骨神經痛、膀胱問題、皮膚疾病；此外，還可用來漱口、濕敷或是作為抗菌消毒的洗劑。直到現代，某些牙齒保健產品當中依然會加入冬青（Gordon 1980）。

　　冬青精油是取葉片，以蒸氣蒸餾法萃取而來。用來萃取精油的葉片，必須先在49℃的溫水中浸泡一夜，方可使用。這是為了讓其中一種叫做白珠木苷（gaultherin）的糖苷先被水分解，以促進精油的萃取率。冬青精油是一種淡黃色、可流動的液體，氣味是強勁的藥味，加上一絲飄渺的果香、甜香和木質香氣（Lawless 1992）。精油當中含有大量的水楊酸甲酯（約佔98%左右），這是一種芳香酯，口服有毒性。雖然Lawless（1992）建議芳香療法中應避免使用，不過冬青是一種很有效的反刺激劑（止痛）和消炎劑，因此只要多加注意，依然可以在專業人士的指示下，幫助各種肌肉疼痛和坐骨神經痛。真正從白珠樹萃取的冬青精油並不常見，市面上標示為冬青的精油，其實經常是人工合成的水楊酸甲酯，或是成分近似的甜樺精油（*Betula lenta*，取自樹皮）。

牻牛兒科 Geraniaceae

老鸛草屬 大根老鸛草 Zdravetz *Geranium macrorrhizum*

　　大根老鸛草的名字呼應了它的種名（大根之意），在保加利亞，它就叫做大根老鸛草（big-root geranium）或者也被稱為長根鶴嘴草（long-rooted cranesbill)。這是一種多年生的草本植物，有碩大的棕色根莖，植株的每個部位在當地的民俗療法中都是可供使用的草藥，用來紓解胃部不適，或是作為強健補身的滋補品。大根老鸛草的葉片有濃郁的香氣，花朵呈深粉色，或是正紅色。精油可以從葉片和根莖萃取，它的英文俗名Zdravetz在保加利亞文有「健康」的意思。目前，所有的大根老鸛草精油都是從野生植物萃取，產地包括保加利亞、俄羅斯和前南斯拉夫。

大根老鸛草精油是淡綠色或淡黃色的液體，質地較黏稠，這是因為它在低於32℃的環境中會形成結晶。它的氣味「溫暖而清新，是香甜的草本植物氣味，加上玫瑰、木質的氣息，香氣持久不散」（Brud and Ogyanov 1995）。精油的成分幾乎都是倍半萜烯，可佔90％之多，而其中又有一半是大根老鸛草酮（Weiss 1997）。香水業時不時會用大根老鸛草來調香，不過在芳香療法領域中幾乎很少使用。大根老鸛草的芳香療癒特性尚未被深入地研究探討，不過目前知道的是，它有輕微的毒性；Brud和Ogyanov（1995）認為它很可能有強大的抗微生物作用，可以加在護膚品中達到抗菌的效果，此外，它也很可能有降低血壓的作用。

天竺葵 Geranium　　　　　　　　　　　*Pelargonium species*

天竺葵和大根老鸛草則完全相反，它可以說是芳香療法中使用最普遍的精油之一。天竺葵屬植物是一種香氣瀰漫、纖毛密布的多年生小灌木，最適合生長在溫帶環境。1672年，當 *P. cucullatum* 在南非桌山（Table Mountain）首度被採集，當時的植物學家便為此類植物取了 *Pelargonium* 這個屬名。在南非西南部的岬角區域有許多不同的微棲地，因此當地繁衍出高達70多種的天竺葵植物。其中，*P. graveolens* 最初在18世紀初期引進英國，到了19世紀初才在法國格拉斯一帶專為萃取精油而進行栽培。隨後，天竺葵的主要栽種區域轉移到留尼旺島，在當地培育出所謂的「波旁」天竺葵或玫瑰天竺葵（Bourbon，*P. capitatum* × *P. radens*），而現在，精油的產地還包括非洲北部的阿爾及利亞、摩洛哥、埃及（Weiss 1997），以及印度（栽培的是原生於留尼旺島的品種）和中國（*P.*

roseum）。

天竺葵屬底下大約有250種不同植物，其中只有少數幾個品種用來萃取精油。這些天竺葵包括：*P. graveolens*、*P. odoratissimum*、*P. capitatum*、*P. radens*以及*P. capitatum* × *P. radens*的雜交種*P. roseum*。天竺葵精油是來自遍布植株所有綠色部位的纖毛，通常取新鮮的植株以蒸氣蒸餾法或水蒸餾法萃取。市面上的天竺葵精油通常會標明產地或來源。混摻的情況很普遍，不過來自法國、埃及和留尼旺島的天竺葵精油通常都有良好的品質（Weiss 1997）。

天竺葵精油的氣味固然會因產地而不同，但還有其他的因素也能造成影響，例如植株年齡，以及採收的時機。其中主要的化學成分有香茅醇、牻牛兒醇、沉香醇和異薄荷酮（*iso*-menthone），這些成分的相對比例會直接影響精油的氣味。來自法國格拉斯的天竺葵精油雖然有細緻高雅、玫瑰般的香氣，但在香水業中樹立起天竺葵香氣標竿的，卻是來自留尼旺島的精油。留尼旺島的天竺葵精油有一股清新的薄荷香調（這是來自其中的異薄荷酮），加上玫瑰、甜味和果香味。來自摩洛哥的精油顏色呈現深至中度的黃色，香氣是甜味、玫瑰味加上草本植物的氣息；來自埃及的精油則呈黃綠色，氣味和摩洛哥產的精油類似。來自中國的天竺葵精油品質較難一概而論，這是因為當地廠家蒸餾程序不一，經人工栽培出現變種的情況也相對較多。不過一般來說，中國產的天竺葵精油顏色會是深綠至橄欖綠色，氣味比起留尼旺島產的精油更爽利、直接，但是也有更多的檸檬、玫瑰、甜味和草本元素參雜其中。在香水業的使用上，中國產的天竺葵精油並不能作為其他天竺葵精油的替代品（Weiss 1997）。

一般來說，天竺葵精油當中的主要成分包括單萜醇類（55 至 65％，香茅醇、牻牛兒醇和沉香醇）、酯類（15％）和酮類（例如異薄荷酮 1 至 8％）（Price and Price 2007），由於成分的變動性很大，相互之間的比例會直接影響精油的氣味（Weiss 1997）。此外，波旁天竺葵當中還含有高達 10％的醛類（橙花醛、牻牛兒醛和香茅醛）（Price and Price 2007）。Price 和 Price（2007）也提到，只在中國產的天竺葵當中發現氧化物成分。各地天竺葵精油的成分含量比較請參見表8.9。

表8.9　各種天竺葵精油的主要成分含量比較表

成分	阿爾及利亞	中國	埃及	摩洛哥	留尼旺島
異薄荷酮 Iso-menthone	5.38	5.70	5.39	5.20	7.20
沉香醇 Linalool	5.26	3.96	9.47	6.80	12.90
甲酸香茅酯 Citronellyl formate	7.57	11.35	6.74	6.02	8.37
甲酸牻牛兒酯 Geranyl formate	5.90	1.92	4.75	6.55	7.55
香茅醇 Citronellol	22.90	40.23	27.40	19.28	21.28
牻牛兒醇 Geraniol	17.07	6.45	18.00	18.40	17.45
10-Epi-γ-桉葉醇 10-Epi-gamma eudesmol	4.20	-	4.00	5.10	-

（單位：重量體積比，% w/v）（資料摘錄自Weiss 1997）

　　天竺葵在傳統療法中有除蟲、驅線蟲和抗真菌等用途（Weiss 1997）。Lawless（1996）則認為它可以用來護膚（包括調理青春痘與油性肌膚的問題），改善水腫、循環不良、蜂窩性組織炎、喉嚨痛、經前症候群和更年期症狀，並且能激勵腎上腺皮質素、紓解神經系統的緊繃與壓力。它也能消滅真菌，這可能是歸功於其中的牻牛兒醇和醛類，此外還有能幫助消炎的酯類。關於天竺葵在芳香療法中的部分運用方式，請參見表8.10。

　　曾經有這樣的說法，認為以經皮方式使用天竺葵精油，可以抑制嗜中性白血球的數量，進而達到控制發炎情況的效果。於是，Maruyama等人在2006年以實證研究探討天竺葵精油的消炎效果，這項研究以體內注射的方式施用，受試對象是透過人工引致水腫和關節炎的小白鼠。結果顯示，天竺葵在炎症初期和後續階段都可以減輕患部腫脹和發炎反應的嚴重程度，此外，嗜中性白血球的數量也確實降低——但是，腹腔注射的施用方式引發了中毒反應。於是研究者認為，天竺葵精油可以用來幫助類風濕性關節炎的治療（類風濕性關節炎的症狀和小白鼠被膠原蛋白誘發的關節炎症狀有幾處雷同），不過最好以外用方式，預防可能產生的中毒反應。

　　也有實驗證實，天竺葵能為帶狀疱疹後神經痛的患者帶來暫時緩解的效果。帶狀疱疹後神經痛的痛感可能無比劇烈，甚至使人無法正常行動，而治療卻相當棘手。Greenway等人在2003年對此進行一項多中心收案的雙盲交叉實驗，結果顯示，天竺葵可以在「數分鐘」之內紓解病患的疼痛感，並且有25％的病患都認為「自發性疼痛得到大幅度的緩解」（實驗使用的天竺葵精油以100％到10％等不同比例

進行測試，稀釋介質為礦物油）。天竺葵精油的皮膚耐受性相當好，即便在未稀釋純油使用的情況下，也只有少數受試者出現輕微的皮膚刺激。

有人認為天竺葵相當於是情緒的「平衡桿」，尤其心情因為荷爾蒙變化而忽高忽低的時候，特別受用（Bowles 2003）。這可能是因為天竺葵精油能影響腎上腺皮質素的分泌。Bowles 認為，其中的機轉可能在於，生成牻牛兒醇的路徑和生成類固醇荷爾蒙[9]的路徑在化學上有雷同之處，由此可推論，牻牛兒醇有可能使雌激素的濃度上升。天竺葵平衡情緒的作用，也可以透過嗅覺刺激達到效果。先不論其中的效用機轉究竟為何，實驗已證實，嗅聞天竺葵的香氣確實能有效降低焦慮不安的感受（Morris *et al.* 1995）。

表8.10　天竺葵精油在芳香療法中的應用

適用系統	適合搭配的精油
皮膚（各種皮膚問題，包括皮膚炎）	真正薰衣草、佛手柑、永久花、玫瑰草、檀香、德國洋甘菊、茶樹、松紅梅
肌肉骨骼系統（痙攣抽筋、疼痛、發炎）	真正薰衣草、快樂鼠尾草、迷迭香、甜馬鬱蘭、黑胡椒
神經系統（壓力、焦慮、經前症候群、情緒波動、產後憂鬱症）	真正薰衣草、佛手柑、快樂鼠尾草、檸檬、葡萄柚、橘（桔）、玫瑰

八角科 Illiciaceae

 八角屬 八角茴香 Star anise, Chinese star anise　　*Illicium verum*

八角茴香是一種高大的常綠喬木，精油是從完全成熟的星狀果實萃取（Weiss 2002）。八角茴香精油呈透明無色或淡黃色，流動性佳，帶有香甜的茴香、甘草氣味（Lawless 1995）。精油成分中約有70％是反式大茴香腦（Bowles 2003），這是一種甜茴香精油也具有的醚類成分，通常被認為有「類雌激素」的作用。除此

---

9. 類固醇荷爾蒙指的是擁有某種共同構造，並且以膽固醇為原料的人體荷爾蒙，包括腎上腺皮質素和性荷爾蒙（雄激素、雌激素和黃體酮）都是類固醇荷爾蒙。

之外，反式大茴香腦也有抗痙攣和麻醉的效果（Bowles 2003），因此在芳香療法中也被用來處理各種肌肉疼痛、絞痛和抽筋、痙攣。八角茴香也可以用在呼吸道，因為它具有祛痰的功效（Lawless 1995）。相關的用法可以參見表8.11。

關於反式大茴香腦的異議和注意事項，可以參考p.253甜茴香的段落，我們將在那裡討論這個成分可能具有的危險性。

表8.11　八角茴香精油在芳香療法中的應用

適用系統	適合搭配的精油
女性生殖系統	玫瑰、天竺葵、杜松漿果
消化系統	黑胡椒、芫荽籽、荳蔻、甜橙、橘（桔）
呼吸系統	檸檬、歐洲赤松（蘇格蘭松）、檀香、大西洋雪松

唇形科 Lamiaceae

牛膝草屬　牛膝草 Hyssop　　　*Hyssopus officinalis*

牛膝草是一種相當芬芳的多年生植物，不過它並不是非常耐寒。牛膝草在古代是一種淨化儀式會用到的藥草，也被用來「清潔」痲瘋病患者，甚至西敏寺的英國君主加冕儀式也會使用它（Gordon1980）。牛膝草精油是取自葉片和開花的植株頂部，產地主要在匈牙利與法國。精油呈淡黃至綠色，流動性佳（Lawless 1995），帶有強勁的樟腦氣味，以及溫暖、辛辣的味道（Williams 2000）。芳香療法中並不常使用牛膝草精油，原因是它的使用禁忌較多，包括癲癇症、發燒、懷孕和不滿兩歲的嬰幼兒都不宜使用。這是因為牛膝草精油有輕微的毒性，並且也有神經毒性，可能造成抽搐。牛膝草精油的危險性來自其中的酮類成分——松樟酮（pinocamphone）和異松樟酮（iso-pinocamphone）。除此之外，牛膝草是一種非常有效的祛痰、化痰劑，最好和安全溫和的精油搭配使用，例如真正薰衣草、桉樹腦迷迭香、甜馬鬱蘭、沉香醇百里香或熏陸香百里香（*Thymus mastichina*）等。

薰衣草屬　　真正薰衣草 True lavender　　　　*Lavandula angustifolia*

　　真正薰衣草的精油產地分布很廣，包括法國、西班牙、保加利亞、澳洲的塔斯馬尼亞島，以及英國東岸的諾福克郡、薩福克郡與肯特郡。精油是淡黃色或無色的液體，流動性佳，氣味因產地來源而不同。一般來說，真正薰衣草的氣味混合了草葉、果香、花香和木質氣味，揮發後留有一種難以形容的餘味（Williams 2000）。典型的真正薰衣草氣味來自法國產的40/42薰衣草精油。「40/42」指的是其中乙酸沉香酯（一種酯類成分）的含量。真正薰衣草的乙酸沉香酯含量通常介在36至53％之間（Price and Price 2007），市面上也能找到法國產的高地真正薰衣草，通常標示為「50/52」，嗅聞這種薰衣草精油時，可以聞到一股像「梨子糖」一樣的甜美氣味，這便是歸功於其中的酯類成分。真正薰衣草很可能就是因為含有乙酸沉香酯和左旋沉香醇（一種單萜醇類，佔26至49％）等成分，因此在動物實驗（Buchbauer *et al.* 1991a，引用自Bowles 2003）和人體實驗（Buchbauer *et al.* 1993）中，都能發揮鎮定放鬆的效果。

　　目前已知，真正薰衣草有安撫交感神經系統、提振副交感神經系統的作用。而真正薰衣草精油最出名的也正是它安撫助眠、改善情緒的效果，已經有好幾項人體研究都證實了這樣的效果（Ludvigson and Rottmann 1989；Diego *et al.* 1998；Moss *et al.* 2003；Lehrner *et al.* 2005）。

　　Shen等人在2005年曾做過一項動物實驗，研究吸聞真正薰衣草精油和單獨分離萃取出來的沉香醇，對大鼠的脂肪分解、熱能產製和食慾有什麼樣的影響。結果發現，大鼠的交感神經活動受到抑制，因此白色脂肪組織的新陳代謝速度也降低了，這可以視為是一種抗脂肪分解的效果。同樣地，神經系統的影響也連帶使得棕色脂肪組織的熱能產製和能量消耗速度降低。交感神經系統也和食慾有關，實驗中大鼠的食量明顯增加。因此，研究者認為真正薰衣草雖然有放鬆、紓壓的作用，但也可能使脂肪分解速度減緩、食慾提升，最終導致體重增加。在生活條件優渥的國家中，體重過重和肥胖症的問題越來越多，因此很可能不樂見這樣的作用。不過這也表示，吸聞薰衣草精油和其他鎮定安撫類精油，可以幫助食慾不良或引發相關病

症的人們改善情況（想減輕體重的話就用葡萄柚來處理吧！請參見p.241葡萄柚的段落）。

除了鎮定安撫之外，真正薰衣草還有許多好用的療效。在芳香療法當中，它是非常有效的止痛劑。Brownfield(1998)曾對慢性的類風濕性關節炎患者進行研究，發現用真正薰衣草精油按摩的止痛效果，比單純按摩來得有效多了。還有研究者探討過它的消炎效果。Kim和Cho（1999）曾做過一項結合體外和體內測試的動物實驗，發現真正薰衣草精油具有消炎效果，而效用取決於劑量。它能抑制肥大細胞的去顆粒化反應，因此減少組織胺生成，進而改善立即性的過敏反應。

不過，值得一提的是，真正薰衣草在使用上的安全性並非全無異議，爭議甚至是發生在皮膚方面的使用，著實令人訝異。Baumann（2007b）引用Prashar等人在2004年的一項研究，呼籲真正薰衣草也有它的「黑暗面」。這項研究發現，真正薰衣草對內皮細胞和纖維組織母細胞具有細胞毒性，這可能是因為它會破壞細胞膜。因此，Baumann認為真正薰衣草較不適合用在專為抗老化設計的產品當中。

Price和Price（2007）則提到真正薰衣草有止痛、消炎、抗痙攣和促進傷口癒合等作用。它廣泛多元的療癒效果衍生出非常多樣的運用方式，其中某些用途整理在表8.12當中。

表8.12　真正薰衣草精油在芳香療法中的應用

適用系統	適合搭配的精油
神經系統 （疼痛★、偏頭痛★、失眠★★、焦慮★★★）	歐薄荷★、丁香花苞、甜馬鬱蘭、羅馬洋甘菊★★、橙花、天竺葵★★★、依蘭、快樂鼠尾草、乳香、檀香、玫瑰、佛手柑和各種柑橘類精油
肌肉骨骼系統（各種疼痛、肌肉緊繃）	甜馬鬱蘭、迷迭香、天竺葵、尤加利、快樂鼠尾草、杜松漿果、羅勒、檸檬、檸檬香茅、黑胡椒、薑
皮膚： 　刺激、濕疹 　感染 　搔癢 　修復、癒合 　靜脈炎	天竺葵、玫瑰、檀香、廣藿香、岩蘭草、德國洋甘菊 茶樹、松紅梅 茶樹、佛手柑、歐薄荷、德國洋甘菊 永久花、沒藥 廣藿香、佛手柑、絲柏

表格中的「★」等記號指的是特別適用於該症狀的對應精油。

醒目薰衣草 Lavandin　　　　　　　*Lavandula x intermedia*

　　醒目薰衣草是真正薰衣草和穗花薰衣草的雜交品種，這點從它的香氣就有跡可循：它的水果／梨子糖味不如真正薰衣草明顯，而嗆鼻的樟腦氣味也沒有穗花薰衣草濃。醒目薰衣草的成分含量因來源而異，不過大致上包括20—60％的左旋沉香醇、15至50％的乙酸沉香酯、5至15％的樟腦和5至25％的1,8-桉樹腦。同樣地，因為其中含有樟腦，所以在使用時需要加以注意（Tisserand and Balacs 1995）。醒目薰衣草有穗花薰衣草化痰、祛痰的特質，也有真正薰衣草止痛的功效。或許它最主要的價值就在於能作為真正薰衣草和穗花薰衣草之間的過渡，同時兼備兩者的部分功效。

穗花薰衣草 Spike lavender　　　　*Lavandula latifolia, L. spica*

　　穗花薰衣草和真正薰衣草在香氣、化學成分上都有極大的差異，因此療癒作用也有所不同。穗花薰衣草精油的氣味是混合了樟腦、草葉與木質的香氣（Williams 2000），比真正薰衣草更鮮明、更涼嗆，而且沒有真正薰衣草溫軟的花香和果香。氣味的差異源於化學成分的不同，穗花薰衣草含有36.3％的1,8-桉樹腦、30.3％的沉香醇，以及8％左右的樟腦（一種酮類成分）（Bowles 2003）。

　　1,8-桉樹腦是一種氧化物，這項成分出現在許多精油當中，也是許多桉屬精油的主要成分。高劑量使用時，1,8-桉樹腦有可能影響神經系統（例如造成口齒不清、昏迷，甚至是抽搐），對呼吸道也會造成刺激，因為它能促進局部充血，並且對黏膜有刺激性。然而，1,8-桉樹腦也是能幫助黏液排出的祛痰劑，用在支氣管氣喘能達到消炎的作用，還可以刺激三叉神經（進而提高警覺度）（Bowles 2003）。Buchbauer（1996）曾經提到，1,8-桉樹腦能增進頭部血流，而且有解痙攣的作用（Buchbauer 1993）。Balacs（1997）則以一項綜合性研究，針對富含桉樹

腦的精油，探討1,8-桉樹腦的藥物代謝動力學（在人體中如何被代謝），結果發現，1,8-桉樹腦能在非常短的時間之內，就從空氣中被吸收進入血液。

　　穗花薰衣草當中的樟腦濃度並不算高（這是一種具有神經毒性的酮類）——事實上就連真正薰衣草也含有樟腦，只是含量不到1%（Tisserand and Balacs 1995）。雖然如此，這樣的含量卻足以使穗花薰衣草被歸為需要注意使用的精油，癲癇症患者、發燒和孕婦都必須避免使用。穗花薰衣草是能化痰、祛痰的激勵型精油，對於各種肌肉疼痛和呼吸系統的阻塞都能發揮作用。它的香氣很適合與迷迭香、尤加利、松、丁香花苞作搭配，當然，搭配真正薰衣草和醒目薰衣草更是不在話下——這些精油也都適合用來處理上述的症狀。

頭狀薰衣草 French lavender *Lavandula stoechas*

　　頭狀薰衣草又叫做「法國薰衣草」，不過可別和產於法國的真正薰衣草混淆了，它是來自 *L. stoechas* 這種植物。頭狀薰衣草的樟腦含量比較高，大約在15至30%左右，此外還有45至50%的芬酮。芬酮（Fenchone）也是一種酮類，有可能刺激皮膚。基於以上原因，在芳香療法中很少用到頭狀薰衣草。不過，這絕不表示它沒有治療功效。阿拉伯地區的傳統尤納尼醫學（現代西方草藥學的先驅）就經常用這種植物來治療腦部疾病，包括癲癇症。Zaidia等人（2009）曾用一項動物實驗調查頭狀薰衣草的抗抽搐效果和神經毒性，結果發現，頭狀薰衣草確實有抗抽搐的效果，研究者將它歸功於其中的沉香醇、松烯與乙酸沉香酯等成分。不過，用在小白鼠身上的半數致死量（LD_{50}）是2.5ml/kg。因此，如果需要用芳香療法來達到抗抽搐的效果，或許會更建議使用真正薰衣草精油，它的半數致死量在5.0g/kg以上（受測動物為大鼠）。

香蜂草 Lemon balm

Melissa officinalis

香蜂草是鄉間花園常見的香草，也是蜜蜂非常喜歡的蜜源植物。它是一種多年生草本植物，是烹飪常用的老牌香草，也是中世紀人們喜歡鋪撒在地上散發香氣的「瀰漫香草」，具有安撫神經和心臟，以及為空間添香的作用（Gordon 1980）。

香蜂草精油呈淡黃色，流動性佳，具有混合著檸檬和草本植物的香氣（Williams 2000）。不過，Williams 在書中也提到香蜂草是一種很少用到的精油，這可能是因為市面上的香蜂草精油經常被混摻、甚至造假（人工合成）。在過去，要買到真正的香蜂草精油相當困難（Price andPrice 2007）。由於香蜂草的萃油率非常低，導致精油價位不菲。從實驗室萃取的純正香蜂草精油當中，約有80％的成分是檸檬醛（Sorensen2000）。檸檬醛是牻牛兒醛和橙花醛在植物中自然生成的綜合體的通稱，它們是兩種同分異構物，也就是一種由相同原子組成，但排列方式稍有不同的化合物。除此之外，精油中還有另一種醛類，也就是香茅醛，不過香蜂草精油中如果香茅醛的比例偏高，則表示這很可能是不純正的混摻精油（Sorensen 2000）。

許多為大眾讀者和專業人士撰寫的芳香書籍，都會強調香蜂草的療癒特質，尤其是它鎮定、安撫的作用（Price and Price 2007）。Tisserand 和 Balacs（1995）特別提到其中的檸檬醛可能刺激皮膚，須注意使用；而 Price 與 Price（2007）則建議在皮膚表面使用香蜂草精油後，須注意避免日光直射。然而，Sorensen（2000）卻認為除了從主要成分檸檬醛的功效來推估之外，香蜂草的其他治療用途幾乎沒有實證資料可以佐證。

不過，2000 年後陸續有研究發現，香蜂草精油可以減輕重度失智症患者的躁動不安情況，並且使他們進行建設性活動的時間增長、退避社交活動的時間降低（Ballard *et al.* 2002）。Elliot 等人在 2007 年對香蜂草精油的生物活性做了初探實驗，尤其針對它和與不安感的重要神經受體之間的連結。結果發現，香蜂草可以和非常多種受體結合（甚至比真正薰衣草還多），因此便能解釋它安撫情緒、增強認知能力等作用。這群研究者也建議，在處理激動不安的情緒時，用塗抹或吸聞香蜂草精油的方式，會比目前多半對病患使用的肌肉注射或吞服藥劑等方式都來得好。

| 薄荷屬 | 歐薄荷 Peppermint | *Mentha x piperita* |

從植物家譜來看，歐薄荷是綠薄荷（*M. viridis*）與水薄荷（*M. aquatica*）雜交產生的品種。它是一種多年生草本植物，人工栽培的情況相當普遍，因此精油的產地分布也很廣，主要有美國、法國和英國（尤其在倫敦南部的米查姆地區）等地。

歐薄荷精油在食品業和香水業的使用量相當大，在製藥業也是。它是一種淡黃色或無色的精油，流動性佳，有強勁、清新、青嫩的薄荷氣味（Williams 2000）。薄荷的香氣主要來自薄荷腦（menthol，這是一種單萜醇成分，在歐薄荷精油中佔42％左右）和薄荷酮（menthone，這是薄荷腦氧化而成的一種酮類成分，比例約佔20％）。當我們在皮膚上塗擦薄荷，隨之而來的清涼感便是來自其中的薄荷腦，研究已證實它具有止痛的效果。薄荷酮則是一種不具神經毒性的酮類，而且它和其他酮類一樣有消解黏液、促進傷口癒合的功能（Bowles 2003）。這兩項主要成分至少就包辦了歐薄荷精油大部分的療癒作用。

Price和Price（2007）在書中根據研究文獻，詳盡地列舉歐薄荷精油的特質和使用方式。簡單來說，歐薄荷的主要用途包括：呼吸系統，尤其是用於支氣管炎和氣喘，原因在於它不但能抗痙攣，還有祛痰與化痰的作用；皮膚，尤其是濕疹、各種疹子和搔癢的情況，因為它能消炎、止癢並止痛；用於神經系統可以處理各種疼痛，包括偏頭痛、神經痛和坐骨神經痛，它不但能止痛，還可以提神醒腦；消化系統，尤其適合用來處理消化不良、嘔吐噁心、腹部絞痛與腸躁症等消化功能失調的情形，歐薄荷在消化系統主要是發揮抗痙攣的作用，因此，它還能促進大腸蠕動。

Gobel等人（1995）曾經做過一項以安慰劑為對照組的雙盲實驗，調查歐薄荷與尤加利精油對於頭痛機制的影響。結果發現，這些精油混合使用後，能增進認知能力表現，並且在身體和心理上都達到放鬆的效果，不過並不會影響人體對痛覺的敏感度。然而，將歐薄荷稀釋到10％塗擦在前額與太陽穴，確實能對頭痛帶來顯著的止痛效果。

Davies、Harding和Baranowski（2002）則在研究報告中提到一個痛症頑固難耐的患者，他的疼痛被認為是「痛覺受體太過激躁」所引起，而用未稀釋的薄荷精油直接塗擦，能夠在短時間內成功地緩解這種神經性疼痛。這項研究再一次證

實了薄荷精油的止痛功效。

在 2007 年，Cappello 等人用安慰劑為對照組的雙盲實驗，探討歐薄荷精油的效果，不過這一次則是以腸溶性膠囊的形式，針對腸躁症患者進行實驗。結果發現，四週之後，服用歐薄荷膠囊的患者中，有 75％的病患症狀減輕了一半以上，而服用安慰劑的對照組則只有 38％的患者症狀獲得同等的改善。這項實驗的結果顯然支持芳香療法中用歐薄荷精油處理腸躁症的做法，不過塗擦的方式是否能達到同樣的效果，則仍然未知。

歐薄荷精油不可使用在嬰幼兒身上，原因是它可能造成反射性窒息或喉部痙攣（Tester-Dalderup 1980，引用自 Price and Price 2007）。除此之外，平時若以高劑量使用也需要格外小心，因為它可能干擾睡眠，或造成皮膚刺激。一般來說，若使用在黏膜建議稀釋到 3％，心臟病患者（心臟纖維顫動）也應避免使用。

表8.13　歐薄荷精油在芳香療法中的應用

適用系統	適合搭配的精油
呼吸系統（呼吸道阻塞、支氣管炎、氣喘）	尤加利（富含 1,8- 桉樹腦的種類）、迷迭香、甜馬鬱蘭、快樂鼠尾草、真正薰衣草、穗花薰衣草、安息香
皮膚（濕疹、搔癢、疹子、傷口修復）	真正薰衣草、佛手柑、茶樹、廣藿香、永久花、德國洋甘菊、沒藥、天竺葵、玫瑰
消化系統	真正薰衣草、荳蔻、芫荽籽、甜馬鬱蘭、柑橘類精油、丁香花苞、黑胡椒
神經系統（疼痛）	真正薰衣草、桉油樟（羅文莎葉）、天竺葵、肉豆蔻、丁香花苞

薄荷屬　胡薄荷 Pennyroyal　　　　　*Mentha pulegium*

胡薄荷精油中有 55 至 95％的成分都是右旋胡薄荷酮（*d*-pulegone）。這是一種毒性很強的酮類，主要的影響在於肝毒性，因此含量甚高的胡薄荷精油被認為是一種危險性精油（Tisserand and Balacs 1995）。不過，胡薄荷植物本身卻有許多用途。它並不是烹飪中經常用到的香草，而是用來治療多種疼痛和疾病的藥草，包括牙痛、頭痛和腹部絞痛。

薄荷屬 綠薄荷 Spearmint　　　　　　　　　　　　　　　　　　*Mentha spicata*

　　和歐薄荷相比，綠薄荷的氣味更甜、更溫暖，更接近典型的薄荷氣味（Williams 2000）。綠薄荷精油的主要成分是左旋香旱芹酮（*l*-carvone），含量在50至70%之間（Lawless 1996）。香旱芹酮是一種酮類成分，具有兩種對掌形式，彼此的型態相互對稱。右旋香旱芹酮有藏茴香的氣味，而左旋香旱芹酮則是典型的薄荷味。香旱芹酮的毒性甚微（Tisserand and Balacs 1995），因此一般認為比歐薄荷更適合用在兒童身上（Lawless 1992）。綠薄荷的功效用途和歐薄荷雷同，不過，目前還沒有多少研究資料能提供佐證。傳統上，綠薄荷是古人泡澡時加在水中的香草，也可以作為幫助消化的藥草，尤其在大啖肉食之後。它也是17世紀草藥學家卡爾佩伯唯一提到的薄荷品種，他建議「纖弱而患有肺病的年輕女性」尤其應該用綠薄荷作為日常調理的藥草之一（Gordon 1980）。

羅勒屬 羅勒 Basil　　　　　　　　　　　　　　　　　　　*Ocimum basilicum*

　　羅勒是一種不耐寒冷的植物，因此大多作為一年生植物栽培。羅勒的名字來自希臘文中「皇室」的意思，表示它在古代很可能是一種皇家用的藥材。無論古今，羅勒都是希臘、義大利和法國料理中相當受歡迎的調味香草，在民間也是一種用來幫助消化的藥草。

　　羅勒精油可能來自幾個不同的栽培種，此外，羅勒精油也分為許多不同CT類型，包括熱帶羅勒（科摩洛羅勒）、歐洲羅勒，以及CT甲基醚蔞葉酚和CT沉香醇等區別。羅勒精油是一種無色透明的液體，帶有香甜、溫暖的草葉、茴香氣味。精油來自葉片，以蒸餾法萃取，產地包括法國、科摩洛島和馬達加斯加島。由於各地地理條件和生長環境的差異，萃取出來的羅勒精油在化學成分上也有顯著的不同，雖然它們確實是源於同一個植物品種。

熱帶羅勒（科摩洛羅勒）精油的主要成分（也叫做動情腦（estragole）甲基醚蔞葉酚；methyl chavicol，這是一種酚醚類（phenolic ethers）。甲基醚蔞葉酚本身並沒有毒性，但它會透過新陳代謝被轉化成1'-氫氧動情腦（1'-hydroxyestragol），並產生致癌性和肝毒性。不過，進入人體之後，它的毒性很快就會消解，如果使用的是甲基醚蔞葉酚含量不高的羅勒精油，更不需要有所顧慮（Tisserand and Balacs 1995）。熱帶羅勒當中的甲基醚蔞葉酚約佔40至87％，此外有高達4％的甲基醚丁香酚（methy leugenol；這項成分被認為有基因毒性和致癌性），以及約佔6％的沉香醇（一種單萜醇）。

甜羅勒（歐洲羅勒、沉香醇羅勒）精油的成分則通常以沉香醇為主，含量可高達75％。此外是16.5％左右的甲基醚蔞葉酚，以及微量—2％的甲基醚丁香酚（Tisserand and Balacs 1995）。因此，在芳香療法的使用當中，通常會建議降低配方中甲基醚蔞葉酚的含量（例如小於5％）。Bowles（2003）則提到，甲基醚蔞葉酚有抗痙攣特性，確實，這是羅勒精油獨到的用處之一（Lawless 1992；Price and Price 2007）。上述作者也都提到羅勒是一種神經系統和消化系統的「滋補劑」，不僅是一種激勵型精油，還可以提神醒腦。因此，羅勒精油可以被運用在許多壓力引發的症狀，例如肌肉緊繃、頭痛、循環不良和情緒心理因素導致的神經性消化不良。關於羅勒精油在芳香療法中的用途，可以參見表8.14。

表8.14　羅勒精油在芳香療法中的應用

適用系統	適合搭配的精油
肌肉骨骼系統（肌肉緊繃、疼痛、壓力）	真正薰衣草、迷迭香、天竺葵、甜馬鬱蘭、快樂鼠尾草、黑胡椒
神經系統（壓力、頭痛、注意力不佳、疲憊倦怠）	真正薰衣草、迷迭香、檸檬、尤加利、歐薄荷
消化系統	真正薰衣草、甜馬鬱蘭、快樂鼠尾草、柑橘類精油、甜茴香、歐薄荷、綠薄荷、黑胡椒

羅勒屬　丁香羅勒　　　　　　　　　　　*Ocimum gratissimum*

　　丁香羅勒是一種原生於熱帶地區的羅勒品種，尤其常見於印度和非洲西部。在傳統療法中它是一種經常被使用的藥草，也是烹飪時會用到的香草。丁香羅勒的葉片和花朵都富含油質，植株本身用途非常多元，能治療頭痛、發燒、呼吸問題、感染和皮膚病等等。

　　近年來，它的抗菌效果也被運用在外用製劑當中，用來處理各種小傷口、膿瘡和丘疹。一項針對「羅勒屬」植物所做的文獻研究發現，取自羅勒屬的植物萃取物或精油擁有多種生物活性，療癒潛能不可小覷。它們的功效包括抗細菌、抗真菌、止瀉、消炎、止痛、激勵免疫、保護肝臟、抗氧化和抗抽搐等。

　　丁香羅勒精油的主要成分是丁香酚（eugenol），含量約在 54％左右，此外是 21 至 22％的 1,8- 桉樹腦、多種單萜烯和倍半萜烯成分，以及一種叫做「gratissimol」的成分。目前已有毒物學研究發現，長期使用大量的丁香羅勒精油有可能導致發炎反應，因為它會影響巨噬細胞的功能，並且有造成肝癌的可能性（Prabhu *et al.* 2009）。不過研究者也提到，如以一般肌膚外用的方式使用則大可放心，正常的使用濃度並不足以引發上述的危險。

　　研究界認為羅勒屬植物的生物活性「相當強大」，因此，研究者曾經以多種主題探討過它的療癒功效，包括傷口癒合（Orafidiya *et al.* 2006）和青春痘的治療（Orafidiya *et al.* 2004）。這些研究發現，羅勒在親水性介質中的活性，比油性介質來得強。舉例來說，如以 2％的濃度調和丁香羅勒和蜂蜜（蜂蜜本身就有抗菌和修復傷口的作用），會產生「非常優異」抗菌效果，這可能是蜂蜜的滲透性帶來的功勞。另外，這項研究的研究者也提到，比起成分中的丁香酚，百里酚更可能是帶來優異抗菌效果的功臣（Orafidiya *et al.* 2006）。他們認為，這個配方在傷口消菌方面的運用將是大有可為。此外，研究者也用蘆薈膠調和丁香羅勒，研究它治療青春痘的效果，結果發現，蘆薈膠能加強丁香羅勒在發炎部位的效果，而以 2％的丁香羅勒精油混合 50％的蘆薈膠，治療青春痘的成效比市售的合成抗痘藥劑更有效。

　　另一項傷口癒合為主題的研究（Orafidiya *et al.* 2006），則是以動物身上的全層皮膚傷口，來測試丁香羅勒精油的效用。結果發現，丁香羅勒能促進傷口癒合，它能加快結痂、收斂和肉芽組織形成的速度，而且對影響傷口的多種微生物，包括細菌和真菌，都有相當有效的抗菌效果。

　　因此，雖然丁香羅勒不是芳療師經常會用到的精油，但它顯然可以運用在親水性基質中，達到促進傷口修復和治療青春痘的效果。

羅勒屬　神聖羅勒 Holy basil, Tulsi　　　　*Ocimum sanctum*

　　神聖羅勒是一種原生於印度的羅勒品種，對於印度教徒來說是一種神聖植物，又叫做tulasi。當地人將它視為毗濕奴之妻，也就是吉祥女神拉克什米（Lakshmi）的化身，並且在寺廟周圍和鄉間廣植神聖羅勒，以淨化空氣、邀請神靈前來。在印度傳統阿育吠陀療法中，是一種經常使用的藥草（Svoboda 2004）。

　　從神聖羅勒萃取出來的精油，也叫做突西羅勒精油（tulsi）。它並不是芳香療法中經常用到的精油，不過，有一則針對精油抗痘效果的體外研究曾經測試神聖羅勒的效果，發現它對抗誘發粉刺形成的痤瘡丙酸桿菌（Propionibacterium acnes），效果比甜羅勒更好，加上它本身具有抗氧化作用，因此對於預防疤痕形成也能帶來幫助（Lertsatitthanakorn *et al.* 2006）。

牛至屬　甜馬鬱蘭　　　　*Genus Oruganum*

　　牛至屬包含許多不同的甜馬鬱蘭品種，包括又稱為普通馬鬱蘭的 *O. vulgare*，以及它的幾個變種，例如 *O. glandulosum*、*O. virens* 和 *O. heracleoticum*。在芳香療法的使用當中，需要特別注意區分甜馬鬱蘭和俗稱為野馬鬱蘭的百里香屬植物（請參見p.200百里香屬的段落）。

牛至屬植物原生於地中海地區；古希臘人為了馬鬱蘭的香氣而栽種這種香草，用來烹飪和治療。馬鬱蘭在中世紀的歐洲被視為一種珍貴的瀰漫香草，在人們注意到蛇麻草之前，馬鬱蘭也曾是釀酒用的香料，同時也是治療用的藥草——用來保養身體、紓解疼痛。

甜馬鬱蘭精油是取乾燥的開花植株萃取，產地包括法國、突尼西亞和摩洛哥（Lawless 1992）。精油帶有溫暖而辛辣的樟腦、藥草氣味（Williams 2000），成分主要由單萜烯（40%）和單萜醇（50%）組成，其中的主要成分包括月桂烯、對傘花烴、萜品烯-4-醇和α-萜品醇（Price and Price 2007）。月桂烯、對傘花烴、沉香醇和α-萜品醇都是具有止痛效果的成分（Bowles 2003）；而萜品烯-4-醇則可能有利尿的特性（Schilcher 1985，引用自Baerheim Svendsen and Scheer 1985）。

甜馬鬱蘭最常見的用途就是止痛，尤其用來紓解關節炎、肌肉疼痛和風濕，此外也有鎮定神經的作用（Duraffourd 1982，引用自Price and Price 2007）。關於甜馬鬱蘭在芳香療法中的部分用途，可以參見表8.15。

表8.15　甜馬鬱蘭精油在芳香療法中的應用

適用系統	適合搭配的精油
肌肉（肌肉緊繃、疼痛、抽筋、軟組織挫傷）	真正薰衣草、迷迭香、檸檬香茅、羅勒、快樂鼠尾草、永久花、黑胡椒
關節疼痛、關節炎	真正薰衣草、杜松漿果、大西洋雪松、泰國蔘薑、黑胡椒、葡萄柚
神經系統（壓力、焦慮）	真正薰衣草、天竺葵、甜橙或苦橙、柑、橘（桔）

刺蕊草屬　廣藿香 Patchouli　*Pogostemon cablin*

刺蕊草屬當中，有將近40個品種都是原生於東南亞和印度的熱帶植物，不過，其中只有一種植物有顯著的商業效益——也就是能用來萃取廣藿香精油的*Pogostemon cablin*。廣藿香在東方世界有相當悠久的使用歷史，它可以作為線

香焚燃，也可以為個人用品和紡織品增添香氣，此外，它也是一種驅蟲藥草，在寺廟中還有更神聖的宗教用途。從印度飄洋過海的紡織品，將廣藿香的氣味初次傳入歐洲，到了19世紀，人們便開始生產萃取廣藿香精油（Weiss 1997）。

P. cablin 是現代廣藿香精油唯一的萃取來源。廣藿香是一種大而芬芳的多年生草本植物，植株濃密，表面覆有纖毛。存放油質的腺體位在葉片背部，而精油就是從葉片萃取得來。廣藿香葉片在採收的過程中需要經過挑選，通常只會摘下帶三到五對成熟葉片的莖稈，如此一來，植株才能更快萌發出新葉。新鮮的廣藿香葉片萃油率不高，因此通常會加上風乾和輕微發酵等步驟。這些步驟能改變細胞壁的結構，使油質更容易穿透細胞，進而被萃取出來（Weiss 1997）。廣藿香精油的氣味和新鮮葉片的氣味相當不同，葉片的香氣更輕盈、清新。

廣藿香精油呈清透的琥珀色，質地較黏稠。它獨特的香氣相當具有辨識度，那是一種富饒甜美的草本、泥土氣味，香氣沉郁、持久不散。廣藿香精油很耐久放，隨著時間過去，精油的氣味只會更佳，而不會有變質衰敗的問題。廣藿香精油在香水業中是相當重要的調香材料，它也被用來為菸草調味。目前供芳香療法使用的精油通常是精煉過的精油，而不是作為藥用或供應給香水業使用的未精煉精油。

廣藿香精油的化學組成非常複雜，目前能辨識出來的成分就有60種之多（Weiss 1997）。不過，其中主要是倍半萜醇和倍半萜烯類，根據Bowles（2003）提供的資料，其中廣藿香醇的含量可達40%，而Price和Price（2007）則指出，α- 和 β- 布藜烯（β-bulnesene）共佔50%。

廣藿香對各種皮膚問題特別有幫助，因為它既能消炎，又可以促進傷口癒合。此外，它也可以增強免疫，並且是少數能滋補靜脈的精油之一（Price and Price 2007）。關於廣藿香精油在芳香療法中的部分使用方式，請參見表8.16。

表8.16　廣藿香精油在芳香療法中的應用

適用系統	適合搭配的精油
皮膚（青春痘、發炎、濕疹★）	真正薰衣草、檀香、岩蘭草★、玫瑰、天竺葵、永久花、佛手柑
過敏	德國洋甘菊、玫瑰、永久花
神經系統（壓力、焦慮）	真正薰衣草、玫瑰、天竺葵、依蘭、茉莉、柑橘類精油（尤其是萊姆）、檀香
血管	檸檬、佛手柑、絲柏、天竺葵、永久花

表格中的「★」指的是特別適用於該症狀的對應精油。

迷迭
香屬

迷迭香 Rosemary

Rosmarinus officinalis

迷迭香有非常多的栽培種，市面上的迷迭香精油也有多種不同 CT 類型的分別，其中在芳香醫療和芳香療法中經常用到的是桉樹腦迷迭香（突尼西亞）、馬鞭草酮迷迭香（法國）和樟腦迷迭香（西班牙）。迷迭香是一種香氣濃烈的多年生小灌木，就像許多唇形科的成員一樣，它也是原生於地中海沿岸的植物。事實上，它的名稱就是來自「ros marinos」這個字，也就是「海洋之露」的意思。迷迭香進入人類的生活已經有相當久遠的歷史，根據 11 世紀初的植物誌記載，迷迭香是烹飪用的香草、治療用的藥草、空間中使用的瀰漫香草，更可製成香水使用（迷迭香是製作「匈牙利皇后水」的材料之一，也就是「古龍水」的前身），除此之外，它也是一種蜜源植物。迷迭香是最早蒸餾為萃取精油的植物之一，時間大約在 1330年，在那時，它提神醒腦的作用就已相當著名（Gordon 1980）。

迷迭香精油是從開花的頂端和葉片萃取而來，它的香氣強勁、清新，是一種混合了草葉、樹脂與木質的氣味（Williams 2000）。根據 CT 類型的不同，主要成分可能是 1,8-桉樹腦或樟腦（馬鞭草酮迷迭香比較少見），除此之外含量較高的成分是 α-松烯；其他成分則多半是單萜烯，以及單萜醇和酯類。

迷迭香最常見的用途是止痛、化痰和提神醒腦。Price 和 Price（2007）也提到它具有「鍛鍊神經肌肉的作用」。迷迭香幾乎總是被形容成一種激勵型的精油。此外，也有動物實驗指出，迷迭香有消炎的作用，這很可能是因為它能抑制白血球的趨化作用，並且有止痛（神經鎮痛）的作用（Takakai *et al.* 2008）。

坊間幾位芳療書籍作者對迷迭香精油的安全性提出不一樣的看法——尤其針對孕婦和癲癇症患者（Price and Price 2007）。根據 Tisserand 和 Balacs（1995）的建議，孕婦、癲癇症患者和發燒的患者，都不應以口服方式使用。此外，在芳香療法中最好使用突尼西亞產的桉樹腦迷迭香，因為它的樟腦含量相對較低（10至13%，相較之下，西班牙產的精油樟腦含量在17至25%之間）。表8.17列出桉樹腦迷迭香常見的用途，如想對迷迭香的其他CT類型做更進一步的了解，建議參考Soulier（1996）和Mailhebiau、Goëb與Azémar（1996）這兩份研究報告。

表8.17　桉樹腦迷迭香精油在芳香療法中的應用

適用系統	適合搭配的精油
肌肉骨骼系統（疼痛）	真正薰衣草、醒目薰衣草、甜馬鬱蘭、羅勒、快樂鼠尾草、杜松漿果、檸檬香茅、黑胡椒
神經系統（疼痛，例如偏頭痛、頭痛、神經痛等）	真正薰衣草、歐薄荷、德國洋甘菊、天竺葵、丁香花苞
衰弱、疲倦	真正薰衣草、沉香醇百里香、龍腦百里香、各種松、羅勒
呼吸系統（黏膜炎、呼吸道阻塞、支氣管炎、咳嗽）	熏陸香百里香、尤加利（富含 1,8- 桉樹腦的種類）、歐薄荷、大西洋雪松

鼠尾草屬

薰衣鼠尾草（西班牙鼠尾草）Lavender-leaved sage/ Spanish sage

Salvia lavandulaefolia

　　薰衣鼠尾草（又稱為西班牙鼠尾草）在西班牙是一種幾乎能用來治百病的藥草，不過它最出名的功效，還是在於強健身體、恢復健康、預防感染、紓解疼痛、幫助消化、調理月經和不孕等作用。薰衣鼠尾草的主要成分是樟腦和1,8-桉樹腦，不過某些精油中也可能含有大量的檸檬烯與松烯（Lawless 1992）。這表示它將可以用來處理呼吸系統的問題，也可以作為一般性的激勵用油，只不過需要注意其中的樟腦成分。

　　Kennedy等人（2010）曾在研究中提到，人類用各種鼠尾草的萃取物（包括薰衣鼠尾草）來增強認知能力、預防認知能力衰退的做法，已經有超過兩千年的歷史了。早有體外實驗證實，這些萃取物能抑制膽鹼酯酶（cholinesterase），目前治療阿茲海默症的藥物當中，有好幾種就包含從植物萃取的生物鹼，這些生物鹼有抑制膽鹼酯酶的作用，但同時也會產生副作用。Kennedy等人在2010年根據前人做的體外實驗延伸，以安慰劑為對照組的雙盲、均衡交叉實驗，探討口服一劑鼠尾草精油萃取物對認知和情緒的影響。結果發現，鼠尾草精油萃取物能抑制膽鹼酯酶，使健康的年輕人在心情和認知表現上都獲得改善，研究者認為，它具有運用在失智症患者或年長者身上的可能性。不過，這項研究是以單劑口服的方式實驗，並不代表吸聞或塗擦在肌膚上也能獲得同樣的效果。另外，Robbins和Broughan（2007）的研究也發現，吸聞薰衣鼠尾草對記憶力的影響是期待效應帶來的效果。

常見鼠尾草 Common sage · *Salvia officinalis*

　　鼠尾草是古代最重要的藥草之一，在現代草藥學中也具有重要的地位。常見鼠尾草又稱「達爾馬提亞鼠尾草（Dalmatian sage）」，它是一種多年生的草本植物，精油萃取自葉片，帶有強勁芬芳的藥草、樟腦氣味（Williams 2000）。常見鼠尾草精油中有50％是 α-和 β-側柏酮，這兩種酮類成分都具有神經毒性，此外是26％的樟腦，同樣是一種具有神經毒性的酮類成分——可想而知，Tisserand和Balacs（1995）在書中指出：「鼠尾草精油當中普遍具有的側柏酮含量，已經高到足以讓我們建議別在芳香療法中使用它。」雖然如此，鼠尾草精油並不難買到，芳療師偶爾也會借助它的功效來處理某些問題，例如用來通經。

快樂鼠尾草 Clary sage · *Salvia sclarea*

　　和快樂鼠尾草血緣相近的品種還有原生於英國的野地快樂鼠尾草（*S. verbenaca*）和草地鼠尾草（*S. praetensis*），這兩種植物都是古代經常用到的藥草，除了治療眼部疾病、幫助消化，還可用來釀造啤酒、為麝香葡萄酒調味。

　　快樂鼠尾草有時被當成兩年生的草本植物，有時則被歸為多年生。精油來自開花的植株頂部和葉片（Lawless 1995），它的氣味非常獨特，芬芳而溫暖，混合了青草和茶一般的香氣（Williams 2000）。

　　快樂鼠尾草的化學組成相當複雜，包括有超過250種不同成分存在其中。主要成分是單萜醇（可達26％，主要是沉香醇）和酯類（可達75％，主要是乙酸沉香酯）（Price and Price 2007）。這兩種成分也是真正薰衣草的主要成分，不過快樂鼠尾草當中還有一種相當罕見的成分——快樂鼠尾草醇（sclareol），它是一種雙萜醇，也就是帶有20個碳原子和兩個羥基的大型分子。這種大型分子在精油中並不常見，因為它們不僅大，揮發性也較差，所以不容易透過蒸餾的方式取得。快樂鼠尾草醇在精油中的比例可達7％（Price and Price 2007），它的分子結構和雌激

素當中的雌二醇相當類似，也因此被認為有「類雌激素」的效果，雖然目前還沒有研究資料能加以佐證（Bowles 2003）。這些效果也可能是透過大腦邊緣系統造成的影響。

快樂鼠尾草是一種特別好用的精油。它不只能調理女性生殖系統的問題，包括經期不規律、經痛、更年期和經前症候群等症狀，還具有抗痙攣、滋補神經、止痛和抗憂鬱的功效，並且在使用後令人感到歡愉、快樂。

Seol等人在2010年以動物實驗探討幾種精油的抗憂鬱效果，結果發現，在所有受測精油當中，快樂鼠尾草（濃度為5%）對抗壓力源的效果最強，這很可能是因為它能調節多巴胺。因此這群研究者建議，快樂鼠尾草可以進一步發展用於憂鬱症的治療當中。

快樂鼠尾草不具有毒性，不過有些芳療書籍作者認為孕婦應避免使用。另外一個常見的說法是，使用快樂鼠尾草之後最好不要飲酒，甚至也不建議開車，不過這樣的告誡事實上還沒有任何研究證據可以作為佐證。關於快樂鼠尾草在芳香療法中的部分用途，請參見表8.18。

表8.18　快樂鼠尾草精油在芳香療法中的應用

適用系統	適合搭配的精油
肌肉骨骼系統（疼痛、抽筋）	真正薰衣草、羅馬洋甘菊、羅勒、天竺葵、杜松漿果、檸檬香茅、黑胡椒
女性生殖系統	天竺葵、玫瑰、茉莉、甜茴香
神經系統（衰弱、憂鬱）	真正薰衣草、天竺葵、茉莉、玫瑰、柑橘類精油（尤其是佛手柑、橘／桔、甜橙、苦橙）
呼吸系統（氣喘、痙攣、咳嗽）	真正薰衣草、佛手柑

 鼠尾草屬 ## 希臘鼠尾草（三裂葉鼠尾草）Greek sage　　*Salvia triloba*

希臘鼠尾草（或稱三裂葉鼠尾草）作為草藥有抗痙攣、收斂、止血、利尿的作用，同時是烹飪用的香草，在香水業中也佔有一席之地。精油中的主要成分包括

1,8- 桉樹腦和檸檬烯（約佔 38%），此外有 15% 的樟腦、7% 的萜品醇和龍腦、6—7% 的側柏酮，以及 5—6% 的 α- 和 β- 松烯（Harvala, Menounos and Argyriadou 1987）。從成分來看，精油在使用時需要稍加注意，不過希臘鼠尾草有抗病毒的作用，可以用來處理唇疱疹（單純疱疹病毒 1 型，HST-1）和人類乳突病毒（HPV）。

百里香屬　普通百里香 Common thyme　*Thymus vulgaris*

普通百里香精油萃取自新鮮或半乾燥的葉片和開花的植株頂端（Lawless 1995）。第一道蒸餾程序取得的百里香精油是紅色、混濁的——這種百里香精油又叫「紅色百里香精油」。接著再過濾和二次蒸餾後，就會萃取出「白色百里香精油」。紅色和白色的百里香精油都有鮮明而溫暖的草葉氣味。

如果看到沒有標明 CT 類型的百里香精油，那麼它的成分很可能以酚類為主（可達 60%），加上單萜烯類的對傘花烴和 γ- 萜品烯（Lawless 1995；Bowles 2003）。Tisserand 和 Balacs（1995）在書中對各種百里香精油的化學成分差異進行詳細的說明，參見表 8.19。Soulier（1995）則對芳香療法中常見的百里香精油提供更多的成分資訊，參見表 8.20 的摘要整理。

表8.19　百里香的CT種類

CT 類型 Chemotype	百里酚 Thymol	香旱芹酚 Carvacrol
百里酚（Thymol）	32–63%	1–5%
香旱芹酚（Carvacrol）	1–13%	23–44%
百里酚和香旱芹酚（Thymol / carvacrol）	26%	26%

（節錄自 Tisserand and Balacs 1995）

表8.20　各種百里香精油的主要化學成分

Thymus vulgaris- 自然野生的 CT 種類	主要化學成分
法國野生的 *Thymus vulgaris*，低緯度	百里酚或香旱芹酚
法國野生的 *Thymus vulgaris*，高緯度	沉香醇
法國野生的 *Thymus vulgaris*，高緯度加上光照良好的坡地	牻牛兒醇（罕見）
其他百里香品種	
西班牙百里香（*Thymus zygis*）	百里酚（50–75％）
頭狀百里香／西班牙野馬鬱蘭（*Thymus capitatus*）	香旱芹酚（70–85％）
熏陸香百里香／西班牙馬鬱蘭（*Thymus mastichina*）	1,8- 桉樹腦（60–75％）和沉香醇（5–20％）
龍腦百里香（*Thymus saturoides*）	龍腦（15–30％）
野地百里香（*Thymus serpyllum*）	百里酚一經常被混摻或造假

　　曾有研究探討西班牙百里香（*Thymus zygis*）對兩種非抗藥性金黃色葡萄球菌和兩種抗藥性金黃色葡萄球菌菌株的效用，實驗使用的精油包括調和四種英國品種的西班牙百里香，和一種以沉香醇為主的西班牙百里香，兩者都以荷荷芭油加以稀釋。調和過的西班牙百里香精油當中含有大量的百里酚和沉香醇，以及相對高含量的 α- 萜品烯（α-terpinene）和萜品烯 -4- 醇（terpinen-4-ol），後者並不是百里香中常見的成分，反而更常見於茶樹精油中（Caplin, Allan and Hanlon 2009）。研究結果顯示，調和過的西班牙百里香精油對所有的金黃色葡萄球菌菌株，都有「顯著」的抑制效果，並且比以沉香醇為主的百里香效用更佳。研究者建議，這個調和配方可以運用在手部清潔產品當中，抑制皮膚上的葡萄球菌，也可以避免鼻腔內的葡萄球菌移生至他處。

　　Price 和 Price（2007）在書中針對七種百里香精油說明各自的特性和用途。這些百里香精油都有抗微生物、暖身、滋補和激勵的作用，其中某些還有抗痙攣與化痰的效果。百里香精油適用許多情況，包括各種肌肉疼痛、身體虛弱、疲憊倦怠、呼吸系統阻塞、咳嗽和免疫力低落等。它們也能融洽地與其他植物精油搭配，不過最好與溫和不刺激的精油調和，例如真正薰衣草、迷迭香、甜馬鬱蘭和柑橘類精油（佛手柑和檸檬）等。而高血壓患者、皮膚病或有皮膚損傷的患者，以及不滿

兩歲的嬰幼兒，在使用時都需要格外注意。使用於黏膜部位時，濃度不可超過 1%（Tisserand and Balacs 1995）。基於同樣的原因，百里香精油也較不適合用來擴香和吸聞。關於各種百里香的效用和特質，可以參見表 8.21。

表8.21　各種百里香精油的特性和用途

百里香精油	特性和用途
熏陸香百里香／西班牙馬鬱蘭（*Thymus mastichina*）	支氣管炎 病毒與細菌感染
龍腦百里香（*Thymus saturoides*）	關節炎 疲憊、身體虛弱
沉香醇百里香（*Thymus vulgaris* CT linalool）	刺激免疫 戰勝疲憊 滋補神經、精神與大腦 振奮激勵 止咳 抗感染
牻牛兒醇百里香（*Thymus vulgaris* CT geraniol）	強心（Price and Price 2007）
百里酚百里香（*Thymus vulgaris* CT thymol）	支氣管和肺部 抗感染，尤其是慢性感染 止咳 刺激免疫 化痰 暖身

（節錄自Soulier 1995和Price and Price 2007）

樟科

花梨木 Rosewood　　　　　　　　　　　　　　　　*Aniba rosaeodora*

　　阿尼巴木屬和樟屬植物是近源植物，其下有許多植物種都可以萃取精油，這當中最具代表性的就是*A. duckei*、*A. parviflora*和*A. rosaeodora*等三種植物，它們都能萃取出所謂的花梨木精油。

　　不過，在芳香療法中最常見的一種，當屬巴西產的 *A. rosaeodora*。它是一種熱帶常綠植物，精油來自木材碎片。不過，花梨木精油的生產卻伴隨著環境保育爭議：當地濫砍濫伐的情況已使自然森林面臨危機（Santana *et al.* 1997），而花梨木是瀕臨危險的樹種之一，這使當地機構必須制定保持環境永續的管理計畫。不過，Burfield（2004）卻認為，這些生物資源並沒有被獨立單位監管審核，使人對這些舉措的實際效益產生疑問。花梨木精油是一種無色的液體，帶有溫和、香甜的木質與花香氣味（Lawless 1995）。

　　根據Bowles提出的資料，花梨木的主要成分是沉香醇，比例佔85.3％，此外是3.5％的 α-萜品醇和1.5％的順式沉香醇氧化物。Burfield（2004）則進一步提到，沉香醇含量可能在84至93％之間，其中包括右旋和左旋的沉香醇，因此會呈現消旋的狀態。Price和Price（2007）特別強調花梨木抗念珠菌和抗呼吸道感染的特質，同時它也有激勵和補身的效果，適合用在身體虛弱、過度操勞、性能力低下、神經抑鬱和壓力引起的頭痛。關於花梨木精油在芳香療法中的部分用途，請參見表8.22。

表8.22　花梨木精油在芳香療法中的應用

適用系統	適合搭配的精油
神經系統（壓力、衰弱等）	真正薰衣草、佛手柑、快樂鼠尾草、天竺葵、檸檬、玫瑰草、檸檬香茅、茉莉
皮膚（各種皮膚問題，包括皮膚感染）	檸檬香茅、真正薰衣草、玫瑰草、天竺葵
呼吸系統	檀香、薑、安息香、檸檬

樟屬　樟樹 Camphor　桉油樟（羅文莎葉）Ravintsara

Cinnamomum camphora

　　來自日本的樟樹又叫做「本樟」（*hon-sho*），它不僅被認為是最純正的樟樹，也是樟樹精油的萃取來源。它是一種高大的常綠喬木，樹皮裂縫中能滲發出天然樟腦，就連根部也含有揮發油（Weiss 1997）。

　　精油取以蒸氣蒸餾法從粗樟樹萃取出來，蒸餾完成後在真空狀態下進行精煉，

分餾出三種不同產物，也就是白色（顏色最淡）、棕色和黃色的樟腦油。由於它們的成分並不完整，所以不能算是純正的精油。芳香療法中使用的樟樹精油是白色樟腦油，因為其他的分餾產品都含有太高比例的黃樟素（棕色樟腦油高達80％，而黃色樟腦油也含有20％）。黃樟素safrole是一種毒性極強的成分，有可能引發基因毒性和致癌性（Tisserand and Balacs 1995）。白色樟腦油的主要成分則是屬於酮類的樟腦（30至50％），以及氧化物1,8-桉樹腦（50％）（Tisserand and Balacs 1995）。其中的樟腦具有抽搐和神經毒性等危險，因此，白色樟腦油依然不適合癲癇症患者、發燒患者、孕婦和兩歲以下嬰幼兒使用（Tisserand and Balacs 1995）。樟樹精油在芳香療法中並不常被使用，如須使用請格外加以注意。

C. camphora 在19世紀中期傳入馬達加斯加島，現在，在該島中部和東部地區都分布著野生的樟樹林。這種樟樹不僅衍生出亞種，還可以萃取出四種不同CT的樟樹精油。其中，CT桉樹腦含有約76％的1,8-桉樹腦和20％左右的 α-松烯與 α-萜品烯；CT沉香醇主要是80％的沉香醇和10％的單萜烯類（這就是市面上的芳樟精油）；CT黃樟素則有80％的黃樟素和10％的單萜醇；而CT橙花叔醇則是40至60％的橙花叔醇，加上20％的單萜類和倍半萜類成分（Behra, Rakotoarison and Harris 2001）。

一般俗稱羅文莎葉的精油，萃取自馬達加斯加島上的樟樹葉片，它的主要成分是桉樹腦（因此也稱為桉油樟）。它的氣味清新、乾淨，就像桉樹腦一樣，化學組成包括53至68％的1,8-桉樹腦、12至15％的香檜烯、10％左右的 α-與 β-松烯，以及1至2％的月桂烯。其中樟腦成分非常低（甚至全無樟腦成分），因此上述的樟腦精油使用禁忌並不適用於桉油樟（羅文莎葉）精油。桉油樟（羅文莎葉）有強大的抗病毒和抗微生物作用，並且是極佳的神經滋補劑（Behra *et al.* 2001）。

Jeannot等人（2007）提供的成分資料也相當類似，不過根據他們的測試結果，其中還可能含有8.7％的 α-萜品醇，以及3.6％的萜品烯-4-醇。這項數據與Price和Price（1997）在書中提到的芳香羅文莎葉（*Ravensara aromatica*）精油成分雷同。有些說法認為，桉油樟（羅文莎葉）的作用須視成分而定。它是可以用於支氣管氣喘的消炎劑，也是一種支氣管擴張劑。一項體外實驗指出，1,8-桉樹腦能刺激單核白血球，進而抑制細胞激素和前列腺素生成（Juergens, Stöberand Vetter 1998，引用自Jeannot *et al.* 2007）。

　　然而，許多芳療書籍雖然針對桉油樟（羅文莎葉）精油提出建議的用法，但卻誤用「ravensara」（應是芳香羅文莎葉的俗名）這個名字。Price和Price（1997）特別強調它在抗感染方面的效果——包括用在腺熱病（glandular fever）、支氣管炎、流行性感冒、鼻竇炎和百日咳。此外，它也有抗病毒的效果，適合用來處理水痘、樹突細胞病毒感染、單純疱疹、病毒性腸炎與病毒性肝炎。史納伯特（1995, 1999）則認為它能促進中樞神經系統功能，並有提振的作用，因此是感冒時非常適合選用的精油。他也提到，桉油樟（羅文莎葉）能改善失眠的情況，或是調入瓊崖海棠油（也是一種生長於馬達加斯加島的植物），來紓解帶狀疱疹的疼痛。表8.23節錄整理史納伯特提出的建議用法。

表8.23　桉油樟（羅文莎葉）精油在芳香療法中的應用

適用系統	適合搭配的精油
免疫／呼吸系統（病毒感染） 氣喘	澳洲尤加利（以50:50的比例混合，塗擦於胸前，輔以吸聞） 和真正薰衣草一起吸聞
免疫／單純疱疹（帶狀疱疹）	以50:50的比例和瓊崖海棠油混合，塗擦於患部
神經系統（失眠）	桂花原精

（節錄自Schnaubelt 1995, 1999）

樟屬　中國肉桂 Chinese cassie, Cassia　　　　　*Cinnamomum cassia*

　　中國肉桂精油非常容易對皮膚造成刺激和過敏，更不用說黏膜了。因此在芳香療法中較不常被使用。其中含有大量的肉桂醛，約佔75至90％左右（Tisserand and Balacs 1995）。

樟屬 錫蘭肉桂 Cinnamon *Cinnamomum verum, C. zeylanicum*

目前市面上有兩種常見的錫蘭肉桂精油，一種取自樹皮，一種取自葉片。錫蘭肉桂原生於斯里蘭卡、印度和東南亞等雨水豐沛的熱帶區域（Weiss 1997），取自樹皮的錫蘭肉桂精油在芳香療法中用得較少，原因是它容易刺激皮膚、造成過敏，對黏膜刺激更是不在話下。它的刺激性主要來自其中的丁香酚（18％）與肉桂醛（75％）（Tisserand and Balacs 1995）。

取自葉片的肉桂葉精油則是芳香療法中比較常使用的精油，不過一般仍然建議濃度不可超過3％。Tisserand 和 Balacs 甚至旁徵博引，提出關於丁香酚的諸多口服禁忌。丁香酚有肝毒性，並且可能抑制血液凝結。肉桂葉精油中有70至90％都是丁香酚，同時也有微量的黃樟素（＜1％）。肉桂葉精油是一種淺黃色至淺棕色的精油，流動性良好，帶有一股刺鼻、溫暖而辛辣的氣味，在香水業和糕點界都有其用武之地。其中的丁香酚為肉桂葉精油帶來促進局部血液循環和抗微生物的作用。Lawless（1995）則建議，在芳香療法中可以用它來改善血液循環、幫助消化系統、支持免疫系統，以及緩解身體虛弱、壓力等問題。關於肉桂葉精油在芳香療法中的部分用途，請參見表 8.24。

表8.24　肉桂葉精油在芳香療法中的應用

適用系統	適合搭配的精油
心血管系統（末梢循環不良） 肌肉骨骼系統（各種疼痛、風濕）	真正薰衣草、肉豆蔻、檸檬香茅、柑橘類精油（例如葡萄柚和檸檬）
消化系統	芫荽籽、荳蔻、玫瑰草、甜橙、橘（桔）、萊姆
神經和免疫系統（身體虛弱、壓力相關情境、易受感染）	真正薰衣草、檸檬、月桂、桉油樟（羅文莎葉）、花梨木、依蘭、萊姆

月桂屬　月桂 Laurel leaf, Bay laurel　　　　　　　　*Laurus nobilis*

　　月桂屬是一個相對較小的屬，其中，*L. nobilis* 這種植物能萃取出我們熟悉的月桂精油。不過請注意，月桂和西印度月桂（*Pimenta racemosa*）是兩種不同的精油。月桂樹是一種喬木，它深綠色矛尖形的葉片就是月桂葉，經常用來為食物調味，也是西式料理香草束（*bouquet garni*）不可或缺的素材之一。月桂樹會開成簇群聚的小白花，結黑／紫色的漿果，從漿果也能萃取精油。

　　月桂葉還有一個赫赫有名的象徵意義，在希臘羅馬時期，只有傑出的勝利者才能戴上月桂葉製成的桂冠。此外，桂冠也象徵著學術殊榮。現在，我們依然有所謂的「桂冠詩人」，而歐洲代表「學士學位」（*baccalaureate*）的這個字，其實就是「月桂葉與漿果」的意思。早在古希臘醫師希波克拉底生活的年代，芬芳的月桂葉就用在海岸邊預防傳染病，而在伊莉莎白時期，它則被撒在「傑出人士」的家中作為瀰漫香（Gordon 1980）。

　　月桂精油是以蒸氣蒸餾法，從葉片萃取出來。它的主要成分是 1,8- 桉樹腦（40至45％），此外也有沉香醇（10％）、α- 乙酸萜品酯（9％）和多種單萜烯、單萜醇成分。除此之外，它可能含有 5％左右的甲基丁香酚。月桂精油的成分可能因不同的蒸餾方式而出現相當大的差別。它可能是無色或呈現非常淡的黃色，流動性佳，有濃烈而芬芳的樟腦氣味。它也是敘利亞橄欖皂的重要成分之一（即阿勒坡古皂），這種以月桂油和橄欖油為主要成分的手工皂，已經有超過 500 年的出口歷史（Weiss 1997）。

　　伊朗傳統療法會用敷蓋月桂葉的方式，來舒緩風濕症的疼痛。Sayyah等人在2003年進行的一項實驗指出，取自葉片的月桂精油確實有消炎鎮痛的作用，和傳統止痛藥或非類固醇類消炎藥相比，它的效果毫不遜色。他們還提到，月桂精油也有輕微的鎮定放鬆效果。

　　Tisserand和Balacs（1995）提到，月桂精油有可能導致發紅過敏，甚至刺激黏膜。史納伯特（1999）則認為，月桂精油最大的效果在於支持淋巴系統運作，尤其適合用來處理上呼吸道的感染——只須直接用純油塗擦在淋巴結部位就可以

了。關於月桂精油在芳香療法中的部分用途，請參見表8.25。

表8.25　月桂精油在芳香療法中的應用

適用系統	適合搭配的精油
肌肉骨骼系統（疼痛，包括關節炎與風濕）	真正薰衣草、松、杜松漿果、迷迭香、天竺葵、丁香花苞
免疫系統	桉油樟（羅文莎葉）、綠花白千層、沉香醇百里香
呼吸系統	桉油樟（羅文莎葉）、甜馬鬱蘭、穗花薰衣草

木薑子屬

山雞椒 May chang　　　　　　　*Litsea cubeba*

　　木薑子屬的成員眾多，其中最重要的精油植物來源是山雞椒（*L. cubeba*）。山雞椒是一種低矮芬芳的熱帶喬木，精油富含檸檬醛，是從細小的果實萃取而來（長得就像胡椒屬的畢澄茄一樣）。中國是目前生產山雞椒精油的大宗，也是最大的消費國。山雞椒精油呈淡黃色，流動性佳，帶有濃郁的檸檬、鮮果氣味（Weiss 1997）。

　　山雞椒精油的特色是檸檬醛含量非常高（85％），而根據Bowles在書中引用的資料，其中包括40％的牻牛兒醛、33.8％的橙花醛和8.3％的檸檬烯。牻牛兒醛和橙花醛是同分異構物，兩者加在一起就成為消旋的「檸檬醛」。檸檬醛對皮膚和黏膜有可能較為刺激，不過根據法蘭貢和潘威爾醫師的說法，它也具有鎮定、放鬆的特質（Franchomme and Pénoël 1990，引用自Bowles 2003, p.83）

　　Lawless（1995）提到，山雞椒有相當好的抗菌、除臭特性，還可以健胃助消化、消除緊張和壓力帶來的各種症狀。她在書中提到，已有研究證實山雞椒或許能有助於治療心律不整，只可惜她並沒有附上文獻來源。關於山雞椒精油在芳香療法中的部分用途，尤其是其中檸檬醛的作用，請參見表8.26。

表8.26　山雞椒精油在芳香療法中的應用

適用系統	適合搭配的精油
神經系統（壓力相關性疾患）	真正薰衣草、花梨木、佛手柑、玫瑰草、天竺葵、玫瑰、橙花或茉莉
皮膚（多汗、體味）	玫瑰草、天竺葵、佛手柑、歐薄荷、檀香
消化系統	薑、黑胡椒、橘（桔）

羅文莎葉屬　芳香羅文莎葉 Ravensara　　*Ravensara aromatica*

　　羅文莎葉屬的植物都原生於馬達加斯加，一個生物種類多樣繽紛的島嶼。*Ravensara* 這個名字來自當地馬拉加西語中的「*ravintsara*」，意思是「美好的葉子」。近年來，芳療師手中標示為「ravensara」這個俗名的精油，出現許多來源植物科屬和確切學名混淆不清的情況。為了分辨清楚，Behra等人（2001）建議將 *R. aromatica* 葉片萃取的精油稱為「芳香羅文莎葉」（*aromatic ravensare*）、樹皮萃取的精油以「havozo」作為區隔，而取自樟樹葉片（*C. camphora*）的精油則稱為「桉油樟（羅文莎葉）」（ravintsara）。關於桉油樟（羅文莎葉）精油在芳香療法中的應用，請參照p.203樟樹的精油檔案，其中對於生長在馬達加斯加島的樟樹葉片精油有進一步的介紹。在1990年代末到2000年初這段時間，羅文莎葉屬的植物遭到嚴重濫砍濫伐，雖然當時相關樹種在馬達加斯加島雨林中的數量依然相當豐富，Behra等人（2001）依然呼籲民眾重視環境保育的重要性，應選用對來源植物進行永續保護措施的植物精油。

　　R. aromatica 的樹皮能萃取出 havozo 精油[10]，havozo 的意思是「芳香之樹」。這種植物原生於馬達加斯加島，從它細小的綠色花朵很容易就能辨識，果實也能萃取精油，又有馬達加斯加的丁香肉豆蔻之稱（Weiss 1997）。取自樹皮的

---

[10]. havozo精油因具有茴香氣味，市面上有時也稱為大茴香羅文莎葉，不過大茴香羅文莎葉也可能來自另一個同屬植物R. anisata的樹皮，兩者成分雷同，都是以甲基醚蔞葉酚為主。

精油帶有茴香氣味，主要成分是醚類的甲基醚蔞葉酚（約佔90％）和大茴香腦。一般來說，並不建議在芳香療法中使用甲基醚蔞葉酚含量這麼高的精油，不過，這種精油用來抗微生物的效用很好，尤其對付大腸桿菌效果很顯著（De Medici, Pieretti and Salvatore 1992，引用自 Behra *et al.* 2001）。

芳香羅文莎葉精油則和取自樹皮的精油不同，在芳香療法中有許多可派上用場的地方。它氣味芬芳，有清新、檸檬般的桉樹腦氣味，主要成分包括香檜烯（10.2至16.4％）、檸檬烯（13.9至22.5％）、月桂烯（5至7.3％）、沉香醇（3.57％）和1,8-桉樹腦（1.8至3.3％）。文獻資料顯示，它有非常強大的抗病毒作用，也可以用在一般性滋補和消解壓力的配方當中（Behra *et al.* 2001）。

檫木屬　檫木 Sassafras　　　*Sassafras albidum*

這是一個成員不多的植物屬，其中只有一種植物可以用來萃取精油，就是檫木（*Sassafras albidum*）。檫木精油是一種高大的落葉喬木，精油來自乾燥的根皮。

檫木精油有85至90％都是黃樟素，這是一種具有毒性和致癌性的成分，因此芳香療法並不會使用。

肉豆蔻科 Myristaceae

肉豆蔻屬　肉豆蔻 Nutmeg　　　*Myristica fragrans*

肉豆蔻精油外觀呈淡黃色，流動性佳，帶有清新的、有點類似松樹的前調，和溫暖、香料般的中調（Williams 2000）。它的成分主要是單萜烯，約佔75％左右（Price and Price 1997），根據Bowles（2003）的資料，典型的成分組成包括α-松烯（22％）、香檜烯（18％）、β-松烯（15.6％）、萜品烯-4-醇（7.9％）和肉豆蔻醚（6％）。

高含量的單萜烯成分表示肉豆蔻具有收斂、調理滋補的作用，可以溫和地促進局部血液循環，並且有止痛的可能性。然而屬於醚類的肉豆蔻醚，加上微量的欖香脂醚，則一度使人認為肉豆蔻精油能帶來麻醉、迷幻的效果（Lawless 1992）。但事實上以芳香療法的用法，接觸到的含量甚微，幾乎不可能造成這樣的危險。此外，肉豆蔻精油中也有微量的黃樟素和甲基丁香酚，兩者都是有致癌風險的成分。於是，Tisserand 和 Balacs（1995）建議最好選擇西印度群島產的肉豆蔻精油，因為來自東印度群島的肉豆蔻精油黃樟素含量較高（可達 3.3%）。

Price 和 Price（1997）在書中提到，肉豆蔻精油能夠止痛、助消化和滋補（健神經、刺激生殖系統、滋補子宮），他們也引用 Reynolds（1972）提出的資料，表示肉豆蔻也可以抑制前列腺素生成。不過 Tisserand 和 Balacs 在 1994 年的評論中提到，實際上這主要是肉豆蔻粉的效果，而不是精油。不過，他們也認為，雖然肉豆蔻精油有致幻的可能性，但它確實適合用來處理腹瀉、高血壓、風濕性關節炎、焦慮、憂鬱和睡眠困擾。關於肉豆蔻精油在芳香療法中的部分用法，請參見表8.27。

表8.27　肉豆蔻精油在芳香療法中的應用

適用系統	適合搭配的精油
神經系統（各種疼痛——包括肌肉、關節、風濕、神經痛、坐骨神經痛）、經痛 神經衰弱、焦慮、憂鬱	真正薰衣草、薑、黑胡椒、杜松漿果、甜茴香、葡萄柚 檀香、荳蔻、茉莉或玫瑰
消化系統	薑、芫荽籽、荳蔻、所有柑橘類精油

桃金孃科 Myrtaceae

阿栒尼斯屬　芳栒葉 Fragonia　　　　　*Agonis fragrans*

A. fragrans 是新興精油芳栒葉的植物來源，最初發現這個植物的植物學家克里斯・羅賓森（Chris Robinson）為它賦予這個植物學名（Wheeler *et al.* 2001），後來，芳栒葉（Fragonia™）這個名稱也被註冊為商標。這是一種原生

於澳洲的小灌木，精油是取新鮮帶葉的嫩枝與細枝，透過蒸氣蒸餾法萃取而來。芳枸葉的香氣是尤加利般的桉樹腦（類似尤加利般的）氣味，混合了草本、香脂味，加上肉桂般的香調。芳枸葉在許多方面都被拿來和茶樹比較，一般認為，它的香氣比茶樹更容易被接受，因此更適合用在一般芳療運用（包括按摩）當中。美容產業也正在研究芳枸葉運用於植物性美妝保養品的可能性。

芳枸葉含有幾乎等比例的 1,8-桉樹腦（26 至 33％）、α-松烯（22 至 27％）和單萜醇類（包括 5 至 8% 的 α-萜品醇，以及沉香醇、牻牛兒醇和萜品烯-4-醇等）。潘威爾醫師認為，這樣的成分組合可以蔚為治療呼吸道感染的黃金比例（Pénoël 2005，引用自 Turnock 2006）。芳枸葉精油有廣泛多元的用途，許多研究者都曾針對它的療效進行探討，包括止痛、消炎、祛痰、抗微生物等作用。目前已知它對大腸桿菌、金黃色葡萄球菌和白色念珠菌都有相當好的抗菌效果（Carson 2006，引用自 Turnock 2006）。潘威爾醫師還提到它對精神層面的影響，認為有非常卓越的安撫效果，能疏通阻滯的情緒。

此外也建議芳枸葉適合用來祛痰（尤其有感染現象時）、處理疼痛和發炎（包括關節疼痛），它的抗微生物作用可和茶樹相互替代使用，也有利於平衡情緒。

桉屬 　檸檬尤加利 Lemon-scented eucalyptus　　*Eucalyptus citriodora*

檸檬尤加利和上述提到的大部分尤加利精油非常不同，因為它並不是以 1,8-桉樹腦的功效見長。檸檬尤加利精油是一種無色至淡黃色的液體，聞起來強烈、清新，令人聯想到玫瑰的香茅氣味。根據 ISO 國際標準，檸檬尤加利精油當中至少應含有 70% 的香茅醛（Weiss 1997）。Price 和 Price（1997）提到其中還有可以衍生為香茅醛的香茅醇，以及異胡薄荷醇和 1,8-桉樹腦，成分的比例會因來源而有相當懸殊的差異，可能在 0.4% 到 17.9% 不等。精油中的香茅醛有平撫、抗真菌的效果（Bowles 2003）；Price 和 Price（1997）則認為，檸檬尤加利的抑菌效果是來自香茅醛和香茅醇的天然協同作用，不僅對金黃色葡萄球菌具有抑制效果，也有抗真菌的作用。因此，雖然檸檬尤加利通常不被視為是一種「藥用」精油，但在某些感染情況下，依然可能有不可小覷的治療潛能，或許就連抗藥性金黃色葡萄球菌（MRSA）也難不倒它。

薄荷尤加利 Broad-leaved peppermint　　*Eucalyptus dives*

桉屬

　　薄荷尤加利有幾種不同的CT類別，包括CT1,8-桉樹腦、CT胡椒酮和CT水芹烯等。特別的是，雖然它原生於澳洲，但是主要的栽培產地卻另在他處。Price和Price（1997）曾在書中介紹以胡椒酮為主的薄荷尤加利精油：它的成分包含40至50％的胡椒酮，以及30％左右的α-水芹烯。雖然它在「一般」芳香療法使用上沒有什麼問題，不過法蘭貢和潘威爾醫師依然不建議孕婦和嬰幼兒使用（Franchomme and Pénoël 1990）。關於薄荷尤加利的文獻資料並不多，但它主要可以用來處理感染、促進傷口癒合。Price和Price也引述Beckstrom-Sternberg和Duke（1996）的說法，提到胡椒酮有抗氣喘和驅蟲等作用。

Eucalyptus globulus var. globulus

藍膠尤加利 Eucalyptus blue gum

桉屬

　　藍膠尤加利是市面上最常見的一種尤加利精油，通常未註明品種的尤加利精油就是來自藍膠尤加利，也可能叫做 globulus oil。藍膠尤加利的栽培主要用來供應木材和精油萃取的需求，目前產地包括它的原生地——澳洲塔斯馬尼亞島和維多利亞省的南部，此外在西班牙、中國和南美洲也都有豐富的產量。藍膠尤加利精油通常是精餾過的產物，因為初萃取的藍膠尤加利精油含有少量的脂肪醛，不僅影響氣味，也可能在吸聞時刺激呼吸道甚至引發咳嗽（Weiss 1997）。國際標準組織（ISO）和英國標準協會（BSI）都對藍膠尤加利精油的成分制定了標準規範，也就是 1,8-桉樹腦必須佔80至85％。一般來說，藍膠尤加利精油顏色無色透明，有典型尤加利精油清新的桉樹腦氣味。

　　如上所述，藍膠尤加利精油的主要成分是氧化物類的1,8-桉樹腦，目前已有許多研究廣泛地探討這項成分的安全性和療癒效果。大量的1,8-桉樹腦可能對神經系統造成影響（例如口齒不清、昏迷或抽搐），它也可能對呼吸道產生刺激，因為它會促進局部充血，同時對於黏膜具有刺激性。Bowles（2003）曾引述潘威爾和

法蘭貢（1990）的說法，認為氣喘病患在使用藍膠尤加利精油時必須格外小心。

然而，它的療癒作用也相當強大。1,8-桉樹腦用在支氣管氣喘時有祛痰和消炎的作用，此外對三叉神經也有刺激的效果——因此能增加警覺和機敏性（Bowles 2003）。Buchbauer（1996）則提到1,8-桉樹腦能增進腦部血流，並且有解痙攣的效果（1993）。Balacs（1997）以富含桉樹腦的精油進行比較研究，探討1,8-桉樹腦的藥理作用方式，他特別強調這是一種吸收速度很快的成分，能在短時間內從空氣進入血液循環當中。

Kehrl、Sonnemann和Dethlefsen（2004）以一項雙盲的隨機臨床實驗（以安慰劑為對照組），探討用1,8-桉樹腦治療急性非化膿性鼻竇炎的效果。這項實驗把1,8-桉樹腦置入腸溶性膠囊中，以吞服方式施用，結果顯示，桉樹腦能消解、排出分泌物，並降低發炎情況。

除了1,8-桉樹腦外，藍膠尤加利當中還有 α-松烯（可達27％）和檸檬烯（Price and Price 1997；Bowles 2003）。在芳香療法中，是處理各種呼吸道問題的能手（這得歸功於它優異的祛痰、通暢呼吸等作用），包括呼吸道感染、支氣管炎、鼻竇炎等都相當適用。此外，它也能紓解各種肌肉疼痛。一項動物研究顯示（Silva *et al.* 2003），它能在周邊神經系統達到鎮痛效果，並且在中樞神經系統帶來止痛作用（效果和劑量相關），此外還可以消炎。藍膠尤加利可以作為泌尿道感染的抗菌劑，也能減輕偏頭痛的症狀（Priceand Price 1997）。潘威爾醫師則認為藍膠尤加利對各種呼吸道感染都非常有效，尤其是「嚴重」的感染，此外包括流行性感冒、耳炎、鼻竇炎和病毒性鼻炎、淋巴結感染、皮膚的細菌與真菌感染，以及風濕等症狀也都非常適合使用。

桉屬　多苞葉尤加利 Blue leaved mallee　*Eucalyptus polybractea*

在澳洲，多苞葉尤加利被認為是最適合大規模生產的尤加利精油萃取品種——它能對當地經濟帶來助益，因為它並不容易在其他環境生長良好；此外，它的萃油率相當高，而其中的天然桉樹腦含量甚至比藍膠尤加利還高（一般在70至90％），

因此也很適合用來單獨萃取桉樹腦。它和藍膠尤加利一樣，通常都會經過精餾的程序，精餾過的精油帶有芬芳的桉樹腦、樟腦氣味。其他的重要成分包括對傘花烴、萜品烯-4-醇、α-松烯、檸檬烯、β-松烯和香檜烯（Weiss 1997）。

桉屬 | 澳洲尤加利 Narrow-leaved peppermint | *Eucalyptus radiata*

澳洲尤加利是芳香療法中經常使用的尤加利精油，而且通常是桉樹腦類精油的首選，因為它不具有危險性和使用禁忌。根據 Weiss（1997）的說法，澳洲尤加利精油顏色無色至淡黃，帶有清新、強勁、類似胡椒和樟腦的氣味。其中 1,8-桉樹腦含量可達 50%，而水芹烯可達 40%。Price 和 Price（1997）特別強調它能為身體注入活力，適合對抗慢性疲勞和免疫力低下的情況；此外，它也有祛痰、化痰的作用，尤其適合與接下來會介紹的史密斯尤加利搭配使用。他們也認為，澳洲尤加利和富含萜烯類分子的精油一起使用的效果最好，書中並沒有提出具體的精油建議，不過我想歐洲赤松會是很合適的選擇。然而，潘威爾醫師在「冬季防護」（Winter Shield）這篇文章中提到的成分比例，則和 Weiss（1997）與 Price 和 Price（1997）提供的資料有很大的不同——他認為其中的氧化物可高達 70%，而水芹烯則根本沒有出現（Pénoël 1992）。他認為澳洲尤加利適合處理各種的呼吸道感染（不過他對於這部分的著墨，卻沒有藍膠尤加利那麼「深入」）、青春痘、陰道炎和子宮內膜異位，此外，它適合嗅聞，可以單獨使用或是搭配迷迭香。

桉屬 | 史密斯尤加利 Gully-gum | *Eucalyptus smithii*

史密斯尤加利可以萃取出富含桉樹腦的精油。它的主要栽培地點並不在澳洲，所以產自澳洲的史密斯尤加利精油是從野生的尤加利樹萃取。目前在南非和阿根廷都有大規模的商業栽培。精油當中有 70 至 80% 是 1,8-桉樹腦，精餾過的精油主要

是清新的桉樹腦氣味（Weiss 1997）。Price 和 Price（1997）認為它的性質與用法和藍膠尤加利類似，只不過史密斯尤加利還具有「平衡」的特質，就算純油使用也是安全的，可以塗擦在胸前。

桉屬 史泰格尤加利 Lemon-scented ironbark *Eucalyptus staigeriana*

　　史泰格尤加利現在也是一種芳香療法中能使用的精油，不過它的用途還沒有多少文獻深入討論過。Weiss（1997）在書中提到，精餾過的史泰格尤加利精油可供香水業和清潔產品工業使用。它有著清新、甜美的果香味，成分主要是牻牛兒醇（9 至 18％）、牻牛兒酸甲酯、乙酸牻牛兒酯、檸檬烯、β-水芹烯（12 至 34％）和橙花醛。如果這些成分的作用正如 Bowles（2003）所言，那麼我們可以預想史泰格尤加利將會是一種好用的抗細菌、抗真菌、止痛劑，甚至很可能在芳香療法中扮演著「平衡荷爾蒙」的角色。

桉屬 綠尤加利 Green mallee *Eucalyptus viridis var. viridis*

　　綠尤加利經常和多苞葉尤加利生長在一起，它們外觀很類似，也經常一起被採收。Weiss（1997）在書中提到，綠尤加利的 1,8-桉樹腦含量在 80％左右，和藍膠尤加利有類似的用途。在芳香療法的運用當中，可以將它和其他富含桉樹腦的精油相互替代使用。如想進一步了解富含桉樹腦的尤加利精油該如何使用，請參見表 8.28。

表8.28　富含桉樹腦的尤加利精油在芳香療法中的應用

適用系統	適合搭配的精油
呼吸系統（咳嗽、感染、鼻竇炎）	檸檬、百里香、迷迭香、真正薰衣草、歐洲赤松、檀香
肌肉骨骼系統	黑胡椒、真正薰衣草、羅勒、迷迭香
神經系統（偏頭痛、疲憊倦怠、衰弱）	檸檬、真正薰衣草

細籽屬　檸檬細籽 Lemon-scented tea tree　　*Leptospermum petersonii*

　　檸檬細籽是一種富含檸檬醛和香茅醛的精油，香水業使用較多，芳香療法中偶爾也會用到。精油中的檸檬醛經常被分離萃取出來，進一步合成為帶紫羅蘭氣味的紫羅蘭酮。檸檬細籽精油有檸檬般的香氣，味道濃烈、擴散性強。並沒有多少資料提到它在芳香療法中的用途，不過從它的醛類成分可以看出，它將能發揮抗微生物、鎮定和消炎的特質。

細籽屬　松紅梅 Manuka　　*Leptospermum scoparium*

　　松紅梅精油的抗微生物作用，以及在醫療／製藥方面的應用，已經是諸多研究者探討的主題。松紅梅（又稱麥蘆卡、馬奴卡）是一種原生於紐西蘭的小灌木，精油是從葉片和細枝蒸餾而來。紐西蘭的原住民毛利人和早期定居此地的歐洲移民都知道，用松紅梅的葉片和細枝泡製茶水，可以處理大大小小的身體毛病，例如生殖泌尿道和消化道的感染，此外它還可以止痛、處理各種肌膚問題（Maddocks-Jennings *et al.* 2005）。

　　松紅梅精油有一種獨特的氣味，可能會令人聯想到茶樹——這可不是能讓人一聞傾心的味道，因此運用在芳香按摩的機會相當有限。不過，它很適合用來調製局部塗擦的芳療配方。松紅梅精油的化學成分相當複雜，包括大約15％的細籽

酮,以及倍半萜烯和其他倍半萜類分子的含氧轉化物(Price 1998)。細籽酮是一種環狀的酮類成分,有時也被稱為是一種 β-三酮,它能使透明質酸酶(一種會加速組織中毒素擴散的酵素,也就是一種「擴散因子」)失去活性,因此人們認為細籽酮可以防止毒液擴散(蛇、蜘蛛等),或用來預防感染可能造成的組織內毒素擴散(Mertz 1994)。Price(1998)也提到,松紅梅是一種相當有效的抗菌防腐和抗真菌劑,很可能可以用來對抗金黃色葡萄球菌,包括已經產生抗藥性的菌種。

松紅梅精油的成分和另一種紐西蘭原生植物卡奴卡(kanuka)並不相同。卡奴卡又稱為白色馬奴卡或樹馬奴卡,一度被歸在細籽屬,但後來修正為昆士亞屬,它的學名是Kunzea ericoides。植物生長的地理位置可能使松紅梅和馬奴卡出現精油成分上的差異。產於紐西蘭北島,尤其是東岸地區的松紅梅精油,通常細籽酮和黃酮(flavesone,另一種三酮分子)的含量較高(可能 > 30%),而來自南島的松紅梅精油則含有較多的倍半萜類成分(65%左右)。無論是南島或北島的卡奴卡精油則都含有能止痛的對傘花烴,以及具消炎效果的倍半萜烯。此外,松紅梅精油也是相當好用的抗痙攣劑(Maddocks-Jennings *et al.* 2005)。

Maddocks-Jennings、Cavanagh和Shillington(2009)曾經探討用松紅梅加上卡奴卡製成的漱口水,對放射性口咽黏膜炎的預防效果。這個研究的規模雖然不大,卻得到相當正面的結果:使用漱口水的病患患上黏膜炎的時間較晚,體重下降的情況也較不嚴重(和安慰劑組與對照組相比)。

白千層屬 茶樹 Tea tree *Melaleuca alternifolia*

茶樹(或稱澳洲茶樹)是一種灌木般的小型白千層樹,原生於澳洲北部的新南威爾斯和昆士蘭。高5到8公尺,成熟的植株會開出蓬鬆的雪白色花朵,枝葉尾端的穗狀花序是它的特色。種植茶樹需要有如河岸邊濕潤的土壤,以及亞熱帶的氣候條件(Faiyazuddin *et al.* 2009)。精油取自葉片和嫩枝,呈淡黃至綠色,流動性佳(Weiss 1997),茶樹的氣味獨樹一格,是溫暖、辛辣又帶點樟腦味的香氣。

茶樹精油以其中的萜品烯-4-醇(約佔45%)為最主要的特色,此外是含量

相對較低的 1,8- 桉樹腦（3 至 17％）（Weiss 1997）。Price（1998）提到，茶樹精油中 1,8- 桉樹腦的理想含量應該不超過 4％，但事實上，許多茶樹精油都有將近 15％的 1,8- 桉樹腦。Bowles（2003）提出的資料則顯示，茶樹精油的 1,8- 桉樹腦大概在 3％左右，其他值得一提的成分是 γ- 和 α- 萜品烯，分別佔 15.7％和 7.1％左右。除此之外，茶樹精油還含有對傘花烴，它最為人所知的作用是止痛，不過也可能在抗微生物和抗真菌等作用上扮演重要的角色（Price and Price 1999）。

茶樹精油有非常好的抗微生物作用，許多研究都已探討過它在這方面的功效，也因此，茶樹精油現在一躍成為各種護膚和抗菌產品的寵兒。茶樹精油被廣泛地運用在抗青春痘、齒齦炎、口臭、腳指甲感染、香港腳、鵝口瘡和頭皮屑等產品當中。它的抗菌力相當廣泛，對於現有的三大類致病微生物（細菌、真菌、病毒）全都能發揮作用（Faiyazuddin *et al.* 2009）。Bowles（2003）在書中引用 Carson 和 Riley（1995）的資料，認為其中主要發揮作用的成分是萜品烯 -4- 醇和 α- 萜品醇。這兩種成分通常會同時存在，並且有共同的新陳代謝途徑。Budhiraja 等人（1999）則認為萜品烯 -4- 醇能刺激單核白血球，此外也有消炎的作用（Faiyazuddin *et al.* 2009）。

不過，在 Faiyazuddin 等人（2009）針對各種茶樹精油研究所做的文獻探討中，當中雖然多數研究都發現茶樹精油具有良好的療癒價值，有少數幾項研究卻提到它具有潛在的毒性。這群研究者特別指出，最容易造成危險的方式是口服，尤其是兒童。在動物實驗中，大鼠口服茶樹精油的半數致死量（LD50）是 2.0 至 2.5ml/kg，而只需要不到 1.5g/kg 的劑量就能造成運動失調。除此之外，如果將氧化後的茶樹精油塗擦在皮膚表面，則很可能造成刺激發紅和過敏等反應。如果存放方式不正確，茶樹精油很快就會變質，而變質的精油是引起這些不良反應的主因。最後，這群研究者也引用 Bischoff 和 Guale（1998）的研究，提到茶樹精油對貓咪有皮膚毒性，如果在貓咪身上使用未稀釋的茶樹精油，每三隻貓咪當中，就有一隻可能出現低體溫、不協調、脫水、顫抖等反應，甚至造成死亡。除了這項研究之外，也有未正式發表的研究報告提到，含有茶樹精油的美容產品和殺菌消毒劑，都可能使狗兒出現暫時性的癱瘓。從以上研究看來，茶樹精油最好不要使用在寵物身上。

茶樹精油藥水般的氣味，有可能使它在芳香按摩中的應用受到限制，不過它通

常是芳香療法中輔助治療產品的一員。Price和Price（1999）提到茶樹精油有良好的止痛、抗細菌、抗真菌、抗病毒、消炎和刺激免疫等作用。他們認為，茶樹精油最適合用來處理各種細菌感染，例如膿瘡、青春痘、支氣管炎、生殖泌尿感染和抗藥性金黃色葡萄球菌（這裡引用 Carson, Hammer and Riley 1995，以及 Carson *et al.* 1995的研究），此外對於各種念珠菌感染也相當適用。Williams等人（1998）和Caelli等人（2001）也提出類似的看法。當我們想發揮茶樹的抗微生物作用時，可以和其他的精油一起搭配，例如同樣有抗菌消炎特質的真正薰衣草和天竺葵。

白千層 Cajuput

Melaleuca cajuputi

　　白千層精油的來源植物是生長在馬來西亞、印尼和澳洲的野生白千層樹。它的名稱有許多混淆和誤用的狀況，因此現有書籍文獻中所說的白千層精油，並不見得是同一種精油——很多時候它指的是*M. leucadendron*[11]這種白千層樹（Weiss1997）。經過精餾的白千層精油有強勁芬芳的樟腦氣味。

　　白千層精油的化學組成很難一概而論。Bowles（2003）曾分析從*M. leucadendron*萃取的白千層精油成分，提到其中的主要成分是1,8-桉樹腦（41.1%），此外是α-萜品醇（8.7%）和對傘花烴（6%）。在白千層的產地國，它是一種無所不能的萬用油，而在芳香療法的範疇當中，它通常能發揮有效的抗微生物、祛痰和止痛等作用，可以用來改善呼吸道與泌尿道感染，並紓解疼痛（Price and Price 2007）。

[11.] *M. leucadendron*精油產於越南、印尼一帶，因此市面上也以越南白千層或印尼白千層，來和白千層精油（M. cajuputi）作區隔。

沼澤茶樹 Rosalina, Swamp paperbark

Melaleuca ericifolia

沼澤茶樹精油是來自*M. ericifolia*這種植物，它原生於澳洲，尤其喜歡生長在沿岸區域，它的精油沒多久前才被引進芳療圈，目前已是熱門的新興精油。精油萃取自葉片，主要是單萜類成分，不過，植物生長的地理環境會影響精油的組成成分。來自澳洲北部的沼澤茶樹被稱為第1型（沉香醇沼澤茶樹），它富含沉香醇，桉樹腦的含量相對較低；來自南部的沼澤茶樹則是第2型（桉樹腦沼澤茶樹），它的桉樹腦含量高，而沉香醇含量較低（Brophy and Doran 2004）。沼澤茶樹精油有一種溫軟、像松樹一樣的大地氣息。據說它和茶樹的功能效用相似，單就芳香按摩來說，大部分的人都覺得它的氣味比茶樹好聞多了。

綠花白千層 Niaouli, Five-veined paperbark

Melaleuca quinquenervia

綠花白千層原生於印尼，以及位在南半球的巴布亞新幾內亞島與新喀里多尼亞島。綠花白千層精油有許多不同CT類型，因此精油的成分有可能相當不同。目前大部分的綠花白千層精油都是從新喀里多尼亞島出口到法國，因為比起尤加利精油，法國人更喜歡使用綠花白千層（Weiss 1997）。綠花白千層精油是一種無色的液體，強烈而芬芳的樟腦氣味（Williams 2000），事實上和尤加利的味道差不多。

Bowles（2003）曾在書中提供來自馬達加斯加島的綠花白千層精油成分資料，其中包括1,8-桉樹腦（41.8%）、綠花白千層醇（一種倍半萜醇，18.1%）和檸檬烯（5%）。

芳療界有時也把綠花白千層精油稱作是「MVQ oil」（*Melaleuca viridiflora quinquenervia*）。史納伯特（1999）提到，這種精油在法國芳香醫療應用相當重要，被用來處理肝炎及大腸病變（dysplasia）、陰道鹽洗，以及預防放射線治療可能造成的燙傷。史納伯特建議，綠花白千層可以外用，發揮祛痰、抗過敏、抗氣喘等作用；除此之外，綠花白千層精油也可以促進內分泌。搭配使用的精油可以考慮

茶樹、桉油樟（羅文莎葉）以及瓊崖海棠油，這個組合很明顯可以紓解痔瘡和生殖器疱疹的不適。

Donoyama 和 Ichiman（2006）的研究指出，綠花白千層是最適合用來維護「按摩衛生」的一種精油，因為它在研究中展現出比尤加利、薰衣草、鼠尾草、茶樹和沉香醇百里香都還要強大的抗細菌能力（這個實驗測試的細菌是會出現在治療師手上和被按摩者皮膚上的菌種）。

香桃木屬　香桃木 Myrtle　　　　　　*Myrtus communis*

香桃木是一種常綠灌木，新鮮的葉片可以萃取出精油。它生長在地中海地區和非洲北部（Weiss 1997）。精油的顏色是黃至橙色，也可能帶點綠色，流動性佳，氣味溫暖、清新，是一種混合木質與樟腦的香氣。根據Bowles（2003）提供的資料，一款來自西班牙的香桃木精油成分有乙酸香桃木酯（35.9%）、1,8-桉樹腦（29.9%）和 α-松烯（8.1%）。在芳香療法中，通常相當看重香桃木精油的祛痰特質，對於氣喘、支氣管炎、黏膜炎和慢性咳嗽都很有發揮的空間。此外，它也可以用來護膚、處理一般感冒與流行性感冒（Lawless 1995），史納伯特（1999）則建議可以用香桃木加上絲柏來處理胸膜炎。

玉桂屬　多香果 Pimento berry　　　　　　*Pimenta dioica*

多香果精油（英文俗名也叫 allspice）是一種原生於西印度群島和南美洲的常綠喬木。多香果樹的果實經過蒸氣蒸餾，可以萃取出一種淡黃色的液體精油，氣味芬芳、溫暖又辛辣（Lawless 1995）。就像同屬植物西印度月桂（*Pimenta racemosa*）一樣，它也含有非常高量的丁香酚（約在60至95%之間）（Tisserand and Balacs 1995），因此西印度月桂的使用禁忌也適用多香果。Lawless

（1992）對多香果則有獨到的使用建議，她認為多香果很適合緩解肌肉與關節的疼痛，此外還可以改善循環不良、畏寒、多痰的咳嗽、支氣管炎和神經衰弱等狀況。

玉桂屬　西印度月桂 West Indian bay, Bay rum　　*Pimenta racemosa*

　　西印度月桂是生長在熱帶地區的常綠喬木，萃取出來的精油在西方世界叫做月桂精油（bay oil），不過為了和樟科的月桂精油（*Laurus nobilis*，英文俗名有時也叫做 bay oil）區隔，通常會稱它為西印度月桂精油。西印度月桂精油萃取自葉片，是一種黃色、流動性佳的液體，氣味清新、辛辣、芬芳（Williams 2000）。

　　根據Bowles（2003）的資料，西印度月桂精油的主要化學成分包括56％的丁香酚、21.6％的甲基醚蔞葉酚和13％的月桂烯——以上三種成分都以止痛的功效見長。Tisserand和Balacs（1995）認為，其中所含的丁香酚意味著這種精油會刺激黏膜，可能有潛在的肝毒性，並且也可能抑制凝血。因此，他們認為有幾種人不應以口服方式使用西印度月桂精油，包括：肝臟受損，或是正在服用抗凝血劑的患者。他們建議，外用的濃度最好別超過3％，不過他們也提到，在人類皮膚上使用10％的濃度，並沒有觀察到刺激反應。

　　在芳香療法的使用中，西印度月桂最常作為肌肉、關節疼痛和神經痛的止痛劑，此外也可用來改善循環不良的問題。它很適合與萊姆、葡萄柚、檸檬、依蘭、真正薰衣草、天竺葵以及黑胡椒一起搭配使用。

蒲桃屬　丁香 Clove　　*Syzygium aromaticum*

　　Weiss（1997）在書中對丁香樹有非常詳細的描述，它是一種原生於印尼摩鹿加群島的植物，它的花苞是人類社會中非常重要的香料之一。丁香樹有許多用途，它的花苞可以作為香料（完整的花苞或磨碎成粉），也可以萃取精油；而丁香的莖部與葉片同樣能萃取精油。這些精油是製藥業用來提取丁香酚的來源（Weiss

1997）。芳香療法中較常使用的是丁香花苞精油，因為來自葉片和莖部的精油丁香酚含量太高，一般認為比較危險（Lawless 1992）。

丁香花苞精油是一種淡黃色的液體，有溫暖而帶果香的辛辣氣味（Williams 2000）。它的主要成分是丁香酚（76.6％）、β-石竹烯（9.8％）和乙酸丁香酯（7.6％）（Bowles 2003）。或許你已經料想到，這些成分表示丁香花苞精油具有強大的抗細菌和止痛能力——這當然是其中丁香酚的功勞。因此，Tisserand 和 Balacs（1999）對富含丁香酚的精油提出的使用禁忌，也適用於丁香花苞精油。

Price 和 Price（2007）則認為，丁香花苞精油是非常好用的止痛劑（例如類風濕性關節炎、神經痛），在許多情況下也是很好的殺菌劑（例如膿瘡、青春痘、潰瘍、傷口等），此外還能消炎、抗痙攣（尤其是消化系統方面），也可以用來刺激免疫系統，改善身體虛弱和疲憊倦怠的情況。史納伯特則提到，如想發揮它的消炎作用，最有效的濃度是在 20ml 的總量裡面只加 1 滴就好。一項動物體內實驗則發現，丁香花苞精油之所以在小白鼠體內造成免疫刺激的效果，是因為它能分別從體液和細胞等途徑，改善免疫反應的機制（Schmidt *et al.* 2009）。關於丁香花苞精油在芳香療法中的應用方式，請參見表 8.29。

表8.29　丁香花苞精油在芳香療法中的應用

適用系統	適合搭配的精油
肌肉骨骼系統／神經系統（疼痛、發炎）	真正薰衣草、快樂鼠尾草、天竺葵、佛手柑、月桂、西印度月桂、肉桂葉
消化系統	甜橙、萊姆、葡萄柚、玫瑰草
神經系統／免疫系統	玫瑰或茉莉、真正薰衣草、月桂、西印度月桂、花梨木、依蘭、萊姆、安息香、香草原精

胡椒科 Piperaceae

胡椒屬 **黑胡椒** Black pepper　　　　　　　　　　　*Piper nigrum*

黑胡椒原生於印度西部的丘陵地，也生長在潮濕的熱帶森林當中。人類使用黑

胡椒的歷史可以回溯到古希臘時代，在中世紀時，它甚至是極為珍貴的商品，因為它不僅能用來調味、醃製肉類，也是一種藥材。黑胡椒是一種多年生、外表光滑（表面沒有任何毛髮和凸起物）的木本攀緣植物，Weiss（1997）在書中寫道，它會長出許多綠紫色的樹枝，它的葉片互生，表面光滑，呈卵形，並且會長出小小的花穗，開黃綠色至白色的花朵。每一個開裂的果實中含有一顆種子，種子未成熟時是綠色，成熟後轉為紅色，最後在完全乾燥後變成黑色。乾燥後的黑胡椒表皮薄皺，其中含有一顆白色的種子，也就是胡椒仁（白胡椒）。

黑胡椒精油是以蒸氣蒸餾法，從乾燥並磨碎成粉的未成熟果實萃取而來。精油外觀是無色至淡綠色，流動性佳，按照Weiss（1997）的說法，它的香氣和新鮮磨碎的黑胡椒粒很像——新鮮、乾燥的木質氣味，溫暖中帶辛辣。它的主要成分很可能因產地、採收方式和乾燥方式而有不同，所以並沒有所謂「典型」的黑胡椒精油。不過，一般來說，其中最主要的成分都是單萜烯類（約佔70至80％），其中包括檸檬烯（0至40％）、β-松烯（5至35％）、α-松烯（1至19％）、α-水芹烯（1至27％）、β-水芹烯（0至19％）、香檜烯（0至20％）、δ3-蒈烯（微量至15％）和月桂烯（微量至10％）等。此外也有倍半萜烯，例如β-石竹烯的含量就在9至33％左右。

Price 和 Price（2007）特別強調它止痛、抗細菌、抗黏膜炎、祛痰和退燒的特質，並且認為黑胡椒也很適合用來促進消化。黑胡椒精油能促進局部血液循環，因此很適合用來處理關節與肌肉的疼痛，也能在感冒、流行性感冒與各種感染的情況下帶來助益（Lawless 1996）。傳統上用它來處理各式各樣的消化問題，包括腹瀉、脹氣、便秘、腹部絞痛、食慾不振和噁心想吐等等。關於黑胡椒精油在芳香療法中的應用方式，請參見表8.30。

表8.30　黑胡椒精油在芳香療法中的應用

適用系統	適合搭配的精油
肌肉系統	真正薰衣草、羅勒、馬鬱蘭、迷迭香、天竺葵、杜松漿果、檸檬香茅、薑、泰國蔘薑
消化系統	快樂鼠尾草、甜茴香、歐薄荷、柑橘類精油、肉桂葉、薑、芫荽籽、荳蔻
呼吸系統	乳香、薑、尤加利、迷迭香

禾本科 Poaceae

 香茅屬 西印度檸檬香茅 West Indian lemongrass

Cymbopogon citratus

西印度檸檬香茅是人工栽培的品種，主要產地在阿根廷、巴西、瓜地馬拉、宏都拉斯、海地等加勒比海島嶼、爪哇、越南、馬來西亞、斯里蘭卡、馬達加斯加島和科摩洛島，此外，在菲律賓、中國、印度、孟加拉、緬甸、泰國和非洲等地也有種植。

香茅屬 東印度檸檬香茅 East Indian lemongrass

Cymbopogon flexuosus

東印度檸檬香茅主要生長在印度南部，尤其是西南邊的喀拉拉邦。東印度檸檬香茅有兩個品種：白莖與紅莖，所謂「典型」的檸檬香茅精油通常來自紅莖品種。不過，無論是白莖或紅莖，都有長而細窄的葉片，並且很少開花。年輕的嫩葉精油含量最高。

在蒸餾之前，採收好的草葉必須先放置兩天，稍微凋萎能讓其中的檸檬醛含量提高，萃油率也能增加。接著，把草葉切成細碎的片狀後，才開始進行蒸餾（Lawless 1996）。檸檬香茅精油因為含高量的檸檬醛，因此有強烈的檸檬香氣，只要存放得當，可以保存很久都不變質。精油一般是黃、深黃至琥珀色的液體，稍微有點黏稠。表8.31整理了檸檬香茅精油的主要成分，不過，精油的成分通常會因來源而有變化。

表8.31　**檸檬香茅精油主要成分比較表**

成分 Component	東印度檸檬香茅 *C. flexuosus*	西印度檸檬香茅 *C. citratus*
檸檬醛（Citral）	85%	80%
牻牛兒醇（Geraniol）	5%	3%
甲基庚烯酮（Methyl heptenone）	6%	0.3%
月桂烯（Myrcene）	0.8%	20%
雙戊烯（Dipentene）	0	4%
橙花醇（Nerol）	0	2%

（節錄自Weiss 1997）

檸檬香茅精油能消滅真菌，並且有幫助抗癌的可能性（Weiss 1997）。Lawless（1996）曾在書中詳細地介紹它的十八般武藝，檸檬香茅可以用來護膚（青春痘、香港腳、多汗症、疥瘡[12]，同時可用來驅蟲）、改善身體循環、緩解關節和肌肉疼痛、處理消化系統問題（大腸炎、消化不良和腸胃炎）、發燒和感染性疾病、頭痛、神經衰弱和壓力等等。

其中高含量的檸檬醛，也表示檸檬香茅精油具有消炎、鎮定和抗真菌的作用（Franchomme and Pénoël 1990；Lis-Balchin 1995）。Lawless（1996）則提到它可能使某些人皮膚刺激、敏感，因此仍須謹慎使用。檸檬香茅的刺激性很可能是因為含有高量的檸檬醛，不過它的其他成分（例如單萜烯類成分），應該會降低刺激發生的機會。

研究者也探討了檸檬香茅運用在醫療界的可能性。一個早期的動物實驗指出，將檸檬香茅精油注射至動物體內，能帶來鎮定和止痛的效果（Seth *et al.* 1976）。而Faiyazuddin等人（2009）則研究探討檸檬香茅的抗微生物作用，並建議可以用來防止青春痘惡化。這群研究者建議，將檸檬香茅精油以5％的濃度稀釋到一種奈米乳液（nanoemulsion）當中，會得到極佳的治療效果。關於檸檬香茅精油在芳香療法中的部分應用方式，請參見表8.32。

表8.32　檸檬香茅精油在芳香療法中的應用

適用系統	適合搭配的精油
皮膚（青春痘、香港腳和各種真菌感染）	真正薰衣草、檀香、玫瑰草、廣藿香、天竺葵、丁香羅勒、神聖羅勒
神經系統（壓力、焦慮）	檀香、廣藿香、岩蘭草、天竺葵、真正薰衣草、玫瑰
肌肉骨骼系統（肌肉/循環問題、關節疼痛）	檀香、杜松漿果、黑胡椒、薑、羅勒

[12.] 疥瘡，也稱為疥癬（scabies），是一種傳染性的昆蟲咬傷，疥蟲咬傷皮膚後會在皮膚內部產卵，患者通常奇癢無比，並容易併發感染，在飼養動物的農場常出現人畜交互感染的現象。

香茅屬 玫瑰草 Palmarosa

Cymbopogon martinii

玫瑰草精油的來源植物有兩種，分別是*Cymbopogon martinii*和*C. martinii var. martinii*〔摩提亞（motia）〕，都生長在印度。另一個近親植物*C. martinii var. sofia*（蘇菲亞）又叫做薑草（gingergrass），比較少用在芳香療法當中。

玫瑰草精油多半來自野生的玫瑰草。早在16世紀末葡萄牙商人抵達印度時，玫瑰草就已被世人所知。玫瑰草精油多半被用來製作平價的香氛，或是加在香皂當中。精油是取新鮮或乾燥的草葉，以蒸氣蒸餾法或水蒸餾法萃取而來（Weiss 1997）。

玫瑰草的莖桿硬挺，呈黃色或黃綠色，葉片平滑而細長，是比莖桿更淺的淺綠色。一般來說，老葉的含油量比嫩葉豐富。玫瑰草精油呈淡黃色至橄欖綠，氣味是甜美的花香，能令人聯想到玫瑰或天竺葵，不過根據產地、植株年齡和蒸餾方式的不同，氣味也會出現很大的差別。玫瑰草精油主要成分是單萜醇，包括牻牛兒醇（＜95%）、香茅醇（＜2%）、沉香醇（＜4%）以及橙花醇。此外還有單萜烯（檸檬烯、月桂烯和γ-萜品烯）、酯類（乙酸牻牛兒酯）和倍半萜醇（欖香醇）（Weiss 1997）。

針對玫瑰草精油的用法，Lawless（1996）建議可以用來護膚（青春痘、皮膚炎、皮膚感染、痛瘡和皺紋），或是緩解神經衰弱及壓力的情況。她也引用摩利夫人（Maury 1989 [1961]）的說法，認為玫瑰草可以影響腸道菌叢，因此能用來對抗腸胃感染。關於玫瑰草精油在芳香療法中的部分應用方式，請參見表8.33。

表8.33　玫瑰草精油在芳香療法中的應用

適用系統	適合搭配的精油
皮膚	真正薰衣草、天竺葵、檸檬香茅、羅勒屬植物精油、檀香、廣藿香、岩蘭草
神經系統（壓力）	真正薰衣草、天竺葵、檸檬香茅、檀香
免疫系統	真正薰衣草、花梨木、牻牛兒醇百里香或沉香醇百里香

香茅屬　錫蘭香茅 Citronella　　*Cymbopogon nardus*

香茅精油（citronella）的特色是含有大量的香茅醛。錫蘭香茅（*C. nardus*）主要生長在斯里蘭卡，而爪哇香茅（*C. winterianus*）則分布在遠東地區，目前中南美洲也有栽種。兩者的不同主要在於牻牛兒醇的含量，兩者的差異比較可以參見表8.34。香茅就跟其他的禾本科家人一樣，是一種叢生的多年生草葉植物，根系茂密、如纖維一般。香茅精油是從草葉萃取，通常會先將草葉放置到萎軟再切碎，最後以蒸氣蒸餾法萃取（Weiss 1997）。

表8.34　錫蘭香茅和爪哇香茅的差異比較

特色	錫蘭香茅 *C. nardus*	爪哇香茅 *C. winterianus*
顏色	黃至棕色，或是黃綠色	無色至淡黃色
香氣	花香、木質香、草葉香——這是因為其中混合樟烯、龍腦和甲基醚丁香酚	甜而清新的檸檬氣味
主要成分	牻牛兒醇（60%） 香茅醛（15%） 香茅醇（10%）	牻牛兒醇（45%） 香茅醛（50%） 香茅醇（20%）
用途	除蟲，經濟實惠的香氛和家庭清潔用品；可以用來單獨萃取牻牛兒醇、香茅醇、香茅醛與薄荷腦等化學成分	可用於香氛、美妝品、清潔用品，和錫蘭香茅一樣也可用來單獨萃取化學成分（見左方說明）

（節錄自Weiss 1997）

Lawless（1996）建議香茅可以用來護膚、支持免疫和神經系統；史納伯特（1995）則認為它可以鎮定、消炎、抗痙攣；Bowles（2003）也提到其中的牻牛兒醇可以發揮抗感染（抗真菌）、止痛和鎮定的作用。香茅精油中同樣有抗真菌效果的醛類成分，能幫助牻牛兒醇的抗真菌效果更上一層樓。

岩蘭草 Vetivert (Vetiver)

岩蘭草屬

Vetiveria zizanioides

　　岩蘭草是一種原生於印度的植物，由於它的根系多而繁複，因此包括印度和許多其他國家，都種植岩蘭草以達到水土保持的效果。岩蘭草還可以用來編織成草扇、草墊、篩網和屋頂。在斯里蘭卡，岩蘭草精油被稱為是「寧靜之油」，精油在中國有商業化的大規模生產，除此之外也可能來自中美洲、加勒比海地區和巴西。從野生岩蘭草萃取的精油在印度稱為「khus」，而品質最佳的精油經常出自留尼旺島。

　　岩蘭草莖葉直立，其下有分支眾多、柔軟彈韌的根莖。岩蘭草的葉片並不帶有揮發油，因此在採收岩蘭草根之前，通常會將地面上的植株整片燒盡。

　　岩蘭草的精油儲存在成熟根部外皮的油細胞當中，就在內皮的外層。Alifano等人（2010）曾推論，此處精油的生成，可能和根部的細菌有關。這項研究發現，岩蘭草和它的根部菌叢有著不容忽視的生態關係，這些細菌不只會影響岩蘭草的基因表現，也會影響岩蘭草精油的成分組成。

　　岩蘭草精油是取根部和根莖，以蒸氣蒸餾法萃取而來。在實際蒸餾之前，這些植材必須先風乾（能增加萃油率），接著再切碎、浸入水中。蒸餾通常採取直火蒸餾的方式（direct-fired stills）。

　　岩蘭草精油顏色呈深棕色至深琥珀色，質地黏稠。它的氣味濃厚、芬芳，有木質與土地的氣味。它的香氣主要受到 α-、β-岩蘭草酮和客烯酮（khusimone）的影響。精油當中多半是倍半萜類成分，含量最多的是岩蘭草醇（50至75％），不過Price和Price（2007）提出的資料則顯示，這項成分並不佔有那麼大的比例。

　　Lawless（1996）在書中為岩蘭草羅列出相當多元廣泛的應用方式：在護膚方面，可以處理青春痘、切割傷、進行傷口護理和油性肌膚的調理；在肌肉骨骼方面，可以處理關節炎、肌肉疼痛、風濕症、扭傷和肌肉緊繃；至於神經系統，可以用來調理神經衰弱、憂鬱、失眠及神經緊張。Price和Price（2007）則提到它可以用來抗感染、促進循環和內分泌腺，並且有刺激免疫的作用。此外，他們也認為岩蘭草有通經的作用，不過並未引述任何資料作為佐證。史納伯特（1995）的看

法差異不大，認為它能刺激內分泌腺、免疫系統和循環系統。Mojay（1996）提到岩蘭草可以用來治療濕疹，這可能和其中的酮類與倍半萜烯類成分有關。

表8.35　岩蘭草精油在芳香療法中的應用

適用系統	適合搭配的精油
皮膚	真正薰衣草、佛手柑、永久花、天竺葵、廣藿香、檀香
神經系統（壓力）	真正薰衣草、玫瑰、檀香、紫羅蘭葉、依蘭
肌肉骨骼系統	真正薰衣草、薑、黑胡椒、檸檬香茅
免疫系統	真正薰衣草、玫瑰草

薔薇科 Rosaceae

薔薇屬 玫瑰 Rose

　　在美國的蒙大拿州、科羅拉多州和奧勒岡州曾經發現玫瑰組織的化石，據估計已有3千5百萬年的歷史。玫瑰原生於北半球，它確切的發源地至今仍未有定論。所有生長在南半球的玫瑰品種，都是人工引進之後特別栽培出來的。一開始，人們注意到玫瑰的重要性，是因為它具有藥用價值。羅馬時代的自然學家普林尼就曾列出32種以玫瑰為主的藥方。後來，玫瑰也很快在美容護膚和製香等領域嶄露頭角（Gordon 1980）。在揮霍奢華出了名的羅馬時代，玫瑰是歡快愉悅的象徵，並且有各式各樣的用途：可以作為宴會的裝飾、鋪撒在地上、漂浮在酒液中、編成新人的花冠；可以在慶祝花神佛羅拉與婚姻之神海曼的節日裡，用來裝飾丘比特、維納斯和酒神巴克斯的雕像；還可以用來裝飾馬車行經的道路（Grieve 1992 [1931]）。除了羅馬人之外，玫瑰在其他文化當中也相當受到歡迎。舉例來說，古希臘女詩人莎芙（Sappho）將玫瑰譽為「花中皇后」，而白玫瑰也被用來當作英王詹姆士一世時期的象徵徽章。現在，玫瑰除了是具有治療功效的草藥，也是香水業最重要的植材之一，而玫瑰本身也是能美化庭園的裝飾性灌木，具有獨特的重要性和價值。

　　玫瑰的品種多達 150 種，從中衍生出來的栽培種更是多不勝數。從玫瑰的花朵可以萃取出精油、凝香體和原精，這些產物在香水業中各有不同用途。玫瑰產物的氣味和特徵無法一概而論，因為植材來源、生長地點、生態環境和萃取的方式都可能造成影響。其中，對香氛產業來說最重要的品種有三種：大馬士革玫瑰（*Rosa damascena*，常見於保加利亞和土耳其）、千葉玫瑰（*R. centifolia*，或稱包心菜玫瑰、普羅旺斯玫瑰）以及野玫瑰（*R. gallica*，又稱為藥師玫瑰、原始玫瑰、高盧玫瑰）。這三種玫瑰和它們的雜交種，是主要用來生產精油、凝香體與原精的玫瑰。芳香療法中常見的玫瑰精油包括：產於保加利亞和土耳其的奧圖玫瑰精油（蒸餾自大馬士革玫瑰，被認為品質最佳）、來自摩洛哥的玫瑰精油（蒸餾自大馬士革玫瑰）、來自摩洛哥和法國的玫瑰精油（蒸餾自千葉玫瑰）、來自埃及的玫瑰精油（蒸餾自 *R. gallica* var. *aegyptiaca*），以及來自中國的玫瑰精油（萃取自 *R. rugosa* 和其他品種的玫瑰）。芳香療法中也會用到玫瑰原精，例如千葉玫瑰原精，以及來自法國和摩洛哥的五月玫瑰原精（*rose de mai*）。

　　從化學成分來看，玫瑰精油和玫瑰原精的成分其實相當不同。玫瑰精油的主要特色是單萜類成分，尤其是單萜醇：包括15.8至22.2％的牻牛兒醇、22.5至60％的香茅醇，以及微量的苯乙醇（這是一種芳香醇，約佔0.9至3％）（Price and Price 1999）。玫瑰精油的顏色是無色至淡黃色，有深厚、甜美、溫暖、馥郁而持久的氣味。摩洛哥產的玫瑰精油（千葉玫瑰）在氣味上，會比保加利亞或土耳其的玫瑰精油少一點辛辣的元素（Weiss 1997）。關於玫瑰原精的相關資訊，可以參見本書第10章p.291。

　　玫瑰在芳香療法中最著名的功效包括抗菌、收斂、消炎和促進傷口癒合等，因此玫瑰經常被用在護膚的配方當中。除此之外，玫瑰對婦科問題也能帶來極大的幫助，包括月經來潮前的情緒壓力和更年期等等。玫瑰的香氣也被認為有抗憂鬱和催情的效果。例如Hongratanaworakit（2009）的研究發現，以經皮方式吸收玫瑰精油，可以帶來放鬆的效果，因此證實芳香療法中用玫瑰來紓解壓力的做法。關於玫瑰精油在芳香療法中的運用方式，請參見表8.36。

表8.36　玫瑰精油在芳香療法中的應用

適用系統	適合搭配的精油
皮膚（熟齡肌／乾性肌／油性肌／敏感肌、濕疹、微血管曲張）	真正薰衣草、天竺葵、橙花、永久花、檀香、廣藿香、岩蘭草、佛手柑
女性生殖系統	快樂鼠尾草、甜茴香、絲柏、杜松漿果
呼吸系統（花粉症、氣喘、咳嗽）	檀香、薑、安息香或歐薄荷、尤加利（富含 1,8- 桉樹腦的種類）
神經系統（焦慮、憂鬱、壓力）	天竺葵、茉莉、廣藿香、佛手柑、真正薰衣草、安息香

芸香科Rutaceae

柑橘屬 萊姆 Lime *Citrus aurantifolia, C. medica var. acida*

　　萊姆很有可能原生於印度北部，現在在當地還有許多野生的萊姆樹。萊姆是一種小型喬木，枝葉低垂，伴有許多短硬的尖刺。氣味鮮明的萊姆花各自單獨綻放，結出的果實近似圓形、小，顏色呈鮮綠至淡黃色。萊姆精油最常見的萃取方式是蒸餾法，不過也能找到少量以壓榨法萃取的精油。蒸餾萃取的萊姆精油是以成熟和未成熟的果實混合萃取，而壓榨法萃取的精油則主要來自鮮綠色的未熟果實。蒸餾時可能取全果壓碎後的果渣，或是切得細碎的果皮，用蒸氣蒸餾法萃取，或者也可能用鮮果壓榨出的汁液來進行蒸餾。壓榨法萃取的精油價格比較昂貴，程序是先壓榨完整的果實，接著讓汁液通過離心機快速將油質分離出來。另外還有手工處理的方式，也就是用一種帶刺的碗型工具（écuelle à piquer）刮傷果皮後萃取（Weiss 1997）。

　　萊姆精油的化學成分可能各有不同。和壓榨法萃取的精油相比，以蒸餾法萃取的萊姆精油含有較少的檸檬醛、β-松烯與γ-萜品烯，而會有較多的對傘花烴、萜品烯-4-醇與α-萜品醇（Weiss 1997）。根據法蘭貢和潘威爾（1990）提出的資料，壓榨法萃取的萊姆精油有高達73％的比例都是單萜烯，醇類、酯類和醛類約佔12％，加上少量的香豆素。Bowles（2003）則在書中提到，蒸餾法萃取的波

斯產萊姆精油含有58%的檸檬烯、16%的 γ-萜品烯和6%的 β-松烯。

研究顯示，吸聞檸檬烯能刺激交感神經系統、喚起機敏性（Heuberger *et al.* 2001，引用自Saiyudthong *et al.* 2009），檸檬烯是一種對掌性分子（即有左、右旋之分），也是多數柑橘類精油中含量最高的成分。不過，另一項探討萊姆精油按摩效果的研究則顯示，用萊姆精油按摩一次之後，就能出現收縮壓降低的情況，表示交感神經系統活動減緩，而副交感神經則可能隨之啟動（Saiyudthong *et al.* 2009）。雖然按摩本身就能達到這樣的效果，研究者依然認為，萊姆精油也可能促進副交感神經的反應。文中提到，不同的精油使用方式，可能帶來不同的療癒效果：單純吸聞萊姆精油的香氣可能喚起機敏性，但若以按摩方式施用於皮膚表面，同樣的一款精油則可能出現放鬆、紓解壓力的效果。

許多探討柑橘類精油的研究主要都在探討它們對自律神經系統和情緒的影響。柑橘類精油對食品工業來說也扮演著相當重要的角色，人們認為它們能促進健康，例如可以作為幫助抗氧化的食物來源。Patil 等人在 2009 年曾經進行一項體外研究，探討萊姆精油是否能用來預防大腸癌。這項實驗使用的萊姆精油含有 30.13% 的右旋檸檬烯，以及 30.47% 的右旋二氫香旱芹酮（d-dihydrocarvone），再加上「馬鞭草（verbena）」、β-沉香醇、α-萜品醇與反式-α-香柑油烯（trans-α-bergamotene）。結果顯示，萊姆精油確實能抑制大腸癌細胞增生，其中的機轉可能是促進癌細胞的細胞凋亡。雖然這項研究結果或許無法立即運用在芳香療法當中，但仍讓我們了解到，萊姆精油對人體健康有廣大的潛在效益。

Lawless（1996）建議萊姆精油可以用來護膚、處理循環問題（例如高血壓、靜脈曲張和循環不良），也可以用來改善關節炎、橘皮組織、肥胖與風濕症。此外，她建議萊姆精油可以用來幫助氣喘、喉嚨感染、支氣管炎和黏膜炎、消化不良、一般感冒、流行性感冒、發燒和各種感染。法蘭貢和潘威爾（1990）則提到萊姆精油有鎮定、消炎、抗凝血和抗痙攣的效果，建議用來紓解焦慮和壓力，或是改善消化系統的發炎與痙攣。相關用法請參閱表8.37。

表8.37　萊姆精油在芳香療法中的應用

適用系統	適合搭配的精油
皮膚	真正薰衣草、佛手柑、天竺葵、廣藿香、檀香、岩蘭草
神經系統（壓力、憂鬱）	羅勒、月桂、乳香、檀香、廣藿香、依蘭、岩蘭草
肌肉骨骼系統	真正薰衣草、月桂、西印度月桂、多香果、黑胡椒、依蘭、檸檬香茅
消化系統	芫荽籽、荳蔻、快樂鼠尾草、甜茴香、黑胡椒、薑

柑橘屬　苦橙Bitter orange 苦橙皮(peel)、苦橙葉(petitgrain)與橙花(neroli)

Citrus aurantium ssp. Amara

　　苦橙又叫做酸橙或塞維亞橙（Seville orange），它原生於東南亞地區，目前在地中海一帶廣為栽種，尤其是西班牙——這也是塞維亞橙名稱的由來。人類栽培苦橙樹（*Citrus aurantium* var. *amara*）已有相當多年的歷史，主要是為取其香。香氣襲人的苦橙花可以製成橙花精油，而葉片和嫩枝則可以萃取出純正的苦橙葉精油（petitgrain bigarade）。坊間另有巴拉圭苦橙葉精油（petitgrain Paraguay），這同樣是萃取自苦橙葉片的精油，不過產地在巴拉圭。橙花和苦橙葉是製作古龍水的經典材料。

　　苦橙是一種圓形的橙果，顏色為中等至深綠色，隨著果實成熟，顏色會逐漸變黃，也會分泌更多油質。苦橙果在飲食和草藥方面的運用由來已久。完整的果實主要可以製成果醬，而庫拉索酒（curaçao，一種柑橘味利口酒）則是取未熟的苦橙來調味。苦橙樹原生於亞州，因此，它的花朵和果實當然也在東方醫學中佔有一席之地——主要用來處理各種消化系統疑難雜症，也可以有益於心血管、舒緩焦慮。

　　取自果皮的苦橙精油是一種黃色的液體，流動性佳，久放之後可能會出現像蠟一樣結晶的沉積物（Weiss 1997）。苦橙精油的氣味清香細緻，既有甜而幽微的花香，也有草葉般的青嫩香調。精油中主要含有約達90%的單萜烯（尤其是右旋檸檬烯）、沉香醇、酯類（乙酸沉香酯）和癸醇（decanol）。由於其中含有呋喃香豆素，因此具有光敏性（Lawless 1996）。苦橙精油雖然聞起來是如假包換的柑橘香氣，但和它的近親甜橙相比，苦橙的氣味更細緻、清香，並且有幽微而持久的花香氣息

（Aftel 2008）。

Lawless（1996）在討論甜橙時，提到苦橙在護膚方面的運用，它尤其適合油性肌膚使用，此外，還可以用苦橙來處理口腔潰瘍、肥胖和水腫、支氣管炎、受寒、一般感冒與流行性感冒、便祕、消化系統痙攣、消化不良，以及心悸、神經緊繃與壓力等症狀。Price 和 Price（2007）則認為它有消炎、抗凝血、鎮定和滋補等作用，建議用來處理循環不良、胃痛、心悸、便秘、焦慮等問題，並且可以用來照護牙齦。

像苦橙這種從柑橘類果實萃取出來的精油，格外能帶來提振情緒的作用，在總是重蹈覆轍、做無用工的時候，苦橙精油也能幫助人們向前邁進、重新出發（Rhind 2009）。由於苦橙精油還帶有青草般的青嫩香調，能幫助調適，帶來冷靜、放鬆與清明的感受，特別適合用來化解憤怒或挫折等情緒（Holmes 1997；Rhind 2009）。

萃取自葉片的苦橙葉精油主要產地在歐洲和北非。苦橙葉的香氣既有花香的甜美，也有橙果的芬芳，在香水業中有相當廣泛的用途。巴拉圭產的苦橙葉精油香氣較濃烈，有混合著木質和花香的香甜氣味（Weiss 1997）。

苦橙葉精油的主要成分是屬於酯類的乙酸沉香酯，此外也有單萜烯，以及約佔30至40％的單萜醇（Franchommeand Pénoël 1990）。史納伯特（1995）建議可以苦橙葉精油來平衡自主神經系統；法蘭貢和潘威爾（1990）也有類似的看法，除此之外還提到它有抗痙攣、消炎、抗感染、抗菌等特質。他們認為苦橙葉可以用來處理風濕症（神經引起）、呼吸道感染和青春痘感染，並且提到苦橙葉精油相當安全，使用沒有禁忌。

苦橙樹香氣馥郁的花朵能萃取出橙花精油，可以用蒸餾法或脂吸法萃取。橙花的香氣早在16世紀就已廣為人知。它的英文名稱是來自義大利羅馬附近的奈洛利鎮（Neroli），因為這個小鎮的公主素愛橙花的香氣，使得它聲名大噪。經過多年，橙花的效用在歐洲各地廣為流傳，從公主到娼妓無人不曉（Lawless 1994）。橙花是香水業最昂貴的天然香材之一，Aftel（2008）形容它的香氣「沁涼、優雅又濃郁……有溫和的力度和低調的性感」。許多花香類精油中都含有微量的吲哚（一種出現在動物糞便中的化合物），而橙花也不例外。一般認為，花朵中的吲哚能對動物產生性吸引力，進而吸引動物前來幫助授粉（Calkinand Jellinek 1994）。（許

多被認為有催情作用的植物，香氣中確實都含有如吲哚等動物性費洛蒙。）

在花朵初綻的清晨，以人工方式採下橙花，方能萃取出品質上乘的精油。英文標示為「neroli」的橙花精油也可能是從甜橙（neroli Portugal）或檸檬（neroli citronier）的花朵萃取的精油。橙花純露是蒸餾精油產生的副產品，不僅富有實用價值，也可以在芳香療法中用來護膚。

橙花精油被認為是安撫力最強的精油之一，經常被用來調理脆弱、敏感的肌膚。它是一種淡黃色的液體，若是變質，顏色會變深，氣味是一種香甜而辛辣的柑橘花朵香氣（Jouhar 1991）。橙花精油在儲存時務必要放在陰涼處，避免接觸光源。

成分上，取自苦橙花朵的橙花精油主要成分是左旋沉香醇（37.5%），加上右旋檸檬烯（16.6%）和 β- 松烯（11.8%）（Bowles 2003）。沉香醇有抗細菌、止痛、鎮定和抗痙攣的作用——都能對應到橙花在芳香療法中的用途。Price 和 Price（1999）認為苦橙花精油最重要的作用在於抗憂鬱：它是一種稍微具有鎮定作用、並且能「健神經」的精油，在疲憊倦怠時能產生相當的助益，也可以幫助睡眠、調校交感神經的不平衡狀態。Jäger 等人（1992）則提到，吸聞橙花能帶來鎮定的效果。Weiss（1997）認為苦橙花精油雖然是一種溫和的抗菌劑，但對金黃色葡萄球菌有特別強大的殺菌效果；從傳統療法的使用方式來看，吸聞溫暖的橙花香氣能帶來催眠般的昏睡效果。關於橙花精油在芳香療法中的應用，請參見表 8.38。

表8.38　橙花精油在芳香療法中的應用

適用系統	適合搭配的精油
皮膚（脆弱敏感的肌膚、青春痘、靜脈曲張）	真正薰衣草、天竺葵、永久花、檀香、廣藿香、佛手柑、苦橙葉、檸檬
神經系統（神經性憂鬱、焦慮、失眠）	真正薰衣草、天竺葵、苦橙葉、岩蘭草、檀香和所有柑橘類精油
肌肉骨骼系統（肌肉緊繃、抽筋痙攣）	真正薰衣草、迷迭香、羅勒、甜馬鬱蘭、薑、黑胡椒、檸檬香茅

柑橘類精油的香氣主要來自其中的醛類成分，不過它們通常也含有大量的萜烯類成分，尤其是右旋檸檬烯。有些柑橘類精油的萜烯類成分會被去除，這通常發生在食品和香水業，原因是去除了萜烯類成分的柑橘精油能解決精油不易溶解的問題，且不會影響到它的氣味。不過，一般並不建議在芳香療法當中使用這類精

油，因為芳香療法更尊崇的是「完整」精油成分的價值，也就是符合《偉歐準則（Viaud's criteria）》[13] 所生產的精油。

柑橘屬 佛手柑 Bergamot　　　　　　　　　*Citrus aurantium ssp. bergamia*

早在16世紀，義大利就已建立起佛手柑精油的生產工業。直到現在，佛手柑精油最重要的產地依然是義大利，南義的卡拉布里亞被視為是生產優質佛手柑精油的最佳產地。佛手柑樹的形態和其他柑橘樹種相差不大，它的果實圓潤，外皮會隨著成熟而逐漸變黃。和近親苦橙相比，佛手柑的栽植規模小得多。關於它在生物學上的品種來源，以及這個富含經濟價值的亞種究竟是變種還是雜交種，至今依舊未有定論。佛手柑的果實不可食用，但它的油質卻有多樣的用途，不僅可用來製作香水，也可以為伯爵茶、菸草和多種食品調味增香（Weiss 1997）。

佛手柑精油是淺橄欖綠色，它的顏色會隨時間褪去，逐漸轉變成黃色或是淡棕色。它的氣味和其他的柑橘類精油不同，並不是典型的柑橘果皮香氣。調香藝匠兼治療師 Aftel（2008）曾經這麼形容它的香氣：「有著極度飽滿香甜的檸檬、橙果香氣，接著逐漸轉化成小蒼蘭般的花香，最後揮發後留下混合了草本和香脂的氣息。」佛手柑的氣味幾乎無人不愛，它也因為身具多種功效特質，而成為芳香療法中用途最廣泛的精油之一。

不同佛手柑精油的成分組成可能有很大的區別，這通常和它生長的地理位置有關（Weiss 1997）。根據 Price 和 Price（2007）的說法，其中的主要成分是沉香醇等醇類（45 至 60%）、乙酸沉香酯等酯類（30 至 60%），以及檸檬烯、α- 和 β- 松烯與 γ- 萜品烯等單萜烯類。佛手柑當中也含有具光敏性的呋喃香豆素——佛手柑內酯〔也就是 5- 甲氧基補骨脂素（5-methoxypsoralen），簡稱為

---

[13]. 法國的精油蒸餾商亨利・偉歐（Henri Viaud）是為療癒性精油訂定品質把關準則的第一人，他特別強調精油必須依循自然、完整萃取，而不應以人工方式調整成分比例，這樣的觀點也成為芳香療法和整體療法潛移默化的信奉原則。《偉歐準則》包括兩大面向：純正（百分百純天然、不混摻、不經人工調整）和如實（精油應反映來源植物的成分組成，因此應確保在收割和蒸餾時不混入近似品種的植材）。

5-MOP〕，因此，用在皮膚時需要格外注意，使用後須避免暴露在陽光之下。不過，有趣的是，佛手柑內酯事實上被用在治療牛皮癬的紫外線光照療法當中，而且在 60、70 年代，它還被加在防曬霜與助曬霜當中。在當時，這項成分還未被限制使用。市面上也可以找到去除呋喃香豆素的佛手柑精油（FCF），有效地消除關於光敏性的顧慮。

Price 和 Price（2007）在談及佛手柑精油時，羅列大量的功效特質，包括抗細菌、抗病毒、抗菌防腐、抗痙攣和鎮定等等。他們也推薦用佛手柑來處理傷口、單純疱疹（唇疱疹）、失眠、燒燙傷、食慾不振和牛皮癬。此外，用佛手柑加上德國洋甘菊、真正薰衣草和檀香，可以作為舒緩膀胱炎的局部清洗劑。

Lawless（1996）則建議將它用來護膚（青春痘、癤[14]、唇疱疹、濕疹、預防或舒緩蚊蟲咬傷、調理油性肌膚、牛皮癬、疥瘡[15]、靜脈潰瘍）、處理呼吸道問題（口臭、口腔感染、喉嚨痛、扁桃腺炎），還可以舒緩脹氣、食慾不振、膀胱炎、白帶、搔癢和鵝口瘡，或用來處理一般感冒、發燒、流行性感冒和各種感染性疾病，以及紓解焦慮、憂鬱和壓力。

表 8.39　佛手柑精油在芳香療法中的應用

適用系統	適合搭配的精油
皮膚	真正薰衣草、天竺葵、永久花、廣藿香、檀香、岩蘭草。
神經系統（壓力）	乳香、檀香、依蘭、玫瑰、茉莉、岩蘭草。
肌肉骨骼系統	真正薰衣草、多香果、黑胡椒、檸檬香茅。
消化系統	芫荽籽、荳蔻、黑胡椒、薑。
生殖泌尿系統	檀香、杜松漿果、真正薰衣草、德國洋甘菊、天竺葵。
呼吸系統	快樂鼠尾草、各種松和杉、絲柏、大西洋雪松。

---

[14]. 癤（boil）是毛囊受葡萄球菌感染而形成的紅色腫塊，按壓有痛感，會逐漸形成白或黃色的膿皰，如受感染的毛囊靠近皮膚，則稱為面皰。

[15]. 疥瘡（scabies）是受疥蟲（一種體外寄生蟲）感染的傳染性皮膚病，皮膚表面可能出現紅斑、丘疹，伴有奇癢，好發於指縫、關節屈側、腋下等皮膚皺摺處。

柑橘屬　青檸果與青檸葉 Kaffir lime　　　　　　　　*Citrus hystrix*

　　青檸樹的葉片和果實都可以萃取精油。Hongratanaworakit 和 Buchbauer（2007）曾以實驗探討青檸果精油按摩對人體自律神經系統和行為特徵的影響，結果發現，和使用安慰劑的對照組相比，施用青檸果精油的受試者血壓增加、皮膚溫度降低，此外，這些受試者也感覺自己更機敏、歡快、有活力。從這項實驗可以得知，青檸果皮具有活化的作用，可以在芳香按摩中用來紓解憂鬱和壓力。

柑橘屬　甜萊姆 Sweet lime　　　　　　　　　　　　*Citrus limetta*

　　甜萊姆生長於義大利南部，它的香氣類似檸檬精油，精油的產量非常稀少。

柑橘屬　檸檬 Lemon　　　　　　　　　　　　　　　*Citrus limon*

　　雖然檸檬是一種原生於亞洲的植物，目前檸檬精油最主要的產地卻是義大利的西西里島。檸檬的果實呈圓卵形，熟果呈黃色，果皮根據品種的不同，可能有圓滑或粗糙的分別。壓榨法榨出的檸檬精油質地清澈，顏色極淡或呈黃綠色，久放後會逐漸變成棕色。精油的氣味是清新香甜的檸檬味（Weiss 1997）。

　　檸檬精油的主要成分是單萜烯，約佔90至95%（Price and Price 2007），此外也有檸檬醛。其中，右旋檸檬烯就佔了將近70%之多，不過檸檬醛對氣味有更舉足輕重的影響。由於其中也含有不具揮發性的呋喃香豆素，因此壓榨法萃取的檸檬精油具有光敏性，如果皮膚較為敏感，可能會感覺刺激（Lawless 1996）。

　　柑橘類精油通常和提振的效果有關。曾有研究發現，吸聞柑橘類香氣能帶來抗憂鬱的效果。Komori（2009）根據前人研究，設計了一個實驗，探討吸聞檸檬精

油和纈草精油對自律神經系統的影響，受試者分別是健康的男性和患有憂鬱症的男性。一般認為，憂鬱症和交感神經系統活動增加、副交感系統活動相應減少，以及心理神經免疫[16]的失衡有關。Komori的研究發現，檸檬能同時刺激健康受試者的交感神經以及副交感神經系統，不過，對於交感神經本就過度活躍的憂鬱受試者來說，吸聞檸檬精油能促進副交感神經，進而抑制交感神經的活躍。纈草是一種歷史悠久的鎮定藥草，這項實驗的結果顯示，吸聞纈草精油不會刺激受試者的交感神經活動。因此，可佐證檸檬精油的抗憂鬱效果。

　　Price和Price（2007）則提到檸檬精油可以抗感染、抗細菌、抗真菌、抗病毒和消炎，此外它也有收斂、利尿和刺激免疫的效果。Brudnak（2000）則認為右旋檸檬烯有抑制癌症的作用。關於檸檬精油在芳香療法中的應用方式，請參閱表8.40。

表8.40　檸檬精油在芳香療法中的應用

適用系統	適合搭配的精油
皮膚	真正薰衣草、佛手柑、萊姆、天竺葵、永久花、依蘭、橙花、玫瑰、茉莉、絲柏、廣藿香、檀香、岩蘭草
神經系統（壓力、憂鬱）	乳香、佛手柑、檀香、依蘭、天竺葵、廣藿香、玫瑰
肌肉骨骼系統	真正薰衣草、尤加利（富含1,8-桉樹腦的種類）、黑胡椒、杜松漿果
消化系統	芫荽籽、荳蔻、黑胡椒、薑、甜茴香、萊姆、葡萄柚
呼吸系統	尤加利（富含1,8-桉樹腦的種類）、各種松與杉、絲柏、佛手柑、甜茴香、迷迭香、甜馬鬱蘭、羅勒、沉香醇百里香、檀香、薑

柑橘屬　葡萄柚 Grapefruit　　　　*Citrus paradisi*

　　葡萄柚是唯一一種原生於新世界（即美洲）的柑橘屬植物，它很有可能是17世紀傳入加勒比海巴貝多島（Barbados）的植物雜交後代。葡萄柚樹高大而強健，

---

16. 心理神經免疫學（psychoneuroimmunology）主要探討大腦和免疫系統之間相互作用對健康產生的影響。

有結實的枝幹和細瘦的嫩枝。葡萄柚的葉片闊大，白色的花朵芬芳馥郁。葡萄柚的葉片也可以用來萃取精油。葡萄柚果實碩大，外皮呈淡黃至橙色，是葡萄柚精油的萃取來源（Weiss 1997）。

葡萄柚精油相對來說是較晚被香水業使用的素材，大約在19世紀初期才成為可供使用的商品（Aftel 2008）。葡萄柚精油可以用蒸氣蒸餾或壓榨法來萃取。壓榨法萃取出的精油呈現黃至淡橙色，氣味清新香甜，就和葡萄柚果實的味道一樣。一旦暴露在空氣中，葡萄柚精油的品質就會迅速下降（Weiss 1997）。

葡萄柚精油的主要成分是檸檬烯（約佔84%）、諾卡酮（nootkatone，也叫圓柚酮，是一種倍半萜酮），此外，微量的含硫化合物為葡萄柚賦予了獨樹一幟的香氣（Williams 1996）。單萜烯成分大概佔葡萄柚精油的95%（Weiss 1997）。葡萄柚的光敏性似乎並不強，不過Tisserand和Balacs（1995）仍然建議最高使用濃度不超過4%，以預防潛在的光敏性。

在飲食界，葡萄柚似乎成為熱門的減重幫手。Harris（2005）曾在研究報告中引用Shen等人（2005）的動物實驗結果，說明葡萄柚的香氣能影響自主神經系統，加速大鼠的脂肪分解與新陳代謝，進而達到體重降低的效果（這群實驗者也用真正薰衣草做同樣的實驗，結果卻完全相反）。簡單來說，就是葡萄柚的香氣具有活化激勵的效果。

根據Lawless（1996）的建議，可以用葡萄柚來護膚（調理青春痘、油性肌膚和皮膚保養），以及處理蜂窩性組織炎、肥胖、僵硬與水腫、一般感冒和流行性感冒、憂鬱、頭痛、神經耗弱和表現的壓力等問題。法蘭貢和潘威爾（1990）則認為它是很好的空氣消毒劑。關於葡萄柚在芳香療法中的用途，請參見表8.41。

表8.41　葡萄柚精油在芳香療法中的應用

適用系統	適合搭配的精油
皮膚	真正薰衣草、佛手柑、天竺葵、依蘭、橙花、玫瑰、茉莉、檀香、絲柏
神經系統（壓力）	迷迭香、依蘭、天竺葵、茉莉、橙花、玫瑰草
肌肉骨骼系統	真正薰衣草、尤加利（富含 1,8- 桉樹腦的種類）、甜茴香、黑胡椒、杜松漿果、薑、檸檬
消化系統	芫荽籽、荳蔻、黑胡椒、薑、甜茴香、萊姆
循環和淋巴系統	甜茴香、杜松漿果、黑胡椒、迷迭香、檸檬

柑橘屬 橘（桔）與柑 Mandarin, Tangerine　　　　*Citrus reticulata*

　　橘（桔）和柑通常是指同一種植物。柑（tangerine）是英語系國家常用的名稱，而橘（桔）（mandarin）的說法則在其他國家較為常見（Weiss 1997）。橘樹通常個頭不大，有開枝散葉的特性，枝葉下垂，可能帶刺或不帶刺。它的葉片窄小，呈披針形。桔葉精油就是取葉片用蒸氣蒸餾法萃取的精油，主要成分是檸檬醛和沉香醇。橘樹上還會長出單朵綻放的花朵，果實則是扁圓形，顏色可能從黃色到深橘紅色不等。

　　從果皮萃取的橘精油根據品種的不同可能呈現淡黃至中度黃色，也可能是橘色。精油的香氣濃郁甜美，在非常偶爾的情況下，可能出現不太好聞的魚腥味。Aftel（2008）聲稱，在香水界，通常喜歡柑精油更甚於橘精油，而這樣的說法也適用於芳療圈。根據Price和Price（2007）提供的資料，橘精油的主要成分通常是單萜烯，包括65％以上的檸檬烯，以及沉香醇、短鏈脂肪醛（約佔1％）、百里酚（微量），有時還可能含有鄰氨基苯甲酸酯類分子。鄰氨基苯甲酸酯是一種含氮的酯類，有可能使精油出現一股魚腥味。百里酚和鄰氨基苯甲酸二甲酯（dimethyl anthranilate）都可能對橘精油的氣味帶來影響，即便只有微量（Weiss 1997）。

　　Lawless（1996）建議橘精油可以用來護膚，尤其適合調理青春痘、油性肌膚、疤痕與肥胖紋，或是做為爽膚水使用。它也可以用來處理水腫、肥胖、消化問題，也可以幫助神經系統（失眠、神經緊繃、躁動不安）。她認為橘精油很適合孩童與孕婦使用，因為它幾乎沒有危險性。此外，它的香氣很適合搭配其他柑橘屬精油（尤其是橙花）與香料類精油。

　　Price和Price（2007）則認為，橘精油有抗真菌、抗痙攣、抗癲癇與護肝的效果。他們特別強調橘精油具有安撫特質，適合用在失眠與神經緊繃的情況。Tisserand和Balacs（1995）認為橘精油不具有危險性，不過法蘭貢和潘威爾（1990）則提到其中含有呋喃香豆素，因此須注意光敏性。關於橘（桔）、柑精油在芳香療法中的部分用法，請參見表8.42。

表8.42　橘（桔）與柑精油在芳香療法中的應用

適用系統	適合搭配的精油
皮膚	真正薰衣草、天竺葵、橙花、玫瑰、乳香
神經系統（壓力）	真正薰衣草、天竺葵、橙花、羅馬洋甘菊
消化系統	芫荽籽、荳蔻、黑胡椒、薑、甜茴香、甜馬鬱蘭、萊姆
循環和淋巴系統	甜茴香、杜松漿果、黑胡椒、迷迭香、葡萄柚

柑橘屬　甜橙 Sweet orange　　　　*Citrus sinensis*

甜橙很可能原生於中國西南部靠近緬甸的邊界地帶，不過現在在世界各地均有種植。這是一種中型樹種，葉片為卵形，表面光亮，呈鮮綠色。取甜橙的葉片蒸餾可以得到甜橙葉精油，它的主要成分是單萜烯。甜橙花雪白而芬芳，可能單朵開放，也可能成簇綻放。甜橙果呈黃至橘色，形狀為卵形或橢圓形，外表光滑。

甜橙精油可能取果皮或全果，以壓榨法萃取，也可能用榨汁剩下的果渣，以蒸氣蒸餾法萃取（Weiss 1997）。透過壓榨法取得的精油呈淡橘黃色至深橘色，精油的顏色可能因品種和栽培國家的不同，而出現極大的差異。甜橙精油的氣味清新、富含果香，和削下橙皮的氣味相當類似。

甜橙精油的主要成分是單萜烯（約佔90%，其中大部分是檸檬烯），以及辛醛與癸醛等脂肪族醛。除此之外還有醇類（大部分是沉香醇）、酯類（多半是乙酸辛酯和乙酸橙花酯）（Weiss 1997）。根據法蘭貢和潘威爾（1990）提供的資料，其中還可能有呋喃香豆素與酮類（β-香旱芹酮與α-紫羅蘭酮），因此甜橙精油也可能具有光敏性。他們認為甜橙精油很適合用來幫助消化不良、失眠、焦慮等情況，也可以作為抗感染的空氣清潔劑。

大部分的柑橘類精油都是很好的消毒防腐劑，也有提振消化系統、循環系統與淋巴系統的作用，而甜橙精油也不例外。它絕對是一個很好的活化提振用油。Hongratanaworakit與Buchbauer（2007）的研究發現，以經皮方式吸收甜橙精油可以降低自律神經系統的活躍程度，帶來歡快和充滿活力的感受，因此芳香療法

中以甜橙精油紓解焦慮和壓力的做法，他們認為是經實驗結果佐證的。關於甜橙（和苦橙）精油在芳香療法中的部分用途，可以參考表8.43。

表8.43　甜橙和苦橙精油在芳香療法中的應用

適用系統	適合搭配的精油
消化系統	甜茴香、甜馬鬱蘭、快樂鼠尾草、芫荽籽、荳蔻、黑胡椒、薑
神經系統（壓力）	茉莉、天竺葵、橙花、羅馬洋甘菊、檀香
循環和淋巴系統	甜茴香、杜松漿果、黑胡椒、迷迭香、葡萄柚

柑橘屬　日本橘柑（立花橘）　　　*Citrus tachibana*

　　這是一種種植在日本神社的柑橘品種。它的花朵花香濃郁，是一種混合茉莉花與橙花的香氣。橘柑花精油的主要成分是28％的沉香醇和25％的 γ - 萜品烯。取自果皮的日本橘柑精油則帶有香甜、青澀、豐潤的氣味，主要成分是71％的檸檬烯與9％的沉香醇（Ubukata *et al.* 2002，引用自Svoboda and Greenaway 2003）。

　　目前為止，還沒有關於日本橘柑精油用於芳香療法的研究報告，不過，從它的成分來看，將它用在芳香療法中是沒有問題的，當然，也很適合用來調香。

檀香科 Santalaceae

檀香屬　檀香 Sandalwood

　　檀香屬底下最重要的一種植物就是印度白檀（*Santalum album*，也叫做東印度檀香、白檀），一般認為，這種芬芳的檀香木以及從中萃取出來的精油，擁

有最上乘的香氣。無論是檀香木或檀香精油，在印度都已有超過二千五百年的使用歷史，在這之前，更無疑是儀式和典禮使用的素材（Weiss 1997）。檀香最常見的傳統用法是製成雕刻品、家具或線香，而芬芳的檀香精油則可為香水業所用（Erligmann 2001）。檀香精油在現今的香水界中仍扮演著舉足輕重的角色。它的香氣基本上沒有前調，持久度極佳，既可作為定香劑，也可以支撐、加強其他香調，揮發後會留下一種無與倫比的溫軟、木質調粉香（Aftel 2008）。

檀香屬底下有超過15個植物種都可以萃取出精油，不過其中只有三種檀香精油對芳香療法有比較重要的意義，它們分別是：印度白檀（*S. album*），以及來自澳洲的澳洲檀香（*S. spicatum*）和太平洋檀香（*S. austrocaledonicum*）。

印度白檀是一種常綠喬木，成熟的植株能長到12公尺高，此時樹齡大約在60歲左右。檀香的心材和樹根因為含有揮發油，所以不會腐朽或被蟲蛀蝕。關於檀香的生長習性各有不同說法，有人說它的根部必須寄生在其他植物上，直到植株成熟才能獨立生長，也有人認為它本身就有半寄生的習性。在檀香生長初期，幼苗的根會和其他植物（「宿主」植物）的根部接觸，檀香的根上會長出一種叫做吸器的構造，用來從宿主身上吸取養分，供應檀香植株生長。一旦檀香樹能自我立足，即使寄生的習性仍然存在，也不再具有攸關生死的重要性，因為真正的根系也發展出來了（Weiss 1997；Erligmann 2001）。

檀香的揮發油存在於木質心材和較肥大的根當中，精油一般取心材的碎末和主根，以水蒸餾法或蒸氣蒸餾法萃取。由於過度的採伐、開發，摻假情況頻仍，真正的印度白檀精油現在非常稀少而珍貴，它的主要產地在印度邁索爾和清奈（原名馬德拉斯）。現在，印度政府已規定若要砍伐檀香必須經過官方許可，但是由於檀香樹必須長到30年以上才可能擁有足量的揮發油，復育的效果恐怕難在短時間內見效。不過，除了印度以外，澳洲也有能夠萃取精油的澳洲檀香和太平洋檀香，這兩種精油目前也應用在芳香療法當中，但它們和印度白檀的香氣和成分並不相同。此外，請注意西印度檀香並不是一種檀香，它是來自一種叫做阿米香樹（*Amyris balsamifera*）的植物（Weiss 1997），在芳香療法中並不能作為檀香的替代品使用。

印度白檀精油是一種淡黃色的黏稠液體，氣味溫軟、香甜，有木質和動物性香脂的氣味（Weiss 1997）。根據 Bowles（2003）提供的資料，白檀精油的主

要成分是倍半萜醇——也就是 α-檀香醇（50％）和 β-檀香醇（25％）。白檀的木質氣味主要來自其中的（Z）-β-檀香醇，以及微量的 2-α-反式-香柑油醇（bergamotol，這是一種倍半萜類衍生物）；它的香氣之所以能持久不散，主要是 β-檀香烯和其他微量成分的功勞，例如酚類（丁香酚和對甲酚〔para-cresol〕等）、單萜醇（沉香醇等），而酮類（nor-α-trans-bergamotone）在其中也有一定程度的作用（Erligmann 2001）。

澳洲檀香的萃取程序是先進行溶劑萃取，剩下的殘餘物再用真空蒸餾法蒸餾。因此，或許有人會說，這並不是一種真正的精油。2001年時，澳洲檀香的售價大約只有印度白檀的一半（Erligmann 2001）。澳洲檀香的氣味非常持久，是一種混合了木質和香脂的溫軟甜美氣味，加上乾澀、香料和樹脂般的前調（Valder *et al.* 2003）。澳洲檀香精油包含70種以上的成分，就像白檀一樣，其中主要都是倍半萜烯分子。澳洲檀香的（Z）-β-檀香醇含量和白檀差不多，但是（Z）-α-檀香醇的含量則比白檀少得多。不過，它還擁有一種白檀當中沒有的倍半萜醇——II-金合歡醇（含量在5％以上），這是一種出現在玫瑰和依蘭精油當中的成分。此外，它還含有甜沒藥醇的同分異構物，不過和德國洋甘菊當中的類似成分並不相同。另外還有一種叫做dendrolasine的倍半萜類成分，含量可能達到2％，同一成分在白檀當中僅有微量。因此，由於澳洲檀香的主要成分、次要成分和微量成分都和印度白檀有所出入，它們的氣味自然也有所不同。澳洲檀香有前調，也有花香和青草的香氣。根據Erligmann（2001）的說法，印度白檀的香氣有如琥珀，而澳洲檀香則像松脂。

印度白檀在阿育吠陀療法中扮演著舉足輕重的角色。近年研究也發現，白檀精油中的某些成分（醇類、二醇和三醇）有抗腫瘤的特性（Kim *et al.* 2006，引用自Baldovini *et al.* 2011）。其他醫療方面可能的運用方式包括：塗擦在皮膚表面治療人類乳突病毒和癌前期的皮膚病灶，或是作為預防皮膚癌的防護措施（Baldovini *et al.* 2011）。

Hongratanaworakit、Heuberger 和 Bachbauer（2004）曾在研究中探討經皮吸收 α-檀香醇和印度白檀精油的效果。在實驗過程中，受試者並不會透過嗅覺受到氣味的刺激。結果顯示，α-檀香醇在生理上帶來顯著的變化，使人更加放鬆、鎮定。而白檀精油也帶來類似的生理舒緩效果，但在行為層面使人更加活躍、

振奮。研究者認為，這樣的結果說明，檀香精油能打破解除特定生理機制導致特定行為模式的對應關係。到了 2006 年，同一個研究團隊又一次探討以吸聞方式吸收 α-檀香醇和印度白檀精油的效果，再加上一個使用無香氣安慰劑的對照組（這一次則由 Heuberger 主導研究）。結果發現，吸聞印度檀香精油能帶來激勵的效果：脈搏、皮膚傳導性和收縮壓都提高了（相較於 α-檀香醇和安慰劑組）。不過，從自我評量的結果來看，α-檀香醇組受試者的專注力和心情則比精油組和安慰劑組都來得高。看來，類似的激勵作用和情緒影響，似乎和接收到的氣味品質有關。上述兩個實驗都能為芳香療法以白檀精油來舒緩放鬆、抗憂鬱等用法，提供實證資料的佐證。

從療效的觀點來看，關於澳洲檀香的研究資料相對較少；此外，它與一般用來補身和放鬆鎮定的印度白檀，在使用傳統和芳香療法的運用方式上也並不相同。它的抗微生物作用可以用來對付生殖泌尿道感染，而它擴張支氣管的作用可以幫助舒緩呼吸道的感染。它也可以用來護膚，加在植物性保養品當中，達到維持肌膚健康的效果，並且能舒緩青春痘、皮膚炎與濕疹。它也被認為是一種利尿劑，同時可以疏通淋巴與靜脈的阻塞（Price and Price 2007）。

由於各種檀香精油都含有檀香醇這種成分，Erligmann（2001）認為澳洲檀香應該和印度白檀一樣，能達到放鬆鎮定和抗病毒的效果（單純皰疹 I 型）。她也認為，澳洲檀香的使用重點應該可以放在泌尿道的殺菌作用，以及舒緩受刺激引起的乾咳。關於檀香精油在芳香療法中的部分用途，請參見表8.44。

表8.44　檀香精油在芳香療法中的應用

適用系統	適合搭配的精油
肌肉骨骼系統（疼痛、痙攣）	杜松漿果、檸檬香茅、黑胡椒、丁香花苞、薑、天竺葵、真正薰衣草
循環系統（靜脈、淋巴）	廣藿香、絲柏、檸檬、葡萄柚
神經系統（衰弱、焦慮、憂鬱）	玫瑰、茉莉、天竺葵、安息香、廣藿香、花梨木、佛手柑、甜橙
呼吸系統（氣喘、痙攣、咳嗽、呼吸道阻塞）	佛手柑、薑、安息香、大西洋雪松、絲柏、桉油樟（羅文莎葉）、綠花白千層
泌尿系統（膀胱炎、尿道感染）	杜松漿果、絲柏、佛手柑、沉香醇百里香

繖形科 Umbelliferae

蒔蘿屬　蒔蘿 Dill　　　　　　　　　　　　　　　　　　　　*Anethum graveolens*

　　蒔蘿精油是取自蒔蘿的果實或種子。細羽狀的蒔蘿葉片是烹調常用的香草，它在草藥學中主要的用途是幫助消化，以及幫助睡眠。蒔蘿精油的氣味幽微、清新，像香料或藏茴香一樣。取自種子的蒔蘿籽精油有 30 至 60％都是右旋香旱芹酮。根據 Lawless（1992,1995）的說法，它在芳香療法中最主要的用途就是處理消化問題（腹痛、胃弱、脹氣、消化不良）。

當歸屬　歐白芷 Angelica　　　　　　　　　　　　　　　*Angelica archangelica*

　　歐白芷是一種高大、多毛的芳香植物，精油通常萃取自根部（歐白芷根精油），偶爾也會見到取自種子的精油。關於歐白芷有這樣的一個民俗傳說，歐白芷的藥用知識最初是由大天使米迦勒（Michael）傳授給某位修道士，也因此歐白芷的拉丁學名沿用了大天使（archangel）這個字。據說，歐白芷會在聖米迦勒紀念節，也就是五月八日左右開花。歐白芷在歐洲北部生長良好，英國也從 16 世紀開始就有計畫地栽培這種植物。過去，它的主要用途是加入料理烹煮（就像芹菜一樣），它是一種全身的滋補劑，也可以消脹氣、解疫病（瘟疫、鼠疫）。歐白芷結出的果實是某些酒飲的重要調味料，例如蕁麻酒（Chartreuse），此外，有些琴酒也會用它來調味（Gordon 1980）。

　　歐白芷根精油有濃厚的草本、大地氣味（Lawless 1992,1995），它的主要成分是 α-松烯（25％）、1,8-桉樹腦（14.5％）和 α-水芹烯（13.5％）（Bowles 2003）。不過，歐白芷根有極強的光敏性，這是因為其中含有佛手柑內酯。它可以用來處理呼吸系統、循環系統、肌肉關節等問題，尤其當身體有毒素累積的時候，此外也有助於改善消化問題（包括厭食症），以及疲憊和壓力、緊張等狀態（Lawless 1992）。成分中的 α-松烯和 1,8-桉樹腦，說明了歐白芷根何以能有確切的祛痰、抗痙攣效果，很適合用來舒緩呼吸道問題。

峨參屬　細葉香芹 Chervil　　　　　　　　*Anthriscus cerefolium*

　　細葉香芹是一種一年生草本植物，精油取自種子、果實或葉片。細葉香芹精油帶有香甜的茴香氣息，主要成分是甲基醚蔞葉酚。基於這個原因，Lawless（1992）和 Tisserand 與 Balacs（1995）都不建議在芳香療法中使用細葉香芹精油。目前市面上幾乎也無法購得。

藏茴香屬　藏茴香 Caraway　　　　　　　　*Carum carvi*

　　藏茴香（或稱為香芹）是一種高大的二年生草本植物，精油萃取自種子。藏茴香的種子經常被用在麵包或是烘焙產品當中，傳統上它可以用來治療脹氣、打嗝與頭痛，早期的香水業也會使用藏茴香來調香。

　　基於氣味的考量，藏茴香精油通常會經過精餾的程序。精餾過的精油帶有強勁、溫暖、芬芳的香料氣味，和乾燥的藏茴香籽味道很類似。其中主要成分是右旋香旱芹酮（約佔 50％），此外也有 46％ 左右的檸檬烯，以及少量的順式二氫香旱芹酮、月桂烯與其他成分（Bowles 2003）。根據 Lawless（1996）的說法，它在芳香療法中的主要用途在呼吸系統〔其中大量的酮類具有化痰效果（Bowles 2003）〕和消化系統（適用情境和蒔蘿與歐白芷精油相當類似）。

芫荽屬　芫荽籽 Coriander seed　　　　　　　*Coriandrum sativum*

　　芫荽（即香菜）是一種高大的一年生植物，精油取自種子。芫荽是整個歐洲與中東地區經常使用的香草，目前在世界各地均有種植。芫荽在人類歷史中已經有相當久遠的歷史，它很可能是人們最初使用的烹調香草之一，芫荽葉片和種子的香氣

現在已是多國料理的特色氣味，尤其是亞洲料理和中東料理。

芫荽籽精油顏色呈無色透明至淡黃色，流動性佳，帶有香甜的香料、木質氣味。大部分的芫荽精油都產自歐洲，尤其是克羅埃西亞（Lawless 1995）。然而，芫荽籽精油的化學組成會因植物來源和種子的成熟程度而有不同。根據 Price 和 Price（1999）提供的資料，其中含量最高的的沉香醇含量在60至87％不等，此外是10至20％的單萜烯。芫荽種子中的沉香醇多半是右旋沉香醇，因此這種沉香醇又被叫做「芫荽醇」（coriander）。

Emamghoreishi 等人在2005年發現，在實驗中施用濃度為100mg/kg的芫荽籽精油，能對小白鼠產生抗焦慮的效果。根據這項發現，Mahendra 和 Bisht 在2011年接著研究芫荽籽精油和芫荽的水醇萃取物（以含水的酒精萃取），是否能作為一種替代苯二氮平類藥物（benzodiazepines）的天然抗焦慮劑。他們的實驗證實了前人實驗的結果，並且認為，芫荽籽精油的成分和其中的類黃酮物質能和抗焦慮藥物 diazepam 一樣，作用於 GABAA 複合受體。這兩位研究者建議，由於芫荽籽精油和相關的萃取物質不只有抗焦慮，還有增強記憶、抗膽鹼酯酶的作用，因此能有助於控制中樞神經系統疾病和神經退化性疾病。

Price 和 Price（2009）則特別提到芫荽籽精油的幾種療癒用途。它的抗細菌與抗感染特性很適合用來處理呼吸道與泌尿道的感染，此外，它抗痙攣、健胃、祛風消脹氣的效果，可應用於各種消化系統的疑難雜症。芫荽籽就像歐白芷根一樣，也可以幫助厭食症的問題。它可以在骨關節炎與風濕疼痛時幫助止痛，此外還可以為使用者帶來愉悅的情緒（Schnaubelt 1995）。從諸多方面來看，它都是芳香療法中非常好用的一種多用途精油。關於芫荽籽精油在芳香療法中的部分用途，請參見表8.45。

表8.45 　芫荽籽精油在芳香療法中的應用

適用系統	適合搭配的精油
消化系統	蒔蘿、藏茴香、歐白芷根、甜茴香、荳蔻、肉豆蔻、真正薰衣草、黑胡椒、柑橘類精油
肌肉骨骼系統（關節炎、風濕症）	肉豆蔻、甜茴香、葡萄柚、黑胡椒、杜松漿果、真正薰衣草
神經系統（緊張、壓力、焦慮、憂鬱、疲憊、倦怠、衰弱、調養恢復）	真正薰衣草、柑橘類精油、玫瑰草、天竺葵、花梨木、玫瑰、茉莉

孜然芹屬　小茴香 Cumin　　　　　　　　　*Cuminum cyminum*

　　小茴香（即孜然）是一種一年生草本植物，精油取自成熟的種子。小茴香和芫荽的親緣相近，它也像芫荽一樣，是經常用在亞洲料理的一種香料。不過，它的精油成分卻和芫荽相差甚遠。小茴香精油的主要成分是小茴香醛（約佔20至40%）（Tisserand and Balacs 1995）。它能幫助消化系統和神經系統，同時有助於「淨化毒素」（Lawless 1992）。小茴香精油在芳香療法中並不是經常使用的精油，主要可能因為它有強烈的光敏性，另外也可能是對它獨特的氣味有所顧慮——它總是令人聯想到咖哩。

阿魏屬　白松香 Galbanum　　　　　　　　*Ferula galbaniflua*

　　白松香是一種大型的多年生草本植物，精油是從植株分泌的油樹脂中萃取而來。就像其他植物分泌的樹脂和樹膠一樣，白松香的油樹脂在古代也被用來入藥，或製成焚香。白松香的油樹脂原料來自中東，而蒸餾的地點大部分都在歐洲。白松香精油的顏色是無色至淡黃色，流動性佳，帶有一種非常強勁而清新的青草氣味，令人聯想到青椒。這股特殊的氣味是來自其中微量的含氮吡嗪成分（pyrazine）——2-methoxy-3-1-butylpyrazine（Gimelli 2001），而白松香精油的主要成分是松烯與檸檬烯等單萜烯成分。

　　據Lawless（1992）所說，白松香精油在芳香療法中的運用方式主要包括：皮膚（有促進傷口癒合、消炎和殺菌的作用）、肌肉骨骼（止痛、促進循環）、呼吸（祛痰、抗痙攣），也可以作為一般性的滋補劑。許多芳香療法書籍沒有介紹白松香精油，可見它在芳香療法中尚未被充分的運用。關於白松香精油在芳香療法中的部分用法，可以參見表8.46。

表8.46　白松香精油在芳香療法中的應用

適用系統	適合搭配的精油
皮膚系統（熟齡肌）	真正薰衣草、天竺葵、檀香、廣藿香、茉莉、紫羅蘭葉
肌肉骨骼系統（各種疼痛）	真正薰衣草、黑胡椒、羅馬／德國洋甘菊、快樂鼠尾草
神經系統（緊張、壓力、疲憊、倦怠）	真正薰衣草、天竺葵、花梨木、風信子、紫羅蘭葉
呼吸系統	歐洲赤松、各種杉、迷迭香、大西洋雪松、檸檬

茴香屬　甜茴香 Sweet fennel　*Foeniculum vulgare var. dulce*

甜茴香是一種高大的二年生草本植物，精油取自種子。茴香是一種歷史悠久的重要藥用植物，對應消化系統和呼吸系統的各種問題，用來幫助減肥也有極好的效果。茴香全株都有芬芳的氣味，各個部位都可以用在烹飪中。

甜茴香精油的主要產地在法國、義大利、西班牙、土耳其和保加利亞。它是一種淡黃色、流動性佳的液體，氣味獨樹一格，是一種清新、香甜的，混合了大茴香和泥土的香氣。精油的主要成分比例可能會因植物來源而有不同（Lawless 1992）。根據Bowles（2003）的說法，典型的甜茴香精油包括80%的反式大茴香腦，加上6%的檸檬烯和4.5%左右的甲基醚蔞葉酚，此外也可能存有少量的葑酮（fenchone，一種單萜酮），這是苦茴香精油（*F. vulgare* var. *amara*）的主要成分。一般認為，甜茴香精油可能有輕微的類雌激素特質，這很可能跟其中的反式大茴香腦有關（Price and Price 1999）。反式大茴香腦是一種醚類，大量使用可能產生神經毒性，不過以芳香療法的使用濃度來說，要構成這樣的危險機會很低。此外，反式大茴香腦也被證實有止痛和抗痙攣的效果（Tisserand and Balacs 1995）。

甜茴香精油的療癒作用多不勝數，不過許多文獻都提到，在芳香療法的使用中，它對以下幾個身體系統格外有助益：呼吸、消化、女性生殖系統。

在過去，甜茴香籽是傳統療法治療經痛的藥方，一般認為，這是因為其中的揮發油具有抗痙攣的效果。此外，也有動物實驗證實，甜茴香精油對子宮肌肉能帶來直接的放鬆效果，因此甜茴香精油確實能用來紓解經痛，不過它的放鬆效果也可能致使經血量增加（Ostad *et al.* 2001，引用自Harris 2001）。

根據Price和Price（1999）的說法，甜茴香精油對消化系統特別有益（抗痙攣和消脹氣的作用）。它也可以用來幫助經前症候群與更年期等症狀，不僅因為它有類雌激素的效果，也因為它同時也可以處理伴隨著這些情境的其他生理狀況，例如水腫（它能利尿）、胸部漲痛（它能疏通消堵）和脹氣（它能祛風消脹氣）。除此之外，女性身上經常出現的橘皮組織，也能藉由它的利尿作用來幫助化解。其他文獻也提到，它可以滋補消化系統，不過它擴張支氣管的作用並沒有被強調，止痛效果也未被特別提及。甜茴香精油還有抗真菌的作用，可以用來治療指甲的真菌感染（Patra *et al.* 2002）。另外，吸聞甜茴香精油可以減輕心理壓力、疲憊和憂鬱（Nagai *et al.* 1991）。

從以上資料可以看出，甜茴香精油在芳香療法中有相當多元的用途。大部分的芳療書籍作者都會建議懷孕期間應注意小心使用（最後兩個月除外），雌激素依賴型癌症患者和肝功能受損的人群則不適合使用。一般正常使用的濃度也不宜過高。關於甜茴香精油在芳香療法中的部分用途，請參見表8.47。

表8.47　甜茴香精油在芳香療法中的應用

適用系統	適合搭配的精油
女性生殖系統	天竺葵、杜松漿果、快樂鼠尾草（注意使用禁忌）
消化系統	甜馬鬱蘭、黑胡椒、甜橙、橘（桔）、萊姆、快樂鼠尾草、歐薄荷
呼吸系統	尤加利（富含 1,8- 桉樹腦的種類）、檸檬

拉維紀草屬　圓葉當歸 Lovage　*Levisticum officinale*

圓葉當歸是一種大而芬芳的多年生草本植物，精油可以從根部和地面上的植株萃取，從根部萃取的精油容易令人聯想到芹菜。關於圓葉當歸精油的資料並不多，它在芳香療法中的應用也不廣泛。精油的主要成分是約佔70%的苯酞（phthalides）（Lawless 1992）——包括亞丁基（butylidene）和它的衍生物藁本內酯（ligostilides），此外也有香豆素和呋喃香豆素（Lawless 1995）。Lawless 建議可以用圓葉當歸來清除體內毒素，也可以幫助消化系統和生殖泌尿系統的問題。

洋芫荽屬 　歐芹籽 Parsley　　　　　　　　　　　　　*Petroselinum sativum*

　　萃取自種子的歐芹籽精油在芳香療法中並不常見，原因主要是其中含有芹菜腦（apiol，一種醚類），一旦使用不當，可能引發非常嚴重的後果，包括昏迷、呼吸抑制、發紺（血管因缺氧而呈現青紫色）、高血壓，甚至是腎臟損傷等。雖然歐芹籽精油有三種不同CT類型，不過「典型」的歐芹籽精油成分包括28％左右的肉豆蔻醚（一種醚類）、23％的2,3,4,5-tetramethoxyallylbenzene（TMAB），以及21％的芹菜腦（Tisserand and Balacs 1995）。歐芹籽精油外用須謹慎，孕婦應避免使用，並且不可口服。

茴芹屬 　大茴香 Aniseed, Anise　　　　　　　　　　　*Pimpinella anisum*

　　英文中，大茴香（aniseed）這個字並不適切，因為通常使用整個果實，而不只是其中的種子。大茴香的使用在人類歷史上已有相當久遠的歷史，可以回溯到古埃及、希臘和小亞細亞等地。古人會將大茴香加在烘焙食品和點心當中，或是用它來消脹氣、祛痰，或者用來催情。現在，大茴香是釀造許多酒飲的重要香料，例如茴香酒（pastis）和希臘烏佐酒（ouzo）都是用大茴香釀製的烈酒。大茴香精油有一種溫暖芬芳的香料味，是一種大茴香獨有的氣味。其中含有大量的反式大茴香腦——高達90％。雖然反式大茴香腦有它的療癒功效（可以參見p.253甜茴香的段落），不過含量如此之高，意味著當我們使用大茴香精油時必須格外小心，包括酗酒、哺乳、患有雌激素依賴型癌症、肝臟疾病、懷孕、子宮內膜異位，以及正在使用撲熱息痛（paracetamol）這類藥物的人士，都應避免使用（Tisserand and Balacs 1995）。

敗醬草科 Valerianaceae

甘松屬 穗甘松 Spikenard *Nardostachys jatamansi*

穗甘松是一種原生於印度、中國和日本的芳香藥草。它的根莖辛辣而芬芳，可以用蒸氣蒸餾法萃取精油。「甘松」（nard）這種植物的塊根早在千百年前就被用來製成焚香、草藥和香劑。古希臘草藥學家迪奧科里斯（Dioscorides）認為它是一種溫暖、燥濕的藥草；舊約與新約聖經中，它是製作神聖香膏的材料；而羅馬人則用它來調製香水。

穗甘松有一股辛辣的、泥土的、像纈草一樣的氣味。根據Lawless（1992）提供的資料，它的主要成分是乙酸龍腦酯、戊酸異莰酯、龍腦、廣藿香醇、戊酸萜品酯、α-萜品醇、丁香酚和松烯。從成分來看，穗甘松應該很適合用在呼吸系統，以及護膚（處理過敏、發炎等症狀）、失眠、壓力、緊張的狀態（Lawless 1992）。

穗甘松精油是一種相當好用的鎮定劑，不過根據史料中豐富的文獻記載，它特別適合用來安撫正在經歷變化和轉變的人們。在現代芳香療法中，穗甘松用得並不多，可能因為它價格不菲，也不容易取得，當然，它特殊的濃重氣味大概也是原因之一。不過，若是有人希望植物的香氣能幫助它宣洩情緒、釋放靈魂，例如他正受困於與自由有關的議題，或者正經歷生命中的重大轉變、需要加以調適，那麼穗甘松可以說是最適合使用的精油之一。

薑科 Zingiberaceae

小荳蔻屬 荳蔻 Cardamom *Elettaria cardamomum*

荳蔻是一種強韌的多年生草本植物，它和薑一樣擁有塊狀的根莖，不過它的葉片深綠，呈披針形，並且開淡綠色的圓錐形花朵。荳蔻圓形的果實顏色呈淡綠色至黃色，內部的三個腔室是揮發油的所在地，多半存在於深棕色的種子中。這些果實

會先在太陽下曬乾，或是用暖氣管風乾，來防止黴菌滋生。精油可以透過蒸餾法從新鮮的果實萃取，也以用超臨界二氧化碳萃取法進行。最大的荳蔻精油生產國是印度（Weiss 1997）。

荳蔻自古以來就被人類祖先所使用——早在蘇美文明的泥板上，就刻有關於荳蔻的資訊（Weiss 1997）。荳蔻的使用已經有千年以上的歷史，在阿拉伯文化（Classen, Howes and Synnott 1994）和東方醫學（Lawless 1994）中，都有相當重要的地位。荳蔻也像橙花等其他芳香植物一樣，被認為有催情的作用，不過荳蔻的催情功力並不像其他植物強大，通常需要和其他香料混合並用。Lawless（1994）提到荳蔻在中世紀被稱為「維納斯之火」（the Fire of Venus），是當時的愛情靈藥；根據印度吠陀經的記載，荳蔻也是頗有聲譽的強大催情劑。除此之外，荳蔻還是焚香的香料素材之一。舉例來說，在西藏它是一種用來治療焦慮的藥材，而在印度，它也是製作一種名為「abir」的儀式用粉狀焚香的材料之一。荳蔻精油的萃取生產可以追溯到16世紀，人們會用它為花香調香水添加一絲香料般的溫暖氣息（Aftel 2008）。

荳蔻精油呈無色至淡黃色，帶有香料般的溫暖氣味，以及一股像樟腦或桉樹腦的氣息（Weiss 1997）。以蒸餾方式萃取的荳蔻精油主要成分是50％的1,8-桉樹腦、24％左右的 α-乙酸萜品酯，和6％的檸檬烯（Bowles 2003）。

Lawless（1996）提到它的效用主要可以發揮在消化系統（厭食症、腹絞痛、消化不良、脹氣、口臭、胃灼熱、胃弱與嘔吐），以及神經系統（精神上的倦怠和神經緊繃）。法蘭貢和潘威爾（1990）則認為它有促進與刺激、抗痙攣、抗黏膜炎和祛痰的作用——這些作用很可能是來自其中高量的1,8-桉樹腦。關於荳蔻精油在芳香療法中的部分用法，請參見表8.48。

表8.48　荳蔻精油在芳香療法中的應用

適用系統	適合搭配的精油
消化系統	芫荽籽、黑胡椒、薑、肉桂葉、丁香花苞、所有的柑橘類精油〔尤其是甜橙和橘（桔）〕
神經系統（疲憊、衰弱）	茉莉、依蘭、玫瑰、檀香、佛手柑、乳香、花梨木
呼吸系統	真正薰衣草、大西洋雪松、佛手柑、檀香

薑屬　泰國蔘薑 Plai　　　　　　　　　　　　　　*Zingiber cassumunar*

　　在西方世界，泰國蔘薑是近年才引進的新興精油，但對泰式按摩師來說卻一點也不陌生，他們一直都懂得用這種精油來紓解關節和肌肉的不適。泰國蔘薑原生於泰國、印尼和印度，精油是取新鮮的根莖，用蒸氣蒸餾法萃取。泰國蔘薑有一種清涼、青嫩，像胡椒又像茶的氣味。其中主要的有效成分是萜品烯-4-醇（25—45%）、香檜烯（25—45%）、γ-萜品烯、α-萜品烯和反式-1-(3,4-二甲基苯基)丁二烯（簡稱 DMPBD，佔 1—10%）（Price and Price 2007；Leelarungrayub and Suttagit 2009）。此外還有 α-松烯、cassumunin A 與 B（薑黃素類化合物）以及薑黃素（Leelarungrayub and Suttagit 2009），這些成分都具有消炎的作用。

　　Leelarungrayub 和 Suttagit 在 2009 年做的一項實驗，證實泰國蔘薑精油有高度的抗氧化效果，而發揮消炎效果的最理想濃度則是 1:100 和 1:1000（v/v，即體積百分濃度）。他們做出結論，認為泰國蔘薑可以用在醫學治療當中，搭配超音波穿透法（phonophoresis）或離子穿透法（Iontophoresis），紓緩疼痛和發炎等情況。

　　Wells（2003）則在一篇泰國蔘薑的專論研究中，羅列出它的無數種功效特質。作者在文中引用他人的實驗結果來說明它的消炎作用（Pongprayoon 1997），甚至只需以 10% 的濃度使用，就可以降低水腫和疼痛，效果長達 18 小時。這個 10% 的配方當時是用在接受膝蓋手術患者的術後水腫。Wells 認為泰國蔘薑能對炎症發揮降溫作用，如果和龍艾、迷迭香或絲柏並用，更可能降低因運動或過敏而發作的氣喘強度。Wells 也建議可以將泰國蔘薑用在腸躁症和經痛等情形，並且說明目前並沒有發現任何使用上的不良反應。

　　Price 和 Price（2007）則提到它很適合用來幫助肌痛性腦脊髓炎（又名慢性疲勞綜合症），以及用來止痛。不過它的消炎特質可能是所有功能中最顯著的。他們在書中引用一則泰國研究機構的研究，該研究發現泰國蔘薑當中含有的 DMPBD 成分，消炎效果是待克菲納〔Diclofenac，或稱服他靈（Voltarol），一種非固醇類消炎止痛藥〕藥效的兩倍之多。關於泰國蔘薑在芳香療法中的部分用途，請參見表 8.49。

表8.49　泰國蔘薑精油在芳香療法中的應用

適用系統	適合搭配的精油
消化系統（腸躁症）	黑胡椒、橙、萊姆、龍艾、橘（桔）、荳蔻、歐薄荷
關節	黑胡椒、杜松漿果、檸檬、橙花、大西洋雪松、喜馬拉雅雪松、橙、肉豆蔻、檸檬
呼吸系統（氣喘）	龍艾、迷迭香、絲柏
生殖系統（經痛）	快樂鼠尾草、甜馬鬱蘭、甜茴香、橙
免疫系統（肌痛性腦脊髓炎）	山雞椒、花梨木、玫瑰草、西班牙薰衣草

薑屬　薑 Ginger　　　　　　　　　　　　　　*Zingiber officinallis*

　　薑是一種原生於印度和東南亞等熱帶地區，以及澳洲和日本的植物。在古代，它主要作為香料使用，在最早的梵文典籍和中國古文中均有記載。它在中東文化也佔有一席之地，後來被葡萄牙人傳入美洲。

　　薑是一種直立而多葉的多年生植物，花朵為紫色，植株從靠近土壤表面的橫生根莖上生長出來。薑的根莖結實，有著木栓層構成的鱗狀外皮，顏色可能從暗黃到深棕，甚至會是黑色。富含油質的細胞就分布在根莖的厚皮與莖髓中。精油最好是將未去皮的根莖風乾並磨成粉後，以蒸餾方式萃取（Weiss 1997）。

　　薑精油呈淡黃至橙色，流動性佳，但是久放或接觸到空氣之後，就會逐漸變得黏稠。精油的氣味豐饒、溫暖、辛辣，有柑橘般的前調，以及幽微的木質香氣（Aftel 2008）。薑精油的氣味非常強勁，調製配方時下手可別太重。薑在香水界是一種「調和者」，它的香氣非常難以人工方式仿造（Jouhar 1991）。薑精油的主要成分是倍半萜烯（< 40%的薑烯、< 20%的 α - 薑黃烯和< 9%的金合歡烯），以及倍半萜醇（< 18%）。此外，單萜烯（1 至 20%）與醛類也造就了它獨一無二的氣味。

　　薑精油是一種止痛劑，也可以滋補全身，促進消化系統功能和祛痰（Price and Price 2007）。法蘭貢和潘威爾（1990）提到它可以消炎、擴張支氣管和退燒解熱。他們建議用薑來舒緩消化系統的疼痛、處理慢性支氣管炎與脹氣，此外也可以作為一般性的增補劑。

薑也很適合用來紓解噁心想吐的情況。Geiger 曾在 2005 年針對有高風險手術後噁心、嘔吐的患者做過一項實驗，他用葡萄籽油混合薑精油調製成 5％的濃度比例，塗擦在患者的鼻腔上，結果有相當好的止吐效果。另一項 de Pradier（2006）做的實驗，則是將薑、荳蔻和龍艾以等比的方式調製複方，用在 86 名手術後患者身上。每位患者在手術結束後，在第一次出現噁心徵兆時，由研究者以 1 到 2 滴精油，用輕柔的摩擦法按摩頸部的胸鎖乳突肌和動靜脈主幹。結果發現，有 75％的患者給予正面回應——尤其是那些先被施以一劑催吐劑的患者。即使已施用超過一種藥物的患者，也有 50％給予正面回應（例如在 30 分鐘之內就完全抑制噁心想吐的感覺）。此外，有 19 位患者提出負面意見，不過並不清楚這是因為經皮吸收效果不佳，或是精油氣味所帶來的影響。

薑精油對免疫系統的影響同樣有許多研究。Schmidt 等人（2009）發現，將薑精油用在免疫低下的小白鼠身上，能修復體液免疫反應。因此，薑精油確實很可能幫助免疫力低下的人們達到調理的作用。目前已有豐富的研究資料都能佐證薑精油在芳香療法中的部分用途，相關的用法請參見表 8.50。

表 8.50　薑精油在芳香療法中的應用

適用系統	適合搭配的精油
消化系統	甜茴香、甜馬鬱蘭、快樂鼠尾草、芫荽籽、荳蔻、黑胡椒、所有的柑橘類精油〔尤其是甜橙和橘（桔）〕
噁心想吐	芫荽籽和龍艾（注意使用禁忌）
神經系統（疲憊、衰弱）	茉莉、天竺葵、橙花、檀香、乳香、花梨木、萊姆
肌肉骨骼系統（緊繃、疼痛）	真正薰衣草、檸檬香茅、丁香花苞或肉桂葉、黑胡椒、葡萄柚、大西洋雪松

被子植物[科][屬]的知識小百科

番荔枝科 Annonaceae

木蘭目（Magnoliales）底下的番荔枝科中，包了許多種熱帶植物。其中大約有 120 個屬，不過只有一個屬的植物被運用在芳香療法當中，也就是依蘭屬（*Canaga*）。依蘭很可能原生於東南亞地區，不過現在在太平洋一帶已有許多成功移植的例子。它在菲律賓尤其是一種常見的植物，不過由於它能萃取精油，因此早在精油開始盛行的 19 世紀中期，就被許多國家引進培植。現在，依蘭精油的主要產地是印尼和馬達加斯加，生產者通常是規模較小的廠商。依蘭精油又可分成相當不同的兩個種類，分別是直接以屬名稱呼的康納加（或稱卡南加），以及依蘭（ylang ylang），這兩種依蘭精油目前在印尼的爪哇島均有生產。不過，在依蘭屬植物被引進科摩洛島種植之前，留尼旺島的依蘭精油（ylang ylang）最富盛名（Weiss 1997）。

菊科 Asteraceae

菊科還有另外一個名稱，叫做 Compositae，英文中也常以「daisy family」這個俗名稱之。能萃取精油的菊科植物相當多元，其中許多都含有倍半萜內酯的成分。內酯常被認為與皮膚的過敏反應有關，例如 Bowles（2003）就在書中提到，來自菊科的植物，例如各種菊花（chrysanthemums），經常是使花農染上接觸性過敏皮膚炎的主因。不過菊科植物當中，也有好幾種能萃取出相當具有重要性的精油。

橄欖科 Burseraceae

橄欖科當中有好幾種灌木和喬木都會分泌芬芳的油膠樹脂，這些分泌物可以用來萃取精油和原精。其中有好幾種植物，例如乳香、沒藥、紅沒藥，都有來自聖經或中東地區的典故和淵源。橄欖科底下有幾種植物的精油被用在芳香療法當中，最常見的用途是支持呼吸系統和修復肌膚，當然，這只是它們諸多用途中的一部分而已。

牻牛兒科 Gebus Geraniaceae

牻牛兒科底下包含五個屬，其中只有天竺葵屬（*Pelargonium*，又稱「鸛嘴」屬）和老鸛草屬（*Geranium*，又稱「鶴嘴」屬）的植物能用來萃取精油。Geranium 這個字通常可以泛指各種天竺葵屬和老鸛草屬植物，不過只有從天竺葵屬萃取的精油，才會被標示為「geranium」精油。老鸛草屬底下只有一種能萃取精油的植物，也就是大根老鸛草，它的英文俗名是 *zdravetz*（Brud and Ogyanov 1995）。
購買天竺葵精油時，必須格外注意拉丁學名以辨別不同品種。此外，也需要將植物生長的環境因素列入考量，例如產地和生長條件等，並注意區辨精油的品質與香氣。

八角科 Illiciaceae

八角科〔也叫做木蘭科（Magnoliaceae）〕底下的八角屬大約包含 40 種喬木和灌木植物。其中，只有一種植物在芳香療法中能萃取精油並且有應用價值，就是八角茴香。請注意八角茴香（star anise）和大茴香（aniseed）並不是同一種精油，雖然兩者的氣味相當接近。

唇形科 Lamiaceae

唇形科也可寫作脣形科，另一種拉丁文寫法是 Labiateae，英文俗稱為薄荷科（mint family）。唇形科底下有許多能萃取精油的植物，它也是植物界中家族成員最龐大的前十大科之一，其中含有 3,200 多種草本植物和灌木。從花朵的形態就可以辨識出唇形科植物，它們的花朵低調樸素，有敞開的唇瓣（labiate 就是嘴唇的意思）、對生的葉片和四方的莖桿，子房四裂。許多唇形科植物的葉片都有非常芬芳的香氣。一般來說，唇形科植物的精油會存放在油細胞或表皮腺毛當中，通常都位於葉片。接下來，我們將介紹幾個在芳香療法中最重要的唇形科植物。

薰衣草屬 | *Genus Lavandula*

薰衣草是一種芳香、常綠的木本灌木植物，原生於地中海沿岸。在古代，羅馬人會用薰衣草來為浴池水增添香氣，也因此衍生出它的屬名 *Lavandula*，在拉丁文中，lavare 就是「洗」的意思。隨著歲月的積累，薰衣草在民間文化和傳統療法中都發展出許多用途，包括用來獻給女巫和魔法之神赫卡蒂（Hecate），以及用來躲避「惡魔之眼」等習俗（Gordon 1980）。

現在，許多國家都為了生產精油而栽種薰衣草（Lawless 1992）。薰衣草精油是取開花的植株頂部，用蒸氣蒸餾法萃取。起初，薰衣草精油的生產只為供應香水業使用，不過近年來，薰衣草精油已經成為最廣為人知（也被研究得最透徹）且最受歡迎的一種精油。它可以説是功能最多、用途最廣的一種療癒性精油。

Lavandula angustifolia、*L. vera* 和 *L. officinalis* 指的都是真正薰衣草，它很容易雜交，因此又衍生許多亞種（例如 *delphinensis*）和許多不同的栽培種。薰衣草屬底下還有穗花薰衣草（*L. latifolia*，也叫做 *L. spica*，其下有亞種 *fragrans*），以及頭狀薰衣草（*L. stoechas*）。另一個由真正薰衣草和穗花薰衣草雜交得到的品種，則叫做醒目薰衣草（*Lavandula × intermedia*）。

鼠尾草屬 | *Genus Salvia*

鼠尾草屬底下有四種能用於萃取精油的植物，它們分別是：薰衣鼠尾草（西班牙鼠尾草）、普通鼠尾草、希臘鼠尾草（三裂葉鼠尾草）和快樂鼠尾草。

百里香屬 | *Genus Thymus*

百里香屬是一個相當複雜龐大的屬，底下包含超過 100 個植物種和栽培種（Soulier 1995）。其中，有好幾種植物都能萃取精油，包括野地百里香（*Thymus serpyllum*）、頭狀百里香（*T. capitatus*）、熏陸香百里香（*T. mastichina*）、龍腦百里香（*T. saturoides*）、普通百里香（*T. vulgaris*）和西班牙百里香（*T. zygis*）。

除此之外，在芳香療法當中，光是普通百里香就有好幾種 CT 類型，包括百里酚百里香、香旱芹酚百里香、沉香醇百里香和牻牛兒醇百里香等等。就安全性來説，酚類含量較高的百里酚和香旱芹酚容易刺激皮膚，尤其對黏膜的刺激性極高（Tisserand and Balacs 1995）。

在歷史上，百里香是相當重要的一種藥草。它是一種生命力強韌的多年生植物，多半有細小的深綠色葉片，也有一些具裝飾用途的品種。它也像其他唇形科家族成員一樣，是蜜蜂喜愛的蜜源植物——希臘蜂蜜的特色就是帶有百里香的獨特風味。在古希臘時期，人們會焚燒百里香作為消毒除蟲用的「燻劑」。事實上，百里香（thyme）這個字在希臘文中，就是「熏蒸消毒」（to fumigate）的意思。在過去，百里香不僅可作為料理用的香草和空間用的瀰漫香，也是一種藥草，尤其對應喉部、胸部和消化的問題（Gordon 1980）。

樟科 Lauraceae

樟科是一個相當龐大的家族，成員多半是熱帶和亞熱帶植物，包含超過 2,000 種喬木和灌木。樟科植物萃取出來的精油，許多都具有商業效益和醫療用途，例如來自阿尼巴木屬（*Aniba*）、樟屬（*Cinnamomum*）、月桂屬（*Laurus*）、木薑子屬（*Litsea*）和芳香羅文莎葉屬（*Ravensara*）的植物（Weiss 1997）。

樟屬 | *Genus Cinnamomum*

樟屬底下大約有 200 多種植物，其中有幾種植物在芳香療法和精油產業中尤其受到重視，分別是能萃取出樟樹精油和桉油樟（ravintsara；也被慣稱為羅文莎葉 ravensara）精油的 *Cinnamomum camphora*、能萃取出中國肉桂精油的 *C. cassia*，以及能萃取出錫蘭肉桂精油與肉桂葉精油的 *C. verum*（原學名為 *C. zeylanicum*）。

肉豆蔻科 Myristaceae

肉豆蔻科屬於木蘭目（Magnoliales），其下包含規模龐大的肉豆蔻屬。

桃金孃科 Myrtaceae

從芳香療法的角度來看,桃金孃科絕對是最重要的植物科之一。這是一個龐大的家族,其中包含 75 個屬和大約 3,000 種植物,大部分的植物成員都是熱帶喬木或灌木,原生於美洲、亞洲和澳洲的熱帶地區。其中,芳療師會感興趣的植物屬包括:阿枸尼斯屬(*Agonis*)、桉屬(*Eucalyptus*)、細籽屬(*Leptospermum*)、白千層屬(*Melaleuca*)、香桃木屬(*Myrtus*)、玉桂屬(*Pimenta*)和蒲桃屬(*Syzygium*,原叫做番櫻桃屬〔*Eugenia*〕)。

桉屬 | *Genus Eucalyptus*

這是一個非常龐大的植物屬。大部分的桉屬植物都原生於澳洲,不過,它們的適應力很強,因此目前全球許多國家都已引進栽種。大部分的尤加利精油都是取自葉片和嫩枝,在製藥業、食品工業和香水業都有廣泛的用途。當然,在芳香療法中也佔有一席之地。

其中有幾種尤加利精油因為富含 1,8- 桉樹腦而有顯著的祛痰效果,因此在芳香療法和芳香醫療運用當中格外重要,這些尤加利精油分別是藍膠尤加利、多苞葉尤加利、薄荷尤加利、澳洲尤加利、史密斯尤加利和綠尤加利。藥用的尤加利精油通常另外以「*eucapharma*」這個字來表示(Weiss 1997)。此外,檸檬尤加利精油含有大量的香茅醛,雖然不具有祛痰的作用,但是有非常強大的抗微生物作用,在芳香療法中有一定的用途。史泰格尤加利也是芳香療法中會用到的尤加利精油。

細籽屬 | *Genus Leptospermum*

細籽屬是一個相當龐大的屬,其下包含約 80 個植物種,不過只有少數幾種植物被作為精油萃取植物進行栽培。

白千層屬 | *Genus Melaleuca*

白千層屬的植物又被稱為是「紙皮樹」(paperbark trees),因為樹皮就像紙一樣,可以從樹幹上一片一片撕下來。這個屬當中有許多植物都能用來萃取精油,其中已被商業化生產,並且在芳香療法和芳香醫療領域中具有重要性的植物是:茶樹、白千層和綠花白千層。目前已有大量的研究探討過這三種植物精油的藥理作用和醫療運用,它們也都是芳香療法中經常用到的精油。除此之外,值得進一步了解的精油還包括金葉茶樹(*M. bracteata*,或稱黑茶樹)和狹葉白千層(*M. linariifolia*),以及不久前才被引進芳療市場的沼澤茶樹(*M. ericifolia*)。

香桃木屬 | *Genus Myrtus*

香桃木屬底下只有一個成員在芳香療法中具有重要性,就是能萃取香桃木精油的 *Myrtus communis*。請別把香桃木和蠟香桃木(wax myrtle)混為一談,後者來自楊梅屬(*Myrica*),是一種有毒精油。

玉桂屬 | *Genus Pimenta*

和其他植物屬相比,玉桂屬是一個比較小的屬,底下多半是原生於中美洲和加勒比海等熱帶地區的芳香灌木和喬木。其中有兩種植物萃取出來的精油可以成為食品業和香水工業使用的素材,因此特別具有商業利用價值。當然,在芳香療法當中也能用到這些精油。這兩種植物就是從葉片萃取精油的西印度月桂,以及從果實萃取精油的多香果(Weiss 1997)。

蒲桃屬 | *Genus Syzygium*

丁香原本被歸在桃金孃科的番櫻桃屬,學名是 *Eugenia caryophyllata*,後來經過修正,將它歸到蒲桃屬底下,現在它的學名更正為 *Syzygium aromaticum*。

從古到今,丁香都是一種極富商業價值的香料,丁香花苞精油也不例外(Weiss 1997)。丁香花苞精油在芳香療法和芳香醫療運用上,有廣為人知的緩解疼痛、幫助消化等功效。

胡椒科 Piperaceae

胡椒屬 | *Genus PIiper*

胡椒科底下有 10 到 12 個屬，其中，胡椒屬含括大約 1 千種植物，其中多數都是生長在熱帶地區的灌木或木本攀緣植物（Weiss 1997），不過其中只有一種植物和芳香療法比較相關，就是黑胡椒。

禾本科 Poaceae

禾本科（英文也叫做 Gramineae，後更名為 Poaceae）是一個龐大的單子葉植物家族，其中有好幾個屬的植物都能萃取出有商業價值的精油（Weiss 1997），並且使用在芳香療法當中。

香茅屬（先前叫做 Andropogon，後更名為 Cymbopogon）當中包含 50 至 60 種生長在熱帶、粗放且多年生的叢生草葉植物，草葉上有濃郁的香氣。芳療師經常使用的精油包括錫蘭香茅、爪哇香茅、西印度檸檬香茅、東印度檸檬香茅和玫瑰草。此外，芳療師還會用到的是岩蘭草屬底下唯一一種植物精油，也就是取自根莖和根部的岩蘭草精油。這些精油多半來自遠東地區，包括印度、斯里蘭卡、印尼和馬來西亞等國，而且通常是以蒸氣蒸餾或水蒸餾法萃取（Weiss 1997）。

薔薇科 Rosaceae

薔薇科是很大的植物科，其中大約有 115 個植物屬。不過，在這麼多個植物屬當中，只有一種在芳香療法中特別具有重要性，也就是主要由草本灌木植物組成的薔薇屬。

芸香科 Rutaceae

柑橘屬 | *Genus Citrus*

龐大的芸香科底下有 7 個亞科，其中，柑橘亞科底下有柑橘族（Citreae），柑橘屬就是歸類在柑橘族底下。從水果和揮發油的角度來看，這是芸香科底下最具重要意義的一個屬。從柑橘屬植物萃取出來的油質，能廣泛地運用在食品和香氛產業當中。柑橘屬底下還有 2 個亞屬和 16 個種。柑橘屬植物很可能原生於東南亞和太平洋島嶼，不過由於混種和栽培種實在太多，確切的發源地至今仍不得而知。目前普遍認為，所有的柑橘屬植物都是從枸橼（*Citrus medica*）、柚子（*C. maxima*）和橘（桔）（*C. reticulata*）衍生出來的品種（Svoboda and Greenaway 2003）。

柑橘屬植物的外觀有很大的差異性：有些長得開闊，有些相對小巧；有些能結出碩大的果實，有些果實則相當小巧。柑橘屬植物目前廣泛種植在地中海一帶，只有一種產於美國，就是葡萄柚。柑橘屬植物現在已被大規模地商業栽培（Weiss 1997）。所有的柑橘屬植物都是矮小多刺的常綠喬木，它們的花葉芬芳，花朵為白色，果實通常可以食用。柑橘屬植物的葉片中有一點一點飽含精油的腺囊，因此某些品種的葉片也被萃取成葉片類精油（petitgrain）進行販賣。果實的油質則存放在外果皮星星點點的油囊當中。除了大名鼎鼎的苦橙之外，取自柑橘類果皮的精油通常是果汁和罐裝水果生產過程中的副產品。

從果皮萃取的柑橘類精油又可以分成兩種：

以壓榨法和蒸餾法萃取的精油。大部分檸檬與甜橙的精油都是壓榨法萃取，也就是直接對果實施壓，同時榨出精油和果汁，再透過不同的途徑把兩者分別收集起來。如果先單獨萃取精油，再萃取果汁，那麼除了壓榨法之外，還需要先用摩擦法劃傷果皮。萊姆精油通常以蒸餾法萃取，相反地，用蒸餾方式萃取的檸檬和橙類精油則非常少見。柑橘類精油大部分都用在食物、調味品、飲料、香水、美容與製藥業當中。柑橘類種子也可以萃取精油，由於它們有抗微生物的作用，因此在醫療方面有加以運用的可能性（Weiss 1997）。

以壓榨法萃取的精油，通常會含有具光敏性的呋喃香豆素（Tisserand and Balacs 1995），蒸餾萃取的精油則不具光敏性，因為呋喃香豆素不會揮發，所以不會存留在蒸餾取得的精油當中。柑橘類精油含有高比例的單萜烯成分，這表示它們很容易變質（Weiss 1997），因此需要格外注意保存方式，避免接觸空氣、熱源和光源。

柑橘屬底下有 16 個植物種和數之不盡的栽培種。用壓榨法或蒸餾法從果皮萃取的精油包括：甜橙（*C. sinensis*）、苦橙（*C. aurantium*）、檸檬（*C. limon*）、葡萄柚（*C. paradisi*）、橘（桔）（*C. reticulata*）、佛手柑（*C. aurantium* subsp. *bergamia*）和萊姆（*C. aurantifolia*）。最具代表性的柑橘屬葉片精油是苦橙葉精油（*C. aurantium* ssp. *amara*），不過來自柑橘屬的葉片精油並不只有這一種。苦橙樹香氣沁人的花朵叫做橙花，

橙花精油可以蒸餾或是脂吸法來萃取，完全以苦橙花萃取的橙花精油叫做 neroli bigarade。另一種常見的橙花精油（英文標示為 neroli）則可能取自甜橙的花朵（neroli Portugal）或是檸檬的花朵（neroli citronier）。橙花純露是精油蒸餾過程產生的副產品，它具有相當寶貴的護膚功效。橙花也可以用溶劑萃取法的方式取得原精，一般來說這樣的產品會標示為橙花原精（orange blossom absolute），而不會使用 neroli 這個字。關於橙花原精的進一步介紹，請參考第 10 章的相關段落（p.291）。

以上提到所有來自柑橘屬植物花、葉、果等不同部位的精油，在芳香療法中都各有用武之地。一般來說，這些精油都有「提振」（uplifting）的作用，此外還有抗細菌和收斂的功效。它們也多半可以幫助消化系統運作。來自果皮的精油有消炎的特質（Baylac and Racine 2003），而橙花精油則被認為是安撫效果最強的精油之一，對於脆弱、敏感的肌膚也有多元的用途。科學家曾經以實驗探討柑橘類精油香氣對情緒的影響，例如 Hongratanaworakit 和 Buchbauer（2007）的研究就發現，透過經皮方式吸收甜橙精油，能使自律神經系統的活躍程度降低，同時引發歡快而充滿活力的情緒感受。因此，這兩位研究者認為甜橙精油確實能有助於紓解憂鬱和壓力。

檀香科 Santalaceae

從植物分類學來看，檀香科被歸在檀香目底下，檀香科底下還有大約 25 至 30 個植物屬，不過，要辨別這些植物並不容易。其中，我們比較感興趣的是檀香屬，底下包括 16 到 20 種生活在熱帶的半寄生常綠喬、灌木。

繖形科 Umbelliferae

繖形科也叫做傘形科，其下有許多富含精油的植物，並且在芳香療法中有一定的重要性。這個科在英文中又俗稱為「胡蘿蔔科」（carrot family），旗下的植物多半生長在溫帶區域，或是熱帶地區的山區當中。它們可能是草本植物、灌木或喬木，特色是莖的頂部會長出許多朝向天際的小柄，這樣的開花型態就叫做「繖形花序」（umbel）。從繖形植物萃取的精油多半有一種典型的香氣，通常是類似茴香的香甜氣息，這是因為它們大多含有醚類成分。

繖形科底下充滿各形各色的多樣植物，因此幾乎不可能找到一種共通的療癒特質一以概之，不過，值得一提的是，許多來自繖形科的精油都是從香料、調味料萃取出來，這些香料也多半有能夠幫助消化的美譽——例如蒔蘿、藏茴香、歐芹與大茴香。這些香氣植物（包括甜茴香和圓葉當歸等）也多半被認為有利尿和淨化血液的作用。由於繖形科精油的植物來源橫跨多個不同的植物屬，因此個別植物的重要性就在下列逐一討論。

敗醬草科 Valerianaceae

敗醬草科底下包含纈草屬，其中就包括常見的纈草（Valeriana offcinalis），它的根部自古以來就被人類祖先用來處理各種疑難雜症。不過它最廣為人知的效果就是能夠溫和地達到安神作用，同時幫助睡眠。

薑科 Zingiberace

薑科包含大約 47 個植物屬，其下共有 1,500 種多年生的熱帶和亞熱帶植物（Weiss 1997）。薑科底下還有兩個亞科，分別是閉鞘薑亞科（Costoideae）和薑亞科（Zingiberoideae）。接下來要介紹的幾種植物就屬於後者，它們分別是：荳蔻（*Elettaria cardamomum*）、泰國蔘薑（*Zingiber cassumunar*）和薑（*Zingiber offcinalis*）。

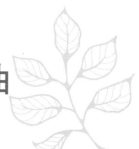

Chapter 09 | 來自裸子植物的精油

簡介

　　據說，芳香植物首次出現於地球是在三億年前，這些最早出現的芳香植物就是針葉樹。其中，某些品種一直存活到今日，並且有許多都能萃取出廣為人知的精油，例如松樹（*Pinus*）、雲杉（*Picea*）、冷杉（*Abies*）和絲柏（*Cupressus*）等。

　　松柏目是裸子植物底下最龐大、分布區域最廣的一個目。其下的49個屬多半都是常綠喬木，含括大約570種植物。松柏目底下有6個科，分別是：南洋杉科（Araucariaceae）、三尖杉科（Cephalotaxaceae）、柏科（Cupressaceae）、松科（Pinaceae）、羅漢松科（Podocarpaceae）和杉科（Taxodiaceae）。松柏目植物通常生長在北緯高海拔地區，大多數以錐狀型態生長，葉片可能是單葉、針葉或鱗葉，不過所有松柏目植物都會生成毬果。大多數的松柏目植物都是雌雄同株（植株同時擁有雌性與雄性生殖構造，分別出現在不同部位），並且會產生花粉粒。

　　松柏目底下的芳香植物分屬好幾個不同的植物科，不過芳香療法使用的精油多半是來自松科與柏科。

柏科 Cupressaceae

扁柏屬　扁柏Hinoki wood、檜木葉Hinoki leaf

Chamaecyparis obtusa

　　扁柏又叫做偽絲柏（false cypress），目前尚未有文獻資料記載關於扁柏精油的療癒效果。不過，扁柏精油是香水業使用的素材之一（它的皮膚耐受度極佳），此外，早在1982年，扁柏就被日本政府列為當地的保護樹種（Burfield 2002）。

柏屬　絲柏Cypress　　　　　　　　　　*Cupressus sempervirens*

　　C. sempervirens 指的是地中海絲柏。它是一種高大的常綠喬木，它的枝條雅緻細長，樹形呈圓錐狀，開細小的花朵，且有棕灰色的圓形毬果。絲柏有許多不同品種，而芳香療法中主要使用的是萃取自 *C. sempervirens* 的絲柏精油。

　　在芳香療法中，這也是最常用到的真正絲柏精油。它萃取自針葉和細枝，主要產地在法國、西班牙、克羅埃西亞和摩洛哥。精油的顏色呈淡黃至橄欖綠色，流動性佳，它的香氣氤氳繚繞，是一種混合了燻煙和香脂的氣味。精油成分主要是 α-松烯、δ3-蒈烯和雪松醇（Bowles 2003），因此它的主要成分既有單萜烯類，也有倍半萜醇。

　　絲柏精油的化學成分相當多元，Price和Price（2007）曾在書中詳細介紹過它在芳香療法中的用法。他們提到，絲柏精油很適合調理神經衰弱，而它的收斂作用可以舒緩靜脈，在微血管破裂時也能發揮很大的用處。除此之外，用在呼吸系統可以幫助咳嗽與痙攣；在泌尿系統可以達到利尿的作用；絲柏的收斂和靜脈血管作用也很適合用來調理肌膚。史納伯特（1999）則提到絲柏有抗痙攣的特質，因此可以用在任何與支氣管有關的不適。他也同意Price和Price（2007）的說法，認為絲柏能疏通靜脈和淋巴系統的阻塞，改善水腫與靜脈曲張的問題。關於絲柏精油在芳香療法中的部分運用方式，請參見表9.1。

表9.1　　絲柏精油在芳香療法中的應用

適用系統	適合搭配的精油
呼吸系統（支氣管炎、肋膜炎★） （Schnaubelt 1999）	檀香、尤加利（富含 1,8-桉樹腦的種類）、香桃木★、乳香、佛手柑
循環與淋巴系統（靜脈曲張、水腫）	廣藿香、天竺葵、杜松漿果、迷迭香、檸檬、葡萄柚
皮膚（微血管破裂、油性肌膚、青春痘）	依蘭、天竺葵、玫瑰、永久花、佛手柑、檀香、廣藿香

表格中的「★」指的是特別適用於該症狀的對應精油。

刺柏屬 　德州香柏Mexican cedar, Texas cedar 　*Juniperus ashei*

　　雖然德州香柏的英文俗名可以直譯為德州雪松，但它並不是一種雪松。之所以冠上德州之名，是因為這種香柏精油通常在德州進行蒸餾。德州香柏精油的主要成分是 α-雪松烯和雪松醇（Lawless 1996）。Bowles（2003）在書中還提到另一種萃取自 *J. mexicana* 的德州香柏精油，其中羅漢柏烯（thujopsene，一種倍半萜烯）含量可達32％。德州香柏精油可能對皮膚產生刺激，在芳香療法中主要的用法在於緩解關節疼痛、呼吸道阻塞和泌尿道感染（Lawless 1996）。

刺柏屬 　杜松漿果Juniperberry 　*Juniperus communis*

　　從杜松萃取的精油也是芳香療法中經常用到的精油。其中，最常用到的是取自漿果的精油（不過也有較「次等」的精油是取自針葉與嫩枝）。杜松漿果精油的主要產地在義大利、法國與克羅埃西亞。大家都知道，杜松漿果是琴酒的調味香料之一，最近它也正崛起成為烹飪界熱門的新寵食材。杜松漿果精油呈無色或淡綠色，流動性佳，帶有清新的松脂與木質氣味。從針葉與嫩枝萃取的精油則有松節油的香調。

　　從化學成分來看，其中最主要的成分是 α-松烯（33％），此外還有11％左右的月桂烯（一種單萜烯，有止痛的特質）和10.5％的 β-金合歡烯（一種倍半萜烯，有類費洛蒙效果）（Bowles 2003）。另外也有萜品烯-4-醇和 α-萜品醇，據稱這兩種成分有利尿的作用。

　　Price和Price（2007）曾在書中提到杜松漿果精油的幾種用途，大部分芳療書籍的內容也都呼應了這樣的說法。這些用途包括：用在肌肉和關節（包括痛風），因其具有止痛、促進局部血液循環和淨化的特質；用在泌尿系統，可發揮抗菌、淨化與利尿的作用；此外也可以幫助例如膀胱炎、水腫和橘皮組織等狀況。杜松漿果也可以用來處理皮膚問題，例如青春痘或滲水性濕疹。關於杜松漿果精油的部分用

途,請參見表9.2。

表9.2 杜松漿果精油在芳香療法中的應用

適用系統	適合搭配的精油
泌尿系統	檀香、佛手柑、絲柏
循環和淋巴系統(橘皮組織、水腫)	甜茴香、天竺葵、絲柏、迷迭香、檸檬、葡萄柚、鼠尾草、黑胡椒
肌肉骨骼系統(肌肉和關節的各種疼痛、痛風)	迷迭香、甜馬鬱蘭、尤加利、羅勒、黑胡椒、葡萄柚

刺柏屬 刺柏Cade

Juniperus ocycedrus

刺柏在西方世界更為人所知的俗名是medlar〔不過請別把它和會結出可口果實的歐楂樹(*Mespilus germanica*)弄混了,歐楂樹的俗名也是medlar〕。市面上有一種叫做cade oil的刺柏精油,就是從刺柏樹萃取並經過精餾程序的精油。這種刺柏精油是某些醫美保養品中會添加的成分,可以用來緩解皮膚問題(例如牛皮癬),此外也被使用在香氛產業中。芳香療法中也可能用到刺柏精油,不過使用的情況並不普遍,因為這是一種比較容易引起皮膚刺激反應的精油(Lawless 1996)。

刺柏屬 新疆圓柏Savin

Juniperus sabina

新疆圓柏在西方世界中經常以「杜松」(juniper)概稱,或者叫做灌木紅香柏(shrubby red cedar)。新疆圓柏可以萃取精油,但是在芳香療法中幾乎不會用到,因為其中含有大量具胚胎毒性的乙酸香檜酯(sabinyl acetate),有可能傷害胚胎與胎兒發育,此外它對皮膚的刺激性也較強。另外還有一個原因:它的香氣也不太討喜(Lawless 1996)。

剌柏屬 維吉尼亞雪松（香柏）Virginian cedarwood

Juniperus virginiana

維吉尼亞雪松（又稱維吉尼亞香柏）是太平洋西北地區印地安文化中相當重要的一種植物，無論植物本身、樹材、或是樹材製成的焚香均相當受到重視。它的精油是取鋸木坊剩下的木屑萃取，因為木材本身具有重要經濟價值。木材主要可用來製作鉛筆，不過也會用來製作家具，包括傳統的「雪松木盒」。

維吉尼亞雪松精油在香氛產業有廣泛的用途，在芳香療法中也頗為常見。不過因為「雪松」這個字眼，經常使人把它和大西洋雪松搞混。維吉尼亞雪松的氣味令人聯想到鉛筆屑，是一種乾淨的木質／汽油味。它的成分主要是15％的 α-雪松醇，以及 α-和 β-雪松烯、羅漢柏烯、β-石竹烯和 γ-桉葉醇（Burfield 2002）。

書籍資料中記載的維吉尼亞雪松用途，基本上和大西洋雪松類似。有資料提到不建議孕婦使用（Lawless 1996），但是這樣的說法似乎沒有明確的根據（Burfield 2002）。

崖柏屬 側柏 Thuja

Thuja occidentalis

側柏也被俗稱為「雪松」（cedar），或是生命之樹（*arbor vitae*），這是針葉樹中最高大的樹種之一。「thuja」這個字在希臘文中是「熏蒸」的意思，它也可能衍生自「thuo」這個字，代表「犧牲」之意（古代儀式經常在獻祭的同時燃燒木材）。在現代，側柏木是一種建材，也是可以製作家具的木材，在早期傳統療法中，它有收斂、利尿和導致流產的作用。

側柏精油在芳香療法中使用並不普遍，因為它被認為是毒性較高的一種精油。根據Lawless（1996）提出的資料，它的主要成分包括高達60％的 α-側柏酮，以及10％左右的 β-側柏酮。側柏酮在單萜酮當中是一種可能引發癲癇、造成肝臟和中樞神經系統損傷的成分，即便少量口服也可能引發嘔吐、幻覺和協調失常等情況（Bowles2003）。史納伯特（1999）建議側柏精油可以低劑量外用，並引用他

人以側柏精油處理皮膚疣的例子，不過他也提到，這樣的用法目前還需要研究加以證實。

松科 Pinaceae

黃杉屬　道格拉斯杉 Douglas fir　*Pseudotsuga taxifolia*

道格拉斯杉又叫做北美黃杉、奧勒岡杉、花旗松、奧勒岡香脂樹。這是一種遍布於美洲北部的樹種，精油通常萃取自葉片，有時也可能來自樹脂。道格拉斯杉的氣味芬香宜人，令人聯想到鳳梨的味道。它的成分主要是31—32%的牻牛兒醇（對於松杉類精油來說可是相當稀奇），另外也有乙酸龍腦酯和微量的檸檬醛（Jouhar 1991）。

Holmes（2001）曾在書中提到，道格拉斯杉有一股能刺激食慾的檸檬氣味，很適合用來處理心理、情緒上的混亂和騷動。這也是Warren和Warrenburg（1993）曾經討論過的香氣之一，他們認為道格拉斯杉有一種獨特的放鬆效果，其作用甚至可和冥想相提並論。這些研究者的用字雖有不同，但都在說明同一種核心特質——它能使心平穩下來，注入沉著的生命力。

冷杉屬　歐洲冷杉 Silver fir　*Abies alba*

歐洲冷杉精油顏色極淡、接近透明，流動性佳，氣味非常宜人，是一種混合了檸檬與香脂的甜美氣味。其中成分包括檀烯（santene）、松烯和乙酸龍腦酯（一種酯類）。在芳香療法中可以用在呼吸系統、肌肉骨骼系統與免疫系統（Lawless 1996），它的香氣也能為心緒帶來清明的感受（Holmes 2001）。

冷杉屬 加拿大膠冷杉 Canadian balsam fir　　*Abies balsamifera*

Bowles（2003）在書中提到，這種精油的主要成分包括33％的α-松烯、21.5％的δ-3-蒈烯和11.9％的乙酸龍腦酯。從以上成分來看，加拿大膠冷杉的用途應該與一般松杉類用途無異。Lawless（1996）則認為它可以用來護膚、緩解呼吸道不適、緩解膀胱炎和憂鬱等情況。

冷杉屬 北海道冷杉 Sakhalin fir　　*Abies sachalinensis*

北海道冷杉是一種廣泛生長於日本北海道的冷杉。它的精油雖然在西方世界知名度並不高，但在日本當地已有不少以它為主題進行的研究。Satou等人（2011）曾經引用前人資料，指出它的主要成分為α-松烯、樟烯、β-松烯、β-石竹烯與乙酸龍腦酯。他們在2011年以北海道冷杉精油進行一項動物實驗（對象為小白鼠），探討類似的精油是以何種機制帶來紓解焦慮的效果。結果發現，吸聞比腹腔注射更容易觸發類似紓解焦慮的反應，而這種反應很可能和大腦中相關成分的濃度，以及嗅覺的觸動有關。這種品種的冷杉特別常見於日本當地傳統的森林浴地點，當地人認為漫步林中能達到強身保健的效果。不過就這個實驗來看，我們可以說北海道冷杉可以用來改善焦慮的情況。

冷杉屬 西伯利亞冷杉 Siberian fir　　*Abies sibirica*

Matsubara等人（2011）曾以數則文獻佐證西伯利亞冷杉精油抗細菌、抗病毒的作用，他們也提到，這是傳統西伯利亞醫學中相當重要的植物，可以幫助人們在

寒冷的冬季也常保身體健康。這群研究者在2011年的研究顯示，當空氣中含有西伯利亞冷杉精油，可以使長時間操作視覺顯示終端機（VDT）[17]的受試者，經由呼吸降低神經系統興奮的程度。在實驗過程中，受試者能察覺到空氣中飄散的氣味，並且普遍認為味道十分宜人，所以我們必須把受試者心情愉悅的因素一併列入考量。然而，從生理數值量表和腦電波測量結果來看，並沒有任何顯著的影響。長時間操作視覺顯示終端機可能造成心理上的疲勞、睡眠困擾和焦慮感，因此研究者建議可以用西伯利亞冷杉精油來預防上述問題，而且它並不會影響任務的表現成果。

雪松屬 大西洋雪松 Atlas cedar *Cedrus atlantica*

　　大西洋雪松是真正雪松當中最常被使用的一個品種。它是一種高大的常綠喬木，木質部位異常芬芳、堅實，原生於非洲北部阿爾及利亞的阿特拉斯山脈（Atlas Mountains）。它和黎巴嫩雪松（*C. libani*）、喜馬拉雅雪松（*C. deodara*）有相近的親緣關係。大西洋雪松精油是以建材和家具製造剩下的木屑和碎塊萃取，產地以摩洛哥為主。精油呈淡琥珀色，質地偏黏稠，帶有木質般的溫暖、樟腦氣味。Burfield（2002）在一篇討論雪松精油的研究中提到，他懷疑芳療師平時在市面上買到的「雪松」精油可能很多都不是純正的雪松精油，而是用更便宜、更容易取得的中國香柏（*Cupressus funebris*）混摻的精油。

　　大西洋雪松精油的成分主要是倍半萜烯類。根據Price和Price（2007）提供的資料，其中雪松烯約佔50％，另外有30％是大西洋醇和雪松醇等倍半萜醇，以及20％左右的倍半萜酮，例如α-和γ-大西洋酮。不過，Burfield（2002）卻提出不同的成分分析結果。他在文中提到，倍半萜烯類（包括α-、β-和γ-喜馬拉雅烯）佔大約70％，其他成分（包括α-和γ-大西洋酮的同分異構物）則佔10—15％左右。這些成分都帶有香甜的木質氣息（尤其是右旋α-大西洋酮），對這支精油的氣味有很大的貢獻。

[17.] 視覺顯示終端機（VDT）例如電腦、電視、遊戲機等。

Price和Price（2007）特別強調大西洋雪松精油的抗菌特質很適合用來處理皮膚的疑難雜症（尤其是頭皮問題與濕疹）和泌尿道感染，此外，如果和佛手柑一起使用，則能發揮止癢的效果。他們也提到，大西洋雪松可以刺激淋巴循環，用在呼吸系統也有化痰的作用。史納伯特（1999）則認為，大西洋雪松能溫和而強大地促進循環系統，對於水分滯留和橘皮組織都非常有益。比起其他松杉類精油，大西洋雪松的氣味更香甜、更具木質氣味，因此格外有助於紮根、沉澱心緒（Holmes 2001）。

從芳香醫療或是口服的角度來看，大西洋雪松不可用於孕婦和幼兒（Price and Price 2007），不過如果以一般芳香療法的外用方式使用，則沒有上述的禁忌（Tisserand and Balacs 1995）。關於大西洋雪松精油在芳香療法中的部分運用方式，請參見表9.3。

表9.3 大西洋雪松精油在芳香療法中的應用

適用系統	適合搭配的精油
呼吸系統（支氣管炎）	檀香、尤加利（富含1,8-桉樹腦的種類）、安息香、薑、乳香
皮膚—頭皮（脂漏性皮膚炎、刺激）皮膚（濕疹、發癢、搔癢）	杜松漿果、迷迭香、真正薰衣草、依蘭。檀香、岩蘭草、佛手柑、真正薰衣草
循環和淋巴系統	甜茴香、杜松漿果、迷迭香、葡萄柚、真正薰衣草、廣藿香、絲柏、黑胡椒

雪松屬 喜馬拉雅雪松Himalayan cedar　*Cedrus deodara*

喜馬拉雅雪松精油和大西洋雪松精油相當類似（Lawless 1996）。這是一種生長在印度北部、阿富汗和巴基斯坦一帶喜馬拉雅山坡上的樹種。在印度，它一度是國家建設的用材（例如作為鐵軌的枕木），不過現在已出現過度砍伐的傾向。在印度阿育吠陀療法中，喜馬拉雅雪松精油被用來驅蟲、治療潰瘍和各種皮膚疾病。它的外觀呈黃至紅棕色，質地偏黏稠，有一種「髒髒的」、天然粗糙的香調，混合了木質、甜味、樹脂味和尿味。芳香療法一般使用的是經過精餾

的精油。其中主要的化學成分有對-甲基-δ-3-四氫苯乙酮（*para*-methyl-δ-3-tetrahydroacetophenone）、對甲基苯乙酮、順式和反式大西洋酮、α-和β-喜馬拉雅烯、芳香二氫薑黃酮（ar-dihydroturmerone）、右旋喜馬拉雅醇（*d*-himachalol）與右旋別喜馬拉雅醇（*d*-allohimachalol）（Burfield 2002）。

　　Burfield（2002）在文中提到，大西洋雪松和喜馬拉雅雪松精油當中主要是倍半萜烯與倍半萜類衍生物，已經有一些研究證實這些成分的用途。舉例來說，喜馬拉雅雪松精油中的喜馬拉雅醇和其他倍半萜烯成分，具有解痙攣的作用（Kar *et al.* 1975；Patnaik *et al.* 1977，引用自Burfield 2002）；也有動物實驗證實，喜馬拉雅雪松精油有止痛和消炎的作用（Schinde *et al.* 1999a, b，引用自Burfield 2002）。Baylac和Racine（2003）的研究結果也呼應這樣的看法，它們發現，喜馬拉雅雪松精油可以抑制5-LOX（5-脂氧合酶），因此能發揮消炎的作用。

 雲杉屬 白雲杉White spruce　　　　　　　　　　　　*Picea alba*

　　在芳香療法中幾乎很少用到這種精油。

雲杉屬 挪威雲杉Norway spruce　　　　　　　　　　*Picea excelsa*

　　在芳香療法中幾乎很少用到這種精油。

雲杉屬 黑雲杉Black spruce　　　　　　　　　　　　*Picea mariana*

　　關於黑雲杉的用途資料並不多，不過史納伯特（1999）曾建議可以用黑雲杉來改善呼吸道阻塞，而且它刺激腎上腺素的效果甚至可能比歐洲赤松還強大。

因此，當腎臟疲勞和衰竭時，可以黑雲杉搭配歐洲赤松和黑醋栗花苞原精使用（Schnaubelt 1999）。Holmes（2001）則認為它的香氣能注入忍耐力、激起鬥志，尤其在和巨杉和歐洲赤松並用時更為顯著。

松屬　矮松 Dwarf pine　　　　　　　　　　　　　*Pinus mugo var. pumilio*

矮松精油取自針葉和嫩枝，由於其中的 δ-3-蒈烯含量高達35％，可能對皮膚較有刺激性（Bowles 2003），因此芳香療法中經常避免使用（Lawless 1996）。

松屬　長葉松 Longleaf pine　　　　　　　　　　　　　　*Pinus palustris*

這種松樹會分泌一種油樹脂（松脂），通過蒸氣蒸餾法和精餾的程序，就能萃取出所謂的松節油（turpentine）。長葉松的木質、針葉與嫩枝都可以透過蒸氣蒸餾法萃取出精油，並且可以運用在芳香療法當中（Lawless 1996）。

松屬　歐洲赤松（蘇格蘭赤松）Scots pine　　　*Pinus sylvestris*

歐洲赤松精油是取針葉，以蒸氣蒸餾法萃取而來。它可以說是最常被使用的一種松科精油，這可能是因為，和長葉松比起來，它的氣味沒有那麼強烈的消毒水味。歐洲赤松精油產於匈牙利、西伯利亞和巴爾幹半島，它的顏色呈無色至淡黃色，流動性佳，帶有一股強勁而清新的針葉氣味。

歐洲赤松精油的主要成分是單萜烯類，包括 α- 和 β- 松烯（其中 α- 松烯佔42％），另外有20.5％的 δ3-蒈烯（Bowles 2003）。據法蘭貢和潘威爾的說法，

這些成分都有化痰的作用（Franchomme and Pénoël 1990），不過，也可能會刺激呼吸道（Bowles 2003）——或許這正是它能使痰液減少的原因，因為它很可能可以刺激呼吸道的杯狀細胞運作。不過，Bowles（2003）也建議氣喘患者須小心使用富含這類單萜烯成分的精油。這些成分也被認為有促進局部血液循環的效果，因此可以在肌肉或關節疼痛時，發揮止痛的作用。

　　史納伯特（1999）認為歐洲赤松是一種內分泌的刺激劑，其中含有「類荷爾蒙的多環萜烯類衍生物」，並且是一種「強大的滋補和腎上腺刺激劑」，可以調和10％的濃度用在腎臟／腎上腺區域，來支持腎臟功能。關於歐洲赤松精油在芳香療法中的部分運用方式，請參見表9.4。

表9.4　歐洲赤松精油在芳香療法中的應用

適用系統	適合搭配的精油
呼吸系統（尤其是一般感冒、流行性感冒、鼻炎、鼻竇炎）	絲柏、大西洋雪松、迷迭香、甜馬鬱蘭、尤加利、檸檬、白松香
肌肉骨骼系統（肌肉和／或關節疼痛）	杜松漿果、迷迭香、黑胡椒、甜馬鬱蘭、真正薰衣草
神經／免疫／內分泌系統（支持腎上腺、壓力、衰弱、病後調養）	羅勒、迷迭香、桉油樟（羅文莎葉）、檸檬、葡萄柚、真正薰衣草、黑胡椒

　　我們在第8章和第9章當中介紹大部分在芳香療法中會用到的精油，其中也包括少數幾種危險性可能高於本身療癒價值的精油。在第10章，我們將會更進一步探索更多的芳香原精和樹脂。這些萃取物多半有強大的療癒潛質，但是在芳香療法中卻被避免使用或未受到應有的重視，因此值得我們進一步去認識和思考它們的運用方式。

裸子植物 [科] [屬] 的知識小百科

柏科 Cupressaceae

柏科底下有許多能萃取精油的植物，其中有些早已被運用在芳香療法當中，另外有少數幾種植物則被認為具有毒性。對芳療師來說，其中比較重要的幾個屬分別是：側柏屬（*Thuja*）、扁柏屬（*Chamaecyparis*）、柏屬（真正絲柏）（*Cupressus*〔 true cypress 〕）、刺柏屬（杜松）（*Juniperus*〔 uniper 〕）。

側柏是一種歷史悠久的傳統藥用植物，不過大多數的芳療書籍都認為它的精油毒性偏高，不適合用在芳香療法當中。相反地，地中海絲柏大概是芳香療法中最常用到的精油。絲柏可以運用在許多地方，例如幫助呼吸系統、泌尿系統和皮膚的問題。另外，刺柏屬也有幾種可以萃取精油的植物，芳香療法通常會用這些精油來緩解疼痛、幫助呼吸與泌尿系統，因為它們具有淨化血液和利尿的作用。

松科 Pinaceae

從精油的角度來看，松科植物底下有五個特別重要的屬，分別是黃杉屬（*Abies*）、冷杉屬（*Firs*）、雪松屬（*Cedrus*〔 cedar 〕）、雲杉屬（*Picea*〔 spruce 〕）和松屬（*Pinus*〔 pine 〕）。

松科植物的揮發性油脂會在樹脂道中分泌生成，包括木質、針葉和毬果都能加以萃取。來自松科植物的精油無論在食品工業、香氛產業，甚至製藥業中都有相當廣泛的用途。松科精油也經常被添加在家庭清潔產品（抗菌）和消毒劑當中。松科精油在芳香療法當中最主要的用途在於處理呼吸系統的各種問題（尤其當呼吸道受到感染時特別適用），此外也可以在病後調養復原期間，用來提振、滋補虛弱的身體。松科精油對於關節和肌肉疼痛也可以發揮止痛的效果，此外也能改善泌尿系統的感染。雲杉和冷杉精油雖然有典型、宜人的松杉氣味，但是使用的頻率比較低一些，主要可用來改善呼吸道問題。最後，真正的雪松精油（非俗稱為雪松的柏科植物）同樣可以用來幫助呼吸道、舒緩肌肉與關節疼痛，此外，還可以用來改善皮膚問題，對於壓力也有強大的紓解效果。

冷杉屬 | *Genus Firs*

冷杉精油清新的松杉氣味，是香氛產業經常用到的素材，但在芳香療法中的用途卻沒有那麼普遍。冷杉精油不像松柏精油有樹脂般的後調氣味，它們的主要成分是單萜烯。

Chapter 10 | 芳香療法使用的原精與樹脂

簡介

　　原精和樹脂是濃度最高、氣味也最接近實物的香氣素材，通常是供應香水業使用，其中大部分都沒有文獻記載它們的療癒用途，至少在這方面的研究程度不像精油那麼廣泛。芳香療法中最常用到的原精和樹脂是茉莉、玫瑰、橙花（原精）和安息香（樹脂）（其中，玫瑰和橙花也有蒸餾萃取的精油可以選擇），除此之外，其他種類的原精和樹脂幾乎都不在傳統芳香療法的使用之列。或許有一到兩個例外，但是在芳香醫療領域幾乎完全不會用到。

　　凝香體、原精和樹脂液都是溶劑萃取法的產物，而精油是透過蒸餾、脂吸法或壓榨法得到的產物。溶劑萃取法可以把任何芳香植材中的香氣成分析出，不過，這種萃取方式主要用來萃取花朵的香氣，因為大部分花朵所含有的揮發性油脂可能被溫度、壓力和蒸餾蒸氣大量破壞，例如茉莉和晚香玉。溶劑萃取過後，通常會得到一種黏稠、紅棕色的液體或膏體，不過，顏色主要還是因植材而異，例如真正薰衣草原精就是鮮綠色的。某些原精會以活性炭做脫色處理，因為活性炭能吸收其中的某些色素。

　　一般來說，溶劑萃取得到的原精，氣味會比蒸餾萃取的精油還更貼近植材原本的氣味。不過，請務必選擇高品質的原精，因為劣質原精當中可能有溶劑殘留。

　　Baylac和Racine（2003）曾在研究中大致簡述芳療師拒絕將原精用於療癒用途，以及捍衛原精療癒效用的兩派說法。芳療師不願使用原精的原因之一，是擔心苯類和氯化溶劑有可能殘留在原精當中。不過，現代的溶劑萃取已經不再使用以上兩種溶劑，而且在溶劑萃取過後，會加上酒精析出的步驟，可以把凝香體當中剩餘的溶劑析出。事實上，最後得到的原精中，只可能存在百萬分之幾的溶劑殘餘，酒精的殘留也不會超過3％。第二個對原精的顧慮是，原精和樹脂的成分組成不容易精確得知，其中多半含有少量的非揮發物和不明物質。關於這點，如果對原精進行

分子蒸餾，會得到一種叫做無色油（incolores）的產物，其中不會含有非揮發物，或許這樣的產物就能讓芳療師接受和使用。

Baylac和Racine在2003年探討精油和原精抑制5-LOX（消炎）的效果之後，在2004年又接著以體外實驗探討芳香萃取物抑制人類白血球彈性酶（HLE）的作用。HLE在炎症的疾病生理學當中扮演著重要的角色，它和膠原蛋白和彈力蛋白等基質蛋白質的降低有關。當暴露在紫外線環境下，HLE的活性會被刺激，因此在日曬之後，我們會發現肌膚出現皺紋或失去彈性。這項研究發現，某些原精抑制HLE的效果比精油還顯著，不過研究者只測試了兩種精油（沒藥和依蘭），這兩種精油的作用相當微弱。而效果最顯著的是薑黃的油樹脂（*Curcuma longa oleoresin*）（甚至高出參考數值），此外，香脂楊原精、迷迭香萃取物和安息香樹脂的抑制效果也非常強大。其他有效的原精和樹脂還包括龍膽、橙花、紫羅蘭葉、沒藥、可可、朝鮮薊、墨角藻、茉莉、黑醋栗花苞、米和茶。研究者提到薑黃的油樹脂當中含有三種薑黃素類（curcuminoids）成分（具有抗氧化和消炎效果的複合雙酮〔complex diones〕），不過這些成分在薑黃精油中並不存在。最後他們做出結論，認為原精、樹脂和油樹脂在芳香療法中確實應佔有一席之地。

如果說，某些原精和樹脂確實具有生理上的作用，那麼幾乎所有的原精和樹脂都能在精神方面發揮所長。它們的氣味濃烈芬芳，表示只需要用非常低的濃度就能達到效果，因此，它們的心理療癒作用途徑很可能是透過吸聞和大腦邊緣系統，而不是直接的藥理作用——不過，這樣的說法在目前仍然只是一種假設。

值得一提的是，早期芳香療法為人詬病的一點，就在於直接把傳統芳香草藥的用途挪用到芳療植材身上，也就是認為可以用傳統草藥的效果來說明精油功效，卻忽略了植材本身為一整體，具有完整性。然而，同一植材的原精通常會出現精油中沒有的成分，可以說更接近植材原有的成分，因此，我們或許可以期待原精的療癒作用在日後會如何發展。不過，由於芳香療法主要的使用方式還是透過吸聞與經皮吸收，因此比較可能的發展方向會是製成皮膚外用的產品。此外，提倡能量取向的芳療師是否會使用原精也是個未知數，因為原精當中含有些許的溶劑和酒精。

在接下來的段落，我們會探討少數幾種或許在芳香療法中能發揮用途的原精和樹脂。就和前面的章節一樣，這些原精依然是按照來源植物科屬的字母順序排列。

石蒜科 Amaryllidaceae

水仙屬 水仙 Narcissus   *Narcissus jonquilla, Narcissus poeticus*

　　水仙屬底下有兩種可以萃取精油（透過脂吸法）和原精的水仙花，分別是黃水仙（*N. jonquilla*，英文俗名jonquil）和水仙（*N. poeticus*，英文俗名narcissus）。以萃取香氣為主的水仙栽培地點主要分布在地中海地區、摩洛哥和埃及。

　　水仙原精可以用在芳香療法中，在香水業的用途也相當多樣。它的顏色可能是深橘色或橄欖綠色，質地黏稠，氣味濃重香甜，既有像乾草一樣的草葉氣味，又有混合著土壤氣息的花香。唯有在稀釋到非常低濃度的時候，聞起來才像是水仙花的香味。水仙原精和所有的原精一樣，成分非常多元複雜，其中包括芳香醇（苯乙醇、α-萜品醇、左旋沉香醇）、甲基紫羅蘭酮、茴香醛和乙酸苄酯等（Jouhar 1991），另外也有微量的吲哚。吲哚是一種環狀的亞胺化合物，本身的氣味類似樟腦丸，當濃度在10％左右時會出現像糞便一樣的氣味，而極微量時則有近似茉莉的芳香（Williams 2000）。根據Lawless（1992, 1995）的說法，水仙原精有抗痙攣、催情和迷醉的作用，在芳香療法中，也可以單純取其香氣來使用。

龍舌蘭亞科 Agavaceae

晚香玉屬 晚香玉 Tuberose   *Polyanthes tuberosa*

　　龍舌蘭亞科中最值得介紹的芳香植物，就是只在夜裡開花的晚香玉了。透過脂吸法可以得到晚香玉的萃取物（晚香玉的花朵在摘下之後仍會持續散發香氣），或者也可以取花朵用溶劑萃得原精。晚香玉是一種高大的多年生植物，花朵形態類似百合花，其中重瓣的品種經常運用在切花和花藝當中。晚香玉原生於中美洲，主要栽培地點在法國、印度（在當地是重要的儀式花材）、摩洛哥與埃及。晚香玉原精價格不菲，在香水業中有相當廣泛的用途。

晚香玉原精是一種深棕色、軟糊糊的膏狀物，氣味濃重，混合了蜂蜜、焦糖和甜美的花香。像晚香玉這種膏狀的原精幾乎不可能用滴入的方式調進植物油或其他介質當中，而且也可能出現無法溶解完全的問題，也就是可能會出現一些無法消失的殘留物。因此，為了讓這樣的原精在芳香療法中更方便使用，最好的方法是用性質穩定的植物油（例如荷荷芭油）稀釋到5%的濃度，接著把稀釋過的原精靜置一段時間，等殘留物都形成、沉澱下來，再將上部清澈的稀釋油小心倒入另一個乾淨的容器中。於是，這份稀釋過的原精就可以很方便地運用在以油脂為基質的配方當中。

從化學成分來看，晚香玉的成分非常多元複雜，包括醇類（橙花醇、金合歡醇、牻牛兒醇與苯甲醇）、芳香酯類（苯甲酸甲酯、鄰氨基苯甲酸甲酯、苯甲酸苄酯和水楊酸甲酯）、丁香酚和晚香玉酮（一種酮類）（Jouhar 1991）。另外，就像其他香氣濃烈的花朵原精一樣，晚香玉原精中也有微量的吲哚。據說晚香玉的香氣具有迷醉（narcotic）的效果，這個字在香水業中經常用到，是指一種濃烈、能夠助眠的香氣，此外，如果不當使用這類香氣，則可能出現使人昏沉的效果。晚香玉在芳香療法中的用途主要取其香氣，除此之外也可能用它來幫助放鬆、改善睡眠狀況（Lind 1998）。

夾竹桃科 Apocynaceae

 緬梔屬 緬梔花 Frangipani *Plumeria alba*

白花緬梔（*P. alba*）是一種個頭不大的喬木，花朵非常芬芳。天蛾是緬梔花的傳粉媒介，為了吸引它們的注意，緬梔花的氣味在夜晚會比白天更濃郁。一般認為白花緬梔原生於中南美洲或加勒比海地區，後來傳入澳洲。在印度南部地區，緬梔花通常被種在廟宇周圍，因此又有「廟樹」之稱。緬梔花的外形非常美麗，各地文化也分別為它賦予各種不同的意義，例如新生、創造、奉獻和虔誠等。在夏威夷文化中，緬梔花象徵萬事安好、順利，阿育吠陀療法則用它來安撫恐懼、焦慮，處理顫抖與失眠的問題（McMahon 2011a）。

緬梔花原精的香氣是一種馥郁濃烈的熱帶花香，帶有蜂蜜和水果般的香甜香調。據說它可以使人安適、內心平和，並且紓解緊張和壓力。緬梔花也被用在安寧照護當中。

石竹科 Caryophyllaceae

 石竹屬 香石竹（康乃馨）Carnation　　　*Dianthus caryophylius*

石竹科底下只有一個屬和香水業與芳香療法有關，就是石竹屬。香石竹（*D. caryophylius*）就是常見的康乃馨，另外有一種粉紅色的石竹花，叫做長夏石竹（*D. plumarius*）。康乃馨原精曾被使用在芳香療法中，在香水業也扮演著相當重要的角色，不過近年比較少用它作為香水的主香調。它的香氣非常強勁，萃取成本也異常高昂。康乃馨原精呈綠至棕色，質地非常黏稠，甚至呈現膏狀；氣味香甜，混合了草本、蜂蜜、薄荷般的花香和香料等香調。目前市面上大部分的康乃馨精油都是合成混製的，多半是丁香精油的衍生物（Jouhar 1991）。目前並沒有文獻資料提到康乃馨原精的精神療癒作用，不過曾經有少數幾個人在芳香療法的情境中體驗過真正的康乃馨原精香氣，他們事後表示，康乃馨的氣味讓他們感覺「舒適」、「歡快」、「無拘無束」，另外還有幾個人表示想起兒時在花園中玩耍的美好記憶。

豆科 Fabaceae

鷹爪豆屬 鷹爪豆 Genet　　　*Spartium junceum*

鷹爪豆在西方世界又叫做西班牙金雀花，或是織匠的掃帚（weaver's broom），因為古人曾把它的枝條做成掃把使用[18]。透過溶劑可以萃取出鷹爪豆原

---

18. 因此英文中的broom既有掃把、長柄刷之意，也是各種金雀花的俗稱。

精，不過小心別把它和金雀花原精混淆了。金雀花原精取自普通金雀花（*Cytisus scoparius*，豆科金雀兒屬），生產地點在法國南部和摩洛哥一帶，氣味香甜，像蜂蜜一樣。鷹爪豆原精萃取自它金澄亮黃的花朵，原精是深棕色，非常黏稠，帶有非常香甜持久的氣味，既有玫瑰般的花香，又有一股青嫩、乾草般的草葉香（Jouhar 1991）。鷹爪豆原精很適合搭配橙花原精和椴花原精使用。

百合科 Liliaceae

風信子屬 　風信子 Hyacinth 　　　　　　　　　*Hyacinthus orientalis*

　　風信子的英文俗名是 hyacinth，不過有時也叫做 jacinthe。風信子的香氣主要用在香水業，不過也可以用在芳香療法中。目前主要的商業栽培地點在荷蘭與法國。風信子原精是一種深綠色的液體，帶有非常濃烈鮮明的青嫩、草葉氣味，必須經過稀釋才會變得比較好聞，而只有在稀釋到極低濃度時，才會比較接近一般認知的風信子氣味（Jouhar 1991）。至少在目前為止，真正的風信子原精在市面上非常珍稀少見，不過合成的風信子倒是非常容易取得。兩者之間有非常顯著的氣味差異：合成的風信子沒有沉厚的草葉／土壤氣味，而是以青草般的甜美花香為主，而且也很明顯地不是「天然」的氣味。

　　從化學成分來看，風信子原精的成分非常多元，包括苯乙醇（phenylethanol）、丁香酚（eugenol）、甲基丁香酚（methyl eugenol）、安息香酸（benzoic acid）、乙酸苄酯（benzyl acetate）、苯甲醇（benzyl alcohol）、肉桂醇（cinnamic alcohol）、乙酸肉桂酯（cinnamyl acetate）、苯甲醛（benzaldehyde）、肉桂醛（cinnamic aldehyde）、鄰甲氧基苯甲酸甲酯（methyl-ortho-methoxybenzoate）鄰甲氧基苯甲酸乙酯（ethyl-*ortho*-methoxybenzoate）、鄰氨基苯甲酸甲酯（methyl anthranilate）、二甲氫基奎酮（dimethyl hydroquinone）和正庚醇（*N*-heptanol）等。Lawless（1995）和 Rose（1999）曾經提到風信子原精有抗菌、止血和鎮定的效果，但是這些藥理作用幾乎沒有任何資料可以佐證——或許這兩位作者是根據其中的主要成分苯乙醇而做出這樣的判斷。

風信子原精的氣味被認為有迷醉效果，並且能改善心情、令人精神一振、帶來活力，還可能增進創意。古希臘人用風信子的氣味來提振精神，浪漫主義詩人拜倫和雪萊據說也相當享受風信子帶來的迷醉效果。根據 Warren 和 Warrenburg（1993）的研究，風信子的香氣能帶來幸福、性感、放鬆和激勵的效果，此外也能改善冷漠、易怒、壓力和憂鬱的情況。這樣的研究結果顯然讓我們對它的療癒效果更有概念了。

木蘭科 Magnoliaceae

含笑屬 黃玉蘭 Champaca   *Michelia champaca*

黃玉蘭原生於菲律賓和印尼。根據傳統習俗，女性會用玉蘭花裝飾頭髮，或者戴在耳後，當花朵逐漸綻放，香氣便隨之飄散。玉蘭花可以做成花環，或是放在裝水的容器中，為空間添香。黃玉蘭原精呈淺黃至紅色，有非常強烈的花香，通常會用來輔佐加強茉莉的香氣。黃玉蘭原精並不常見，而且在香水業中，也並不是主流的花香素材。

黃玉蘭原精的成分包括 1,8-桉樹腦、對甲酚甲醚（para-cresyl methyl ether）、苯甲醛、苯甲醇、安息香酸和苯乙醇（Jouhar 1991）。它的香氣非常有穿透力，溫暖、圓潤且豐饒，有一種類似橙花的香調，加上一絲像香料和茶葉的幽微香氣。一般認為，黃玉蘭能帶來放鬆、愉悅的效果，用途很可能接近茉莉與橙花。

含羞草科 Mimosaceae

 銀合歡 Mimosa　　　　　　　　　　　　　　　　*Acacia dealbata*

　　銀合歡是豆目含羞草科[19]當中的一種小型喬木，它原生於澳洲，目前在法國、義大利和印度也均有栽種。銀合歡的花朵與嫩枝末稍可以用來萃取原精，它的原精帶有強勁、青嫩的花香氣味，主要生產地點在法國南部（Jouhar 1991）。研究者建議銀合歡適合用在焦慮、壓力、緊張和過度敏感的情境中（Lawless 1992）。

金合歡屬 金合歡 Cassie　　　　　　　　　　　　　　　　*Acacia farnesiana*

　　金合歡是一種多刺的灌木叢或小喬木，主要栽培地點在法國南部與埃及。它會開出毛絨絨的金黃色花朵，以溶劑萃取後就會得到金合歡原精。

　　Jouhar（1991）曾經用「精緻」這個字來形容金合歡的氣味，它同時具備了香料和花香的香調。香水業經常用金合歡搭配紫羅蘭，或是調入茉莉和玫瑰的香調中，在印度可以找到混合檀香萃取的金合歡attar。金合歡和其他原精一樣，成分非常多元複雜，不過Jouhar（1991）特別指出其中含有兩個重要成分：金合歡醇和水楊酸甲酯——從這兩種成分可以推測，金合歡或許有消炎的作用。

---

[19] 根據美國植物學家克朗奎斯特的分類法，含羞草科是豆目底下獨立的一科。不過20世紀末出現一種從分子生物學的角度，以植物基因和親緣關係進行分類的APG分類法，這種分類法將原本的含羞草科歸類在豆科底下，視為含羞草亞科。

蓮科 Nelumbonaceae

蓮屬 蓮花 Lotus　　　　　　　　　　　　　　　　　　　*Nelumbo nucifera*

　　粉紅蓮花（*N. nucifera*）又叫做印度蓮花、神聖蓮花，或是「印度之豆」（Bean of India）。它是一種多年生水生植物，其蓮子即便存置超過千年，依然保有萌芽的能力。古時埃及的尼羅河畔也長滿了蓮花，並且被古希臘歷史學家希羅多德寫在旅行見聞當中。蓮花象徵耐心與平和。它生長於水中的淤泥，會在水面上開出碩大華美的花朵、伸展平寬的葉片，這些精緻的花朵可能是粉紅色、藍色或白色，花瓣飄散出獨特的清香。當枯乾的泥塘經過雨季洗禮，蓮花便應運萌生，因此它又象徵著永生、復活與超然。蓮花在佛教文化中也有重要的象徵意義。

　　蓮花原精需要陳放才能凝煉出香氣。McMahon（2011b）曾形容，粉紅蓮花原精是一種深粉色的黏稠液體，以馥郁甜美的花香為主調，加上果香與皮革的香氣，乾涸後留下粉香與香料的氣味。白蓮花則是一種深棕色的黏稠液體，氣味和粉紅蓮花雷同，但乾涸後多了一絲動物和草葉的氣味。

木樨科 Oleaceae

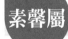

素馨屬 茉莉 Jasmine

　　茉莉的品種多達40種以上，其中有三種茉莉被特別栽培來萃取精油、凝香體和原精，這三種品種分別是星星茉莉（*Jasminum auriculatum*，主要栽培於印度）、大花茉莉（*J. grandiflorum*，又叫做西班牙茉莉，主要栽培於印度、法國和地中海一帶），以及小花茉莉（*J. sambac*，又叫做阿拉伯茉莉、中國茉莉，是印度最常見的茉莉品種，又有「樹林月光」之稱，也是茉莉花茶所使用的茉莉）。除此之外還有許多其他栽培種。某些農場也會把大花茉莉嫁接到體質更強健的摩洛哥茉莉

（*J. officinale*）植株上進行栽培。

茉莉是一種常綠的攀緣植物，會開出白色的星狀花朵，香氣馥郁芬芳，入夜尤甚。從許多角度來看，素馨屬都是一個相當迷人、令人不斷想深入探究的植物科屬，包括從植物學、地理學和生態學的角度，到精油和原精的產製，以及美容和臨床使用的效果，以及它獨一無二的醉人香氣。茉莉原精是一種深橘至深棕色的液體，其中含有超過一百種成分，但主要是芳香酯類，例如乙酸苄酯、茉莉酸甲酯、鄰氨基苯甲酸甲酯和苯甲酸苄酯。除此之外也有沉香醇等單萜醇類、苯甲醇等芳香醇，以及金合歡醇等倍半萜醇。另外也有酮類的順式素馨酮，和微量的吲哚。茉莉的香氣會因來源植物而出現差異，不過基本上，典型的茉莉香氣混合了花香和果香，氣味濃重且有動物般的氣味，乾涸之後留下蠟質、香料的氣味（Williams 2000）。

長久以來，茉莉在傳統文化中是具有催情作用的香氣。然而，芳香療法主要將它用在憂鬱、壓力和缺乏自信的情境中（Lawless 1995；Holmes 1998）。Hirsch等人在2007年曾做過一項研究，發現茉莉的香氣可以大幅提升保齡球賽的分數表現。這群研究者認為，這可能是因為茉莉的氣味可以調節情緒、增加警覺度，同時降低焦慮、增加自信，並且改善手眼的協調程度。他們做出結論，認為茉莉的香氣可以運用在其他手眼協調活動中，提高活動的準確度表現。

Lawless（1995）和Holmes（1998）則建議可以用茉莉來護膚，或是改善各種肌肉疼痛、痙攣、咳嗽，此外也可以滋補子宮、改善經痛。另外有一項尚未正式發表的體外研究提到，茉莉原精有清除自由基的作用，因此可以修復UV-B紫外線對人體角質細胞的傷害（Baylac and Racine 2003）。這樣的研究結果顯然支持在抗老化的植物保養品中添加茉莉的作法。關於茉莉原精在芳香療法中的部分運用方式，請參見表10.1。

表10.1 茉莉原精在芳香療法中的應用

適用系統	適合搭配的精油
皮膚（熟齡／乾性／油性／敏感肌）	真正薰衣草、天竺葵、永久花、檀香、廣藿香、紫羅蘭葉
肌肉骨骼系統（肌肉壓力、緊繃）	真正薰衣草、檸檬香茅、黑胡椒、羅馬洋甘菊或德國洋甘菊、快樂鼠尾草、薑
神經系統（憂鬱、緊繃、壓力、疲憊、倦怠）	檀香、薑、荳蔻

木樨屬 桂花 Osmanthus *Osmanthus fragrans*

木樨屬是一個由常綠灌木或小喬木組成的屬,其中有一種植物的花朵可以用來萃取原精,並且近年在香水業中越來越受到歡迎,就是桂花。桂樹是一種原生於喜馬拉雅山區、日本和中國的常綠灌木,當地人會把香氣濃郁的桂花加在茶中品賞香氣。桂花原精是一種琥珀至綠色的黏稠液體,帶有獨一無二、細緻豐富的氣味,它的香氣馥郁,是一種甜美的、像蜂蜜般的飄逸花香,令人想到梅子、葡萄乾(Leffingwell 2000)或杏桃(Warren and Warrenburg 1993)。

桂花原精的成分包括沉香醇、沉香醇氧化物,以及芳香醇、酸類和紫羅蘭酮等。目前關於桂花原精的研究主要和它的情緒影響效用有關。例如Warren和Warrenburg(1993)就發現,桂花的香氣有「激勵和令人快樂的特質,並且能大大改善冷漠和憂鬱等負面情緒」。也有研究資料提到,桂花有可能促進膠原蛋白形成、安撫皮膚敏感的情況,因此能幫助修護皮膚、使膚質更細緻(Leffingwell 2000)——這也能說明,為什麼近年經常能看到商業護膚產品當中添加桂花的萃取物。

蘭科 Orchidaceae

香草屬 香草 Vanilla

有三種香草品種供作產品使用:波旁香草(或稱留尼旺香草)是來自*Vanilla planifolia* Andrews,大溪地香草是來自*V. tahitensis* J.W. Moore,最後是所謂的西印度香草,來自*V. pompona*。香草是一種多年生的草本藤蔓植物,有附生的習性(會長出能夠附著於他處的「氣生根」)。它深綠色的葉片相當厚實,淡綠/黃色或是白色的花朵以大型總狀花序排列,一株花枝可能包含20朵以上的花朵。

花朵結出的果實是纖細修長的綠色豆莢,就像膠囊一樣,在未完全成熟時就會摘採下來。這些豆莢中有無數細小閃亮的黑色種子,這些香草籽就是芬芳油質的來源。採摘下來的豆莢還需要經過長達六個月的醃製期,才能以溶劑萃取出原精或香草脂溶液。

香草原精是一種棕色的黏稠液體,有典型香甜、豐饒的香草脂氣味。它的化學組成非常多元複雜。其中含有約佔2%的香草素(一種芳香醛)(Jouhar 1991),以及包括羥基苯甲醛(hydroxybenzaldehyde)、醋酸(acetic acid)、異丁酸(*iso*-butyric acid)、己酸(caproic acid)、丁香酚和呋喃醛(furfural)等其他成分(Klimes and Lamparsky 1976;Lawless 1992)。

雖然香草在食品工業和香水界有相當廣泛的運用,但在芳香療法的範疇中並沒有太多資料加以說明。目前比較常見的用法還是側重在香草香氣帶來的撫慰作用。香草很適合和花香類的精油與原精(如依蘭、天竺葵、玫瑰和茉莉)、檀香、以及香料類精油(如薑、丁香與肉桂)一同調和使用。

露兜樹科

露兜樹屬

露兜花 Kewda

Pandanus odoratissimus

露兜樹是一種生長在印度和馬來西亞的野生植物,它會開出花型碩大、香氣濃郁的乳白色花朵,單朵重量能達到100克左右。露兜花油呈淺黃色,氣味強勁而甜美,混合了百合、青草和蜂蜜般的香味。其中的成分包括苯甲醇(以及衍生而來的酯類,例如乙酸苄酯、苯甲酸苄酯和水楊酸苄酯),此外還有沉香醇和牻牛兒醇等單萜醇、乙酸沉香酯和某些倍半萜類衍生物,包括苯乙醇、檀香醇、癒創木醇和罕見的 ω-溴苯乙烯(ω-bromstyrene,具有鮮明的、像風信子一般的氣味)(Jouhar 1991)。

薔薇科

薔薇屬　玫瑰 Rose

　　關於玫瑰的介紹也可以參見本書玫瑰精油的段落（請見 p.231）。主要用來萃取原精的玫瑰品種是千葉玫瑰（*R. centifolia*）和大馬士革玫瑰（*R. damascena*）。玫瑰原精是橙黃色至橙棕色的稠厚液體，產於摩洛哥和法國的原精也叫做「五月玫瑰」原精（rose de mai），而來自匈牙利的產品多半萃取自大馬士革玫瑰。比起玫瑰精油，玫瑰原精有更豐富的苯乙醇，一般來說含量可高達60%（Tisserand and Balacs 1995），除此之外是牻牛兒醇、香茅醇、橙花醇和金合歡醇等成分（Jouhar 1991）。玫瑰原精經常被用來對抗憂鬱和焦慮、易怒、情緒波動不定等情況。關於玫瑰原精在芳香療法中的部分運用方式，請參見表10.2。

表10.2　玫瑰原精在芳香療法中的應用

適用系統	適合搭配的精油
神經系統（憂鬱、焦慮、神經衰弱）	真正薰衣草、天竺葵、檀香、廣藿香、安息香、佛手柑和柑橘類精油
女性生殖系統（經前症候群、易怒和情緒波動）	快樂鼠尾草、佛手柑、天竺葵、羅馬洋甘菊

芸香科 Rutaceae

柑橘屬　橙花原精 Orange blossom absolute　*Citrus aurantium var. amara*

　　苦橙的花朵可以透過蒸餾萃取出橙花精油（neroli），也可以透過溶劑萃取出橙花原精。橙花原精是一種深橘褐色的黏稠液體，帶有溫暖、豐富而持久的氣味——就像它的來源橙花一樣。橙花原精在香水界中，是相當具有重要價值的調香素材。從化學成分來看，橙花原精的主要成分是沉香醇（32％）、乙酸沉香酯（16.8％）

和共佔7％左右的橙花叔醇與金合歡醇（這是兩種和抗癌效果有關的倍半萜醇）（Bowles 2003）。另外，橙花原精中也有約佔4.5％的苯乙醇，以及3％的臨氨基苯甲酸甲酯（這是一種含氮的酯類）（Weiss 1997）。在芳香療法的運用上，橙花原精的用途和橙花精油沒有太大的區別。

楊柳科 Salicaceae

楊屬 香脂楊 Popular bud *Populus balsamifera*

香脂楊的嫩芽外表黏稠，如樹脂般芬芳，而它的樹皮則含有水楊苷（salicylin），這是一種糖苷，也是水楊酸（阿斯匹林）的前驅物質。說到這裡，你或許已猜想到，它的樹皮早被民俗療法用來發揮止痛、消炎和退燒的作用。人類使用香脂楊已經有相當悠久的傳統，尤其北美印第安人用它來紓解皮膚與肺部的不適。從嫩芽取得的樹脂被當成敷膏使用，因此也引申《聖經》典故，得到「基列香膏」（Balm of Gilead）的美名。在當代藥草學中，香脂楊的嫩芽被視為是一種祛痰劑。

香脂楊（嫩芽）原精是一種金色、黏稠而不透明的混濁物質，氣味香甜持久，有肉桂般的香脂氣味，加上一絲幽微的樹脂與香豆素氣味（McMahon 2011c）。香脂楊原精曾是Baylac和Racine（2004）研究中測試的原精之一，這項研究發現它對於5-LOX展現出非常強大的抑制效果，因此可以說，香脂楊原精很可能具有相當不錯的消炎潛力。

安息香科 Styraceae

紅皮屬 安息香 Benzoin

紅皮屬底下有好幾種植物都會在樹皮被切開或受到損傷時，分泌出芬芳的

樹脂。用溶劑萃取這些樹脂塊，就會得到所謂的樹脂溶液（resinoid）。其中，*Styrax benzoin*、*S. paralleloneuris* 和 *S. tonkinensis* 都是原生於亞洲熱帶地區的高大喬木，它們生長迅速，很快就會成熟，外形像樺樹一樣。根據地理位置和植物來源，可以將安息香分成兩種：暹邏安息香是來自寮國、越南、柬埔寨、中國和泰國的安息香，萃取來源是 *S. benzoin* 和 *S. tonkinensis*；而蘇門答臘安息香則是來自蘇門答臘、爪哇和馬來西亞的安息香，植物來源是 *S. benzoin* 和 *S. paralleloneuris*（Jouhar 1991；Lawless 1992）。

暹邏安息香是易碎的黃棕色「碎塊」，而蘇門答臘安息香則是一種乳狀的樹脂汁液，待乾燥變硬之後，再從樹皮上刮取下來。這些樹脂塊一開始是矩形的小磚，後來會被敲碎成杏仁狀的小樹脂塊（Jouhar 1991）。暹邏安息香有著像巧克力一樣香甜的香脂氣味，而蘇門答臘安息香則是溫暖甜美的粉香（Jouhar 1991）。

「安息香」（benzoin）這個字指的是芬芳的樹脂塊，而安息香萃取物是從樹脂塊更進一步萃取出來的產物。安息香的樹脂溶液是棕色、黏稠的液體，氣味和樹脂塊相當接近。蘇門答臘安息香的主要成分是肉桂酸松柏酯（coniferyl cinnamate），而暹羅安息香則主要以苯甲酸松柏酯為主（Lawless 1995）。這兩種安息香都含有微量的香草素（一種芳香醛），這也是安息香有如香草般甜美氣味的來源。

由於安息香不是一種精油（它的香氣分子揮發性不夠，無法透過蒸餾方式萃取），因此許多作者和研究者都一度忽略了它的重要性。不過，安息香有相當多的運用方式，例如可以做成牙齦和皮膚使用的軟膏，或是製成酊劑來幫助呼吸道問題，也可以用來調香。在芳香療法的運用上，主要著重於它撫慰人心、放鬆舒緩的香氣，可以用來紓解壓力相關的症狀，也可以幫助皮膚和呼吸系統的問題（Lawless 1996）。

不過，安息香確實也可能有刺激皮膚的疑慮，而且它的質地觸感相對比較黏稠。一般來說，會建議把安息香先融入其他的「基底油」當中，再用這份安息香油和其他精油調和。調和好的安息香油應註明調和濃度，並且等到無法溶解的樹脂材料都沉澱下來之後，把清澈的油質輕輕倒入其他容器中，以供日後使用。如果直接把安息香的樹脂溶液加入按摩配方中使用，那麼不僅按摩時會感到黏稠，按摩過後肌膚也會留下黏稠的觸感。關於安息香在芳香療法中的部分運用方式，請參見表10.3。

表10.3　安息香在芳香療法中的應用

適用系統	適合搭配的精油
神經系統（壓力、衰弱、焦慮、憂鬱）	玫瑰、茉莉、檀香
呼吸系統（氣喘、痙攣、咳嗽、呼吸道阻塞）	佛手柑、薑、檀香、乳香
皮膚（發炎和刺激、傷口）	沒藥、香脂楊、廣藿香、真正薰衣草、永久花

椴樹科 Tiliaceae

椴樹屬　椴花（菩提花）Linden blossom　　　　　　*Tilea vulgaris*

　　椴樹是原生於歐洲的大型落葉喬木，有著鮮綠色的心型葉片。在椴樹上，會開出一叢叢乳黃色的芬芳花朵，這就是椴花，也叫做菩提花或萊姆花（lime flowers）。椴花在傳統草藥方面的使用，已經有相當久遠的歷史了。取乾燥花朵沖泡出來的菩提花茶有廣為人知的鎮定效果，此外，草藥學也用菩提花茶來改善消化不良、心悸、噁心想吐、偏頭痛、高血壓和發燒等情況。Grieve（1992 [1931]）則提到，取老椴樹開出的花朵來泡茶，可以帶來迷醉的效果。

　　椴花的凝香體和原精都是萃取自花朵——這兩種產物都是香水業會使用的素材。椴花原精是一種黃色、半固體狀的膏糊，有著青嫩的草本香氣。其中主要成分是金合歡醇，在芳香療法中多半用來緩解痙攣、消化不良與頭痛等現象（Lawless 1992）。

堇菜科 Violaceae

堇菜屬　紫羅蘭 Violet

　　紫羅蘭有許多不同品種，*Viola alba* 是所謂的帕爾瑪紫羅蘭（Parma

violet）、*V. odorata* 是甜紫羅蘭，而 *V. suavis* 則是俄羅斯紫羅蘭。紫羅蘭是一種小而柔韌的多年生植物，匍匐的地下莖會長出心型且稍微覆有絨毛的葉片。紫羅蘭主要靠走莖來繁殖，很少結出種子。它的花朵通常是深紫色的單瓣花，不過也有淡紫色或淡粉色的品種。紫羅蘭無論在香氛工業、醫學界和糕點業都有長久的使用傳統。例如希臘人會用紫羅蘭的香氣來「平息怒火、幫助入睡、安撫並強健心臟」（Homer and Virgil，由 Grieve 1992 進行改寫）。古代的英國人與凱爾特人則看中它的美容功效，甚至為紫羅蘭賦予獨特的象徵意義——紫羅蘭就和月見草一樣，有和英年早逝有關的寓意（Grieve 1992 [1931]）。

用來萃取凝香體和原精的紫羅蘭主要栽種於法國南部，以新鮮葉片和花朵來萃取。這些香氣素材多半用在香水業和糕點業。甜紫羅蘭葉（*V. odorata*）的原精有「雖然濃郁卻不怎麼吸引人的青嫩、胡椒氣味」（Jouhar 1991）。

它的化學成分也相當複雜，其中2-trans-6-cis-nonadien-1-al是主要的香氣來源。除此之外，其他成分也包括正己醛（n-hexanal）、正-辛烯-2-醇-1（n-octen-2-ol-1）、苯甲醇等其他成分，另外也有微量的丁香酚（International School of Aromatherapy 1993）。

在芳香療法中可以找到萃取自帕爾瑪紫羅蘭和甜紫羅蘭的原精，這些紫羅蘭葉原精主要用來護膚、紓解壓力、失眠與頭痛（Lawless 1995）。研究顯示，紫羅蘭葉原精可以抑制人類白血球彈性酶（HLE）（Baylac and Racine 2004），因此能幫助日曬受損的肌膚，也可以作為一種幫助抗老的原精。很有趣的是，這項研究也證實早期英國人和凱爾特人的用途發現。關於紫羅蘭葉原精在芳香療法中的部分運用方式，請參見表10.4。

表10.4　紫羅蘭葉原精在芳香療法中的應用

適用系統	適合搭配的精油
皮膚（適用於脆弱、敏感肌膚，或是易生皺紋或熟齡的肌膚；濕疹、青春痘、微血管曲張、日曬損傷）	椴花、茉莉、真正薰衣草、天竺葵、檀香、廣藿香、白松香、佛手柑、岩蘭草
神經系統（暈眩、頭痛、失眠）	真正薰衣草、快樂鼠尾草、羅勒、風信子

薑科 Zingiberaceae

薑花屬 野薑花 White ginger lily　　　　　　*Hedychium Coronarium*

　　薑花屬底下有大約50種植物，這些薑花多半生長在東南亞、中國南部和喜馬拉雅山區，在美國也有培育（Jouhar 1991；McMahon 2011d）。薑花屬的名稱是來自希臘文中代表「甜美」（*hedys*）和「雪」（*chion*）的兩個字。所有薑科植物的花朵都只會有一個雄蕊。其中，野薑花（*H. Coronarium*）是一種氣味芬芳的白色花朵，又叫做蝴蝶花或花環百合（garland lily）。

　　野薑花的香氣令人聯想到晚香玉與梔子花（Jouhar 1991），並且可以萃取出原精。野薑花原精是一種琥珀色的液體，氣味溫暖香甜，有蜂蜜般的熱帶花香，也隱隱飄散出香料、水果和香脂的氣味。研究者認為，野薑花香的氣味來源是沉香醇、茉莉酸甲酯、丁香酚、順式素馨酮、β-紫羅蘭酮與內酯類成分（McMahon 2011d）。在芳香療法中，可以用野薑花來幫助放鬆、紓壓，很可能也可以緩解疼痛、幫助睡眠。我在本書後面的「附錄F：精油效用速查表」當中，整理第三部所討論到各種精油、原精和樹脂的用途和作用，其中包含某些我個人主觀的看法，提供各位參考。

原精與樹脂[科]的知識小百科

百合科 Liliaceae
百合科底下有許多我們熟悉的植物，例如洋蔥、青蔥、韭蔥和大蒜（這些都是蔥屬植物），另外還有藍鈴花、百合花和風信子等等。大蒜和洋蔥都能萃取出精油，這些精油在食品工業中有相當多元的用途，除此之外，由於它們有突出的抗菌效果，在醫療和藥用方面相當具有重要性。不過，這兩種精油氣味十分辛辣，因此平常並不會在芳香療法中使用。

木樨科 Oleaceae
木樨科屬於玄參目（Scrophulariales），從芳香療法和精油的角度來看，其中有兩個最重要性的屬，分別是素馨屬（茉莉）和木樨屬（桂花）。

附錄 A ｜ 專有名詞解釋

★ **導致流產（Abortifacient）**：有可能致使墮胎、流產。

★ **原精（Absolute）**：一種濃度極高的芳香植物萃取物。以溶劑或脂吸法從芳香植材萃取出凝香體，再接著用酒精析出其中的芳香成分，即為原精。

★ **香氣和弦（Accord）**：這是香水業的專用術語，意指將不同香氣素材組合在一起，形成一種獨特的香氣組合效果。

★ **鄉野（Agrestic）**：一種令人聯想到鄉間氣味的香氣。

★ **琥珀（Amber）**：一種香水業使用的香調名稱，是令人聯想到香草氣味的粉香。

★ **止痛（Analgesic）**：能紓解疼痛。

★ **一年生（Annual）**：生命週期在一個生長季節內完成，也就是壽命僅維持一年的植物。

★ **驅蟲（Anthelmintic）**：能消滅腸道寄生蟲的治療配方。

★ **抗細菌（Antibacterial）**：能消滅細菌，或抑制細菌孳生。

★ **抗凝血（Anticoagulant）**：能抑制血液凝結。

★ **抗憂鬱（Antidepressant）**：能消解憂鬱。

★ **消炎（Antiphlogistic / Anti-inflammatory）**：具有消炎的作用。

★ **止癢（Antipruritic）**：能緩解搔癢感。

★ **抗硬化（Antisclerotic）**：能防止組織硬化。

★ **抗皮脂（Antiseborrhoeic）**：能抑制皮脂分泌。

★ **抗痙攣（Antispasmodic）**：能紓解平滑肌的痙攣（現在也包含肌肉骨骼方面的痙攣）。

★ **止咳（Antitussive）**：能緩解咳嗽現象。

★ **抗病毒（Antiviral）**：能消滅病毒。

★ **解焦慮（Anxiolytic）**：能降低焦慮感。

★ **細胞凋亡（Apoptosis）**：一種細胞的程序性死亡，這是一個多細胞生物維持體內平衡和組織發展的正常生理過程。

★ **假種皮（Aril）**：包覆於種子外部的一層薄膜。

★ **香氣學（Aroma-chology）**：一種關注香氣心理影響的研究。

★ 芳香療法（Aromatherapy）:在整體療法情境中,運用精油和芳香植物萃取物,來維持或改善身體、情緒、心靈健康幸福狀態的療癒方法。

★ 芳香醫學／藥用芳香療法（Aromatic medicine）：將精油運用在醫學界的做法；發源於法國,在當地只有合格的醫療專業人士方可施行。

★ 芳香製配學（Aromatology）：以濃度較高的精油製備品,來處理臨床疾病和各種不適。

★ 收斂（Astringent）：能使組織收縮；藉此可達到減少分泌物的效果,例如降低皮脂分泌。

★ 香脂的（Balsamic）：一種舒服宜人的氣味。

★ 二年生（Biennial）：生命週期在兩個生長季節內完成的植物,在第二年的尾聲會結出種子。

★ 生物合成（Biosynthesis）:在細胞內的將簡單的物質轉變為複雜化合物的過程。

★ 沸點（Boiling point）：在一定壓力下,液體開始持續沸騰蒸發的最高溫度。

★ 苞片（Bract）:花朵基部的變態葉。例如快樂鼠尾草的花朵就有非常巨大的苞片。

★ 消脹氣（Carminative）：紓解腸胃的飽脹感和脹氣。

★ 催化劑（Catalyst）：一種能改變化學反應速度的物質,在化學反應前後,自身的質量和組成都能維持不變。

★ 利腦／頭部用油（Cephalic）：有助於頭部和心智思考；可以刺激思考過程。

★ 利膽（Cholagogue）：可以刺激膽囊、促進膽汁流動。

★ 促進膽汁分泌（Choleretic）：可以促進肝臟分泌膽汁。

★ 促進傷口癒合（Cicatrisant）：促進疤痕組織生成,達到癒合的效果。

★ 桉樹腦的（Cineolic）：一種像尤加利一般的氣味。

★ 順式和反式異構物（*Cis-* 和 *trans*-isomerism）：這是一種幾何上的異構物——順式異構物是指連結於雙鍵的相似原子團位於雙鍵的同一側；反式異構物則指這些原子團分別位於雙鍵的不同側。例如牻牛兒醇（順式）和橙花醇（反式）就是順反異構的例子。

★ 重覆蒸餾（Cohobation）：用蒸餾得到的液體再次反覆進行蒸餾,以盡可能收集到精油中的水溶性成分。

★ 粗濾（Colation）：這是一道過濾程序,讓液體通過粗濾網,把不需要的、不可溶解的微粒物質濾除。

★ 膠體溶液（Colloidal solution）：把格外精細的微小分子散布在一種液狀的介質中。

★ 凝香體（Concrete）：一種香氣芬芳的固態或半固態萃取物，其中含有精油、蠟質與色素，是以溶劑萃取芳香植材所得到的產物。

★ 凝結（Condensation）：從氣體或揮發物變為液體或固體的轉變過程。

★ 脂質（Corps）：脂吸法所使用的純淨脂肪，例如牛羊板油（suet）或豬油。

★ 細胞防禦（Cytophylactic）：可以促進細胞的癒合與修復，刺激皮膚細胞生成。

★ 消解阻塞（Decongestant）：可以紓解阻塞的情況，例如呼吸系統的鼻竇阻塞。

★ 淨化（Depurative）：去除血液中的雜質（排毒作用）。

★ 促進排汗（Diaphoretic）：可以增加發汗，協助皮膚的排泄功能。

★ 助消化（Digestive）：在消化過程中提供幫助。

★ 蒸餾液（Distillate）：蒸餾獲得的產物，收集在蒸餾器的收集桶當中。

★ 利尿（Diuretic）：增加尿液排放。

★ 核果（Drupe）：一種果肉肥厚的水果，其中的種子有硬殼保護在外，例如李子、梅子或櫻桃。

★ 反式-（E-字首）（E-prefix）：德文entgegen的縮寫，意思是「相反」。因此字首標示E-是指反式異構物的意思。

★ 通經／調經（Emmenagogue）：能促進月經正常進行。

★ 潤膚（Emollient）：能舒緩、柔嫩皮膚。

★ 對掌異構物（Enantiometer）：即鏡像異構物。

★ 脂吸法（Enfleurage）：用純淨的脂肪為介質，透過一段時間來吸附同一種新鮮花朵香氣的香氣萃取方式。

★ 酶／酵素（Enzyme）：生物化學作用過程的催化劑。

★ 附生植物（Epiphyte）：根部不在土壤中，而是在地面上依附其他植物或物體生長的植物。附生植物的養分來自空氣、雨水和其他有機物質。蘭花多半是附生植物，熱帶雨林更是典型的附生植物聚集地。

★ 精油（Essential oil）：透過物理方式從天然植物來源萃取得到的產物，具有揮發性，並且能對應到來源植物的品種和香氣。

★ 蒸發（Evaporation）：一種物質狀態的改變，即從液體變成氣體或揮發物。

★ 祛痰（Expectorant）：幫助呼吸道排出黏液。

★ 壓榨法（Expression）：一種透過摩擦和壓榨，利用機械從柑橘類水果萃取出

外果皮（果皮中有顏色的部分）揮發油的過程。

★ **萃取物（Extract）**：溶劑萃取法以溶液析出芳香植材中的可溶性物質，再透過真空蒸餾獲得最終成品，包括凝香體、原精和樹脂溶液都是溶劑萃取過程獲得的萃取物。

★ **滲出物／分泌物（Exudate）**：某些木本植物的形成層分泌的樹脂狀物質，例如安息香、乳香和沒藥都是帶有芬芳氣味的滲出物。

★ **退燒（Febrifuge）**：減輕發燒現象。

★ **分餾（Fraction）**：具有類似揮發性和沸點的精油成分，在蒸餾器中可以單獨的容器收集起來。

★ **官能基（Functional group）**：分子中相互鏈接的原子團，是分子活性最高的部分，可以作為分子分類的依據。

★ **屬（Genus, genera）**：在植物分類學中，介於科和種之間的類目。

★ **無毛的（Glabrous）**：指植物表面沒有毛髮或其他突出的構造。

★ **腺（含有植物精油）（Glands, essential oil-producing）**：包括腺體細胞和腺毛。也就是一個以上以分泌植物揮發油為主要功能的細胞群。例如唇形科植物常見的表皮腺毛、繖形科植物常見的分泌管或樹脂道、花瓣當中的分泌細胞，以及柑橘類果實外皮的腺囊等等。

★ **有霜的（Glaucous）**：植物表面覆有一層藍灰色的蠟質白霜。

★ **止血（Haemostatic）**：有助於停止出血。

★ **頂空（Headspace）**：容器內液體表面之上的空間。「頂空分析」就是對頂部空間的氣體所做的分析。

★ **利肝（Hepatic）**：有助於肝臟功能，可幫助肝臟解毒過程。

★ **肝毒性（Hepatotoxic）**：對肝臟具有毒性。

★ **親水的（Hydrophilic）**：容易吸引水分子，或是能輕易混合於水中。

★ **提高血壓（Hypertensive）**：有提高血壓的作用。

★ **助眠（Hypnotic）**：能誘助入睡。

★ **降血壓（Hypotensive）**：有降低血壓的作用。

★ **分離（Isolate）**：從精油中單獨萃取出某種化學成分。

★ **同分異構物（Isomer）**：當兩個以上的化合物擁有同樣的分子式，但原子排列方式不同時，就叫做同分異構物。例如 α-和 β-松烯的分子式相同，但是其中有一個雙鍵的位置不同。

★ **汽化潛熱**（Latent heat of vaporisation）：特定液體量在沸點時蒸發所需的熱能總數。當等重的氣體在凝結點凝結成液體時，也會釋放出同等的熱能。

★ **通便**（Laxative）：能促進腸子蠕動。

★ **親油性**（Lipophilic）：指物質有可溶於油脂的特性。

★ **刺激淋巴系統**（Lymphatic stimulant）：指有助於淋巴系統的組織清理功能。

★ **浸泡／浸製**（Maceration）：將特定分量的材料浸入特定分量的劑質（例如植物油），接著密封存放一段時間。材料中可溶出的物質將會溶於劑質中，於是可將容器中剩餘的材料濾除。取得的溶液可以透過製作過程的標準化，達到一定的濃度。如果使用的劑質為酒精，那麼最後得到的溶液就稱為酊劑。

★ **分子量**（Molecular weight）：物質中單一分子的質量對一個氫原子質量的比例，即是分子量（氫原子質量被當作是基本原子質量單位）。

★ **化痰**（Mucolytic）：能降低呼吸道黏液的厚稠度。

★ **壞死**（Necrotic）：可能導致組織損壞或死亡。

★ **腎毒性**（Nephrotoxic）：對腎臟具有毒性。

★ **安神**（Nervine）：可以滋補神經、強化神經系統。

★ **神經毒性**（Neurotoxic）：對神經系統具有毒性。

★ **油膠樹脂**（Oleo-gum resin）：植物的分泌物，由水溶性的膠體、樹脂和揮發油組成。

★ **油樹脂**（Oleoresin）：植物的分泌物，由樹脂和揮發油組成。

★ **光學／鏡像異構物**（Optical isomerism）：兩分子的型態互成鏡像，例如右旋和左旋檸檬烯，以及右旋和左旋香旱芹酮。又叫做「立體異構物」（stereoisomerism）。

★ **對-（字首）**（*Para- prefix*）：苯環上兩個相對的位置，例如1,4-位置、對傘花烴。

★ **助產**（Parturient）：幫助生產。

★ **吞噬作用**（phagocytosis）：細胞（如白血球）吞噬、分解外來物質或微生物的過程。

★ **滋補靜脈**（Phlebotonic）：滋養（強化、收斂）靜脈。

★ **光敏性**（Phototoxicity）：如果把具有光敏性的物質塗擦在皮膚上，經過紫外線照射後，有可能造成皮膚損傷、曬傷〔佛手柑精油中的佛手柑內酯所導致的皮膚損傷，又被叫做伯洛克皮膚炎（berloque dermatitis）〕。

★ **極性分子**（Polar molecule）：電荷分布不均勻的分子即為極性分子，例如水、

醇類和醛類。極性分子通常溶於水、不溶於油，非極性分子通常溶於油、不溶於水。

★ 香脂（Pomade）：脂吸法萃取過程中的產物——吸附香氣的油脂。

★ 預防（Prophylactic）：可以預防疾病或感染。

★ 精神轉變（Psychotropic）：轉換情緒或精神狀態。

★ 消旋混合物（Racemic mix）：兩個鏡像異構物混合後自然出現的混合物，例如右旋和左旋沉香醇。

★ 收集桶（Receiver）：蒸餾過程使用的一種容器，用來收集通過冷凝管流出的液體。

★ 精餾（Rectification）：一種再次蒸餾的程序，用來去除不希望存留在最終成品的精油成分，或者是為了使產品標準化而進行的程序。

★ 樹脂溶液（Resinoid）：用溶劑萃取油膠樹脂或油樹脂後得到的產品，其中含有芬芳的芳香分子。

★ 促進局部血液循環（Rubefacient）：可以幫助局部血液循環，受影響的區域可能出現局部發紅的現象。

★ 摩擦法（Scarification）：刮擦柑橘類果實表皮的程序，能幫助機械壓榨出果皮中的揮發油。

★ 鎮定（Sedative）：一種放鬆效果，可以降低活躍程度、帶來睡意。

★ 無柄的（Sessile）：無葉柄、花柄的植物型態。

★ 催涎的（Sialogogue）：促進唾液分泌。

★ 溶解物（Solute）：溶液中被溶解的物質。

★ 溶劑萃取法（Solvent extraction）：一種透過精純且可揮發的溶劑，將可溶解物質從天然植材（例如油膠樹脂或油樹脂）中分離出來的萃取方式。進行到最後，將會透過真空蒸餾法析出溶劑，留下含有植材芳香物質的產品，也就是凝香體。凝香體可以進一步萃取出原精或樹脂溶液，甚至以蒸餾方式萃取揮發油。

★ 助眠（Soporific）：誘助睡眠。

★ 致痙攣（Spasmogenic）：能引發肌肉組織的痙攣。

★ 解痙攣（Spasmolytic）：能降低肌肉組織的痙攣狀況。

★ 蒸氣蒸餾法（Steam distillation）：一種蒸餾程序，也就是在特定壓力下用蒸氣對蒸餾器進行加熱，進而使揮發性分子被釋放、揮發出來。揮發成氣體的部分接著會在冷凝後回復成液體型態，流入收集桶當中。

★ 蒸餾香調（Still note）：剛蒸餾完成的精油可能出現的一種氣味，是一種像植

物（類似卷心菜）的香調，短暫通風後就會消散。

★ 刺激劑(Stimulant)：一種能暫時促進身體系統功能的物質，例如刺激循環系統、激勵免疫系統。

★ 昇華（Sublimation）：物質從固態不經過液態直接轉化為氣態的物理型態改變。

★ 促進發汗（Sudorific）：促進排汗。

★ 表面張力（Surface tension）：出現在液體表面的一種張力。

★ 酊劑（Tincture）：將植材浸泡在純酒精（或以水稀釋過的酒精溶液）所製成的一種製劑，其中植材所佔的比例通常會比浸泡液或浸泡油更濃。

★ 滋補（Tonic）：能提供一般性的整體支持、修復作用。

★ 蒸散作用（Transpiration）：水分從植物葉片散失的現象。

★ 滋補子宮（Uterine）：對子宮有滋補的作用。

★ 真空蒸餾（Vacuum distillation）：一種在真空環境下進行的分餾程序，能降低沸騰所需的燃點溫度。真空蒸餾時可排除熱漲冷縮的影響。

★ 真空汽提（Vacuum stripping）：在真空裝置中將溶劑萃取得到的產品揮發，這麼做能使產品和其中殘留的微量溶劑分離開來。

★ 蒸汽（Vapour）：這是一種氣體，在特定情況下，只要稍微提高壓力或是降低溫度，就能凝結成液態。

★ 血管收縮劑（Vasoconstrictor）：能使血管收縮、變窄。

★ 血管擴張劑（Vasodilator）：能使血管舒張、擴大。

★ 起泡劑（Vesicant）：對皮膚有刺激性，可能造成皮膚灼熱或長出水泡。

★ 黏稠度（Viscosity）：指液體的厚稠程度。液體的黏稠度是一種內在的摩擦力，液體的黏稠度越高，流動性就越低。

★ 易揮發的(Volatile)：這個字是用來形容一旦接觸到空氣就會揮發、飄散的物質。另外，也可以用來指稱沸點低的天然芳香材料，例如植物的揮發油。

★ 揮發性（Volatility）：物質揮發的速度。根據揮發性的概念，可以將精油與芳香萃取物分成前調、中調和後調，分別代表著高揮發性、中揮發性和低揮發性。

★ 外傷藥（Vulnerary）：可以幫助損壞的組織癒合。

★ 水蒸餾法（Water distillation）：一種在蒸餾器中直接以滾水接觸蒸餾材料的蒸餾方法，水蒸餾法只適用於少數幾種芳香植材。

★ 順式-（Z-字首）（Z-prefix）：是德文zusammen的縮寫，意思是「在一起」。因此字首標示Z-是指順式異構物的意思。

附錄 B │ 精油中的重要化學成分

表A1　單萜烯 Monoterpenes

特點	代表成分	代表精油
• 含 10 個碳原子 • 有環狀、非環狀、鏈狀、二環、架橋等碳結構 • 分子量為 136 • 極性低 • 為精油當中常見的成分 • 揮發性相對較高	樟烯（Camphene） δ3- 蒈烯（δ-3-carene） 對傘花烴（Para-cymene） 右旋和左旋檸檬烯（d- and l-limonene） β- 月桂烯、羅勒烯 （ß-myrcene, ocimene） α- 和 β- 松烯（α-and ß-pinene） β- 水芹烯（ß-phellandrene） 香檜烯（Sabinene） α- 和 γ- 萜品烯（α- and γ-terpinene） 萜品烯（Terpinene） 萜品油烯（Terpinolene） ＊左旋、右旋檸檬烯的綜合體又叫做「雙戊烯」（dipentene）	乳香 柑橘屬植物（富含檸檬烯） 杜松 甜馬鬱蘭 松屬植物 （富含 α- 和 β- 松烯） 黑胡椒

表A2　單萜醇 Monoterpenoid alcohols

特點	代表成分	代表精油
• 含 10 個碳原子 • 有環狀、非環狀、鏈狀、二環等碳結構 • 帶氫氧根 • 揮發性中等至高 • 極性高 • 為精油當中非常常見的成分，從多種單萜烯水解而來，例如： ☆樟烯→龍腦 ☆羅勒烯→沉香醇 ☆香檜烯→側柏醇（Thujan-4-ol） ☆ γ- 萜品烯→萜品烯 -4-醇 ☆檸檬烯→薄荷腦	龍腦（Borneol） 右旋和左旋香茅醇（d- and l-citronellol） 牻牛兒醇（Geraniol） 薰衣草醇（Lavandulol） 右旋和左旋沉香醇（d- and l-linalool） 薄荷腦（Menthol） 橙花醇（Nerol） α-、β- 和 γ- 萜品醇 （α-,ß- and γ-terpineol） 萜品烯 -4- 醇（Terpinen-4-ol） 側柏醇（Thujan-4-ol）	花梨木（左旋和右旋沉香醇） 真正薰衣草（左旋沉香醇） 芫荽（右旋沉香醇） 玫瑰草（牻牛兒醇） 天竺葵（香茅醇） 歐薄荷（薄荷腦） 茶樹（萜品烯 -4- 醇） 綠花白千層（α- 萜品醇）

表A3　單萜醛 Monoterpenoid aldehydes

特點	代表成分	代表精油
<ul><li>含 10 個碳原子</li><li>有環狀、非環狀、鏈狀、二環、架橋等碳結構</li><li>醛（-CHO）官能基</li><li>揮發性中等至高</li><li>極性高</li><li>為精油當中常見的成分──醛類的種類並不像醇類那麼多，它們是少數幾種精油中的主要成分，在其他大多數精油中則是含量較低的次要成分</li><li>醛類是從初級醇類演變而來，例如橙花醇、異牻牛兒醇、香茅醇和薰衣草醇</li></ul>	檸檬醛〔由牻牛兒醛（反式檸檬醛）〕與橙花醛〔（順式檸檬醛）這兩種同分異構物結合而成〕（Citral – a mixture of the isomers geranial (citral a) and neral (citral b)） 香茅醛（Citronellal） 小茴香醛（Cuminaldehyde） 牻牛兒醛（Geranial） 橙花醛（Neral） 紫蘇醛（Perillaldehyde）	西印度檸檬香茅、東印度檸檬香茅和錫蘭香茅（檸檬醛） 山雞椒（檸檬醛） 檸檬尤加利（香茅醛） 小茴香（小茴香醛） 香蜂草（檸檬醛和香茅醛）

表A4　單萜酮 Monoterpenoid ketones

特點	代表成分	代表精油
<ul><li>含 10 個碳原子</li><li>有環狀、非環狀、二環、鏈狀等碳結構</li><li>酮（-C=O）官能基</li><li>揮發性中等至高</li><li>極性高</li><li>為精油當中常見的成分──通常是少數幾種精油中的主要成分，在其他大多數精油中則是含量較低的次要成分</li><li>從單萜烯衍生而來，例如：α- 松烯→馬鞭草酮↔馬鞭草醇；此外也可能從特定的單萜醇（次級醇類）演變而來，例如龍腦→龍腦酮（樟腦）</li><li>酮類無法再進一步被氧化，因此不會形成其他的衍生物</li></ul>	α- 和 β- 細辛酮（α-and β-asarone） 樟腦（Camphor） 右旋和左旋香旱芹酮（d- and l-carvone） 隱酮（Cryptone） 茴香酮（Fenchone） α- 紫羅蘭酮（α-ionone） α-、β- 和 γ-鳶尾草酮（α-, β- and γ-irone） 順式茉莉酮（cis-jasmone） 薄荷酮與異薄荷酮（Menthone and isomenthone） 甲基戊基酮（Methyl amyl ketone） 甲基庚烯酮（Methyl heptenone） 甲基壬基酮（Methyl nonyl ketone） α- 和 β- 側柏酮（α-and β-thujone） 紫蘇酮（Perilla ketone） 松樟酮和異松樟酮（Pinocamphone and iso-Pinocamphone） 松香旱芹酮（Pinocarvone） 胡椒酮（Piperitone） 右旋胡薄荷酮（d-pulegone） 薰衣草棉酮（Santolinenone） 馬鞭草酮（Verbenone）	蒔蘿（香旱芹酮） 艾草（側柏酮） 樟樹（樟腦） 苦茴香（茴香酮） 牛膝草（松樟酮） 鳶尾草（鳶尾草酮） 歐薄荷（薄荷酮） 胡薄荷（胡薄荷酮） 鼠尾草（側柏酮） 側柏（側柏酮） 紫羅蘭（α- 紫羅蘭酮）

表 A5　萜烯酯 Terpenoid esters

特點	代表成分	代表精油
• 醇類（初級或三級）與酸（羧酸）反應後的產物。舉例來說，沉香醇（三級醇類）和乙酸結合後，就會形成乙酸沉香酯（酯類）和水 • 有環狀、非環狀、鏈狀等碳結構 • 酯（-C=O）官能基 • 揮發性中等至高 • 極性高，具親油性 • 為精油當中常見的成分——通常是少數幾種精油中的主要成分，在其他大多數精油中則是含量較低的次要成分	當歸酸異戊酯（iso-amyl angelate） 當歸酸異丁酯（iso-butyl angelate） 乙酸香茅酯（Citronellyl acetate） 甲酸香茅酯（Citronellyl formate） 乙酸牻牛兒酯（Geranyl acetate） 乙酸薰衣草酯（Lavandulyl acetate） 乙酸沉香酯（Linalyl acetate） 丙酸沉香酯（Linalyl propionate） 乙酸薄荷酯（Menthyl acetate） 乙酸橙花酯（Neryl acetate） 乙酸檜酯（Sabinyl acetate） 乙酸萜品酯（Terpinyl acetate） 順芷酸異戊酯（iso-amyl tiglate）	羅馬洋甘菊（當歸酸和順芷酸衍生的酯類） 佛手柑（乙酸沉香酯） 永久花（乙酸橙花酯） 新疆圓柏（Juniperus sabina，乙酸檜酯） 真正薰衣草（乙酸沉香酯） 薰衣鼠尾草（Salvia lavandulaefolia，乙酸檜酯） 快樂鼠尾草（乙酸沉香酯）

表 A6　單萜氧化物 Monoterpenoid oxides

特點	代表成分	代表精油
• 氧化物由環狀的碳結構組成。其中碳原子被分別一一編號，以辨別氧原子搭橋連結的位置，例如 1,8-（指氧原子連結 1 號、8 號碳）和 1,4-（1 號、4 號碳） • 氧化物的種類並不多，其中最重要的是單萜類氧化物：1,8-桉樹腦 • 1,8-桉樹腦是精油中非常廣泛常見的成分，有時也被稱為桉油精、桉油腦（eucalyptol） • 1,8-桉樹腦是少數幾種精油中的主要成分 • 揮發性中等至高	1,8-桉樹腦（1,8-cineole） 1,4-桉樹腦（1,4-cineole） 沉香醇氧化物（Linalool oxide） 玫瑰氧化物（Rose oxide） ＊驅蛔素（Ascaridole）是一種不飽和的萜烯類過氧化物。過氧化物（peroxide）是指由兩個氧原子連結起兩端的碳原子	許多桉屬植物，例如藍膠尤加利（1,8-桉樹腦） 白千層屬植物，例如綠花白千層（1,8-桉樹腦） 高地牛膝草（沉香醇氧化物）

表 A7　單萜酚 Monoterpenoid phenols

特點	代表成分	代表精油
• 羥基（-OH）透過短鍵連接到一個苯環 • 具有極性 • 精油當中會出現的單萜酚成分只有三種，而且主要都來自生長於溫帶地區的植物 • 單萜酚有強大的抗菌效果，對皮膚和黏膜具有刺激性	澳桉酚（Australol） 百里酚（Carvacrol） 香旱芹酚（Thymol）	夏季香薄荷與冬季香薄荷（香旱芹酚、百里酚） 西班牙野馬鬱蘭（香旱芹酚） 百里香（CT 百里酚、CT 香旱芹酚） 野馬鬱蘭（香旱芹酚）

表A8　倍半萜烯 Sesquiterpenes

特點	代表成分	代表精油
• 含 15 個碳原子 • 有鏈狀、單環和二環等結構 • 分子量為 204 • 揮發性比單萜烯低 • 極性低 • 為精油當中常見的成分，不過並不如單萜烯常見 • 從焦磷酸金合歡酯 (farnesyl pyrophosphate) 這個中間產物衍生而來	α- 沒藥烯（α-bisabolene） α- 杜松烯（α-cadinene） α- 石竹烯（α-caryophyllene） β- 石竹烯（蛇麻烯）（ß-caryophyllene（humulene）） α- 雪松烯（α-cedrene） 母菊藍烯（chamazulene） α- 和 β- 古巴烯（α- and ß-copaene） 金合歡烯（Farnesene） 廣藿香烯（Patchoulene） α- 和 β- 檀香烯（α- and ß-santalene） α- 和 β- 薑烯（α- and ß-zingiberene）	沒藥（α- 沒藥烯） 德國洋甘菊（母菊藍烯） 黑胡椒（石竹烯） 丁香（α- 石竹烯） 維吉尼亞雪松（α- 雪松烯） 廣藿香（廣藿香烯） 檀香（α- 和 β- 檀香烯） 薑（α- 和 β- 薑烯）

表A9　倍半萜烯衍生物 Sesquiterpenoids

特點	代表成分	代表精油
• 含 15 個碳原子 • 有鏈狀、單環與二環等碳結構 • 從倍半萜烯衍生而來 • 具有極性 • 揮發性比單萜烯差 • 相當常見，可能在某些精油中佔相當高的比例 • 和單萜烯衍生物相比，倍半萜烯衍生物是一種更大的分子，它的碳結構更複雜，而官能基的影響則較不顯著 • 倍半萜烯氧化後常見的衍生物包括：倍半萜醇、倍半萜氧化物和倍半萜內酯（環酯）	**倍半萜醇（Alcohols）** α- 甜沒藥醇（α-bisabolol） 胡蘿蔔醇（Carotol） 雪松醇（Cedrol） 金合歡醇（Farnesol） 葡萄柚醇（Paradisiol） 廣藿香醇（Patchoulol） α- 和 β- 檀香醇（α- and ß-santalol） 綠花白千層醇（Viridiflorol） 岩蘭草醇（Vetiverol） 薑醇（Zingiberol） **倍半萜氧化物（Oxides）** 甜沒藥醇氧化物（Bisabolol oxide） 甜沒藥酮氧化物（Bisabolone oxide） 石竹烯氧化物（Caryophyllene oxide） **倍半萜內酯（Lactones）** 土木香內酯（Alantolactone） 木香內酯（Costuslactone）	葡萄柚（葡萄柚醇） 胡蘿蔔籽（胡蘿蔔醇） 維吉尼亞雪松（雪松醇） 德國洋甘菊（α- 甜沒藥醇） 綠花白千層（綠花白千層醇） 廣藿香（廣藿香醇） 檀香（α- 和 β- 檀香醇） 岩蘭草（岩蘭草醇） 薑（α- 和 β- 薑醇） 德國洋甘菊 大花土木香（Inula helenium） 雲木香（Saussurea costus）

表A10　雙萜烯衍生物 Diterpenoids

特點	代表成分	代表精油
• 含 20 個碳原子 • 非常少見，因為這類分子體積較龐大，很難透過蒸餾方式取得	鼠尾草醇（Salviol） 快樂鼠尾草醇（Sclareol）	鼠尾草 快樂鼠尾草

表A11　苯丙烷類衍生物 Phenylpropanoids

特點	代表成分	代表精油
• 透過苯丙烷途徑形成 • 含有一個（或多個）芳香環 • 具有極性 • 苯丙烷類衍生物包括：苯酚、芳香醇、苯基酯、芳香醛和苯酚醚類 • 有可能出現帶雙官能基或多官能基等較難歸類的分子，例如香草素就帶有醛基、羥基和醚基	**苯酚類（*Phenylpropanoid phenols*）** 丁香酚（Eugenol） 異丁香酚（*iso*-eugenol） 甲基醚丁香酚（Methyleugenol） 對甲酚（*para*-cresol）	丁香（丁香酚） 肉桂葉（丁香酚） 刺檜（對甲酚） 金葉茶樹（Melaleuca bracteata，甲基醚丁香酚） 多香果、西印度月桂（丁香酚）
	芳香醇（*Phenylpropanoid alcohols*） 苯甲醇（Benzyl alcohol）和苯乙醇（phenylethanol）	千葉玫瑰 大馬士革玫瑰
	芳香醛（*Phenylpropanoid aldehydes*） 大茴香醛（*para*-anisaldehyde） 苯甲醛（Benzaldehyde） 肉桂醛（Cinnamaldehyde） 香草醛（Vanillin）	苦杏仁 錫蘭肉桂 安息香 香草
	苯基酯（*Phenylpropanoid esters*） 乙酸苄酯（Benzyl acetate） 苯甲酸苄酯（Benzyl benzoate） 乙酸丁香酯（Eugenyl acetate） 苯甲酸甲酯（Methyl benzoate） 水楊酸甲酯（Methyl salicylate） 茉莉酸甲酯（Methyl jasmonate）	甜樺（水楊酸甲酯） 依蘭 冬青（水楊酸甲酯） 摩洛哥茉莉（乙酸苄酯、苯甲酸甲酯、茉莉酸甲酯） 晚香玉（苯甲酸甲酯、苯甲酸苄酯、水楊酸甲酯）
	苯酚醚類（*Phenolic ethers*） 反式大茴香腦（*trans*-anethole） 蒔蘿芹菜腦（Dill apiol） 歐芹芹菜腦（Parsley apiol） 欖香酯醚（Elemicin） 甲基醚蔞葉酚（龍艾腦） Estragole (methyl chavicol) 蔞葉酚（Chavicol） 甲基-β-苯乙醚（Methyl-β-phenylethyl） 對甲酚甲醚（Methyl-*para*-cresol） 肉豆蔻醚（Myristicin） 黃樟素和異黃樟素（Safrole and *iso*-safrole）	蒔蘿（蒔蘿芹菜腦） 龍艾（甲基醚蔞葉酚） 依蘭（對甲酚甲醚） 欖香酯（欖香酯醚） 甜茴香（反式大茴香腦） 八角茴香（反式大茴香腦） 肉豆蔻（肉豆蔻醚） 熱帶羅勒（甲基醚蔞葉酚） 歐芹（歐芹芹菜腦、肉豆蔻醚） 大茴香（反式大茴香腦） 檫木（*Sassafras albidum*，黃樟素）

表A12　酸類 Carboxylic acids

特點	代表成分
• 酸類的官能基是羧基（-COOH） • 一般來說揮發性低 • 並不是精油中常見的成分，即使存在也不會大量出現 • 有可能出現在樹脂溶液和原精當中 • 可能帶有脂肪族或芳香環的結構	土木香酸（Alantic acid） 茴香酸（Anisic acid） 安息香酸（Benzoic acid） 肉桂酸（Cinnamic acid） 香茅酸（Citronellic acid） 氫氰酸（Hydrocyanic (prussic) acid） 苯乙酸（Phenylacetic acid） 纈草烯酸（Valerenic acid）

表A13　呋喃香豆素 Furanocoumarins

特點	代表成分
• 廣大香豆素家族的一員——大自然中的香豆素超過 1,000 種 • 香豆素本身是一種環酯（內酯），有著剛除過草般的青草氣味 • 呋喃香豆素一般出現在芸香科和繖形科植物當中 • 呋喃香豆素有時被稱為是補骨脂內酯(psoralens)，這也是一種香豆素的衍生物 • 呋喃香豆素不具有揮發性，而且分子較大，無法透過蒸餾取得，因此通常出現在以壓榨法萃取的精油以及原精當中 • 某些呋喃香豆素具有光敏性	佛手柑內酯〔Bergapten，也叫做 5- 甲氧基補骨脂素（5-methoxy psoralen），簡稱 5-MOP〕 佛手酚（Bergaptol，不具光敏性） 佛手柑素（Bergamottin，光敏性尚待釐清） 檸檬油素（Citropten） 氧化前胡素（Oxypeucedanin） 花椒毒素（Xanthotoxin）

表A14　脂肪族醛 Fatty aldehydes

特點	代表成分
• 和自然生成的脂肪有關 • 在精油中只以少量或微量的比例存在，多半出現於柑橘類精油 • 脂肪族醛是一種碳氫化合物，帶有 7 到 12 個碳原子，以鏈狀方式排列 • 它們很容易氧化成為氣味不佳的脂肪酸（羧酸）	辛醛（Octanal（aldehyde C_8）） 壬醛（Nonanal（aldehyde C_9）） 癸醛（Decanal（aldehyde C_{10}））

表A15　含氮化合物 Nitrogen-containing compounds

特點	代表成分
• 官能基可能是胺基（-NH2） • 胺可能從鄰氨基苯甲酸衍生成為一種酯類 • 官能基也可能是亞胺基（-NH） • 亞胺是一種帶環的分子 • 通常只以微量方式存在 • 純胺和純亞胺的氣味都不好聞，分別帶有濃烈的魚腥味和糞便味	**胺（*Amines*）** 芳香酯（Aromatic esters） 鄰氨基苯甲酸甲酯（甜橙、檸檬、桔葉、橙花、依蘭、茉莉） Methyl anthranilate (*Citrus sinensis, C. limon, C. reticulata, C. aurantium* var. *amara* flos. (neroli), *Cananga odorata, Jasminum officinale*) 正鄰氨基苯甲酸甲酯（桔葉） Methyl N-methyl anthranilate (*C. reticulata*) **亞胺（*Imines*）** 吲哚（橙花、茉莉） Indole (*Citrus aurantium* var. *amara* flos. (neroli) and *Jasminum officinale*)

表A16　含硫化合物 Sulphur-containing compounds

特點	代表成分
• 含硫化合物包括硫化物、二硫化物、三硫化物和酯類 • 一般來說，含硫化合物會帶有強而濃郁的、不太好聞的氣味 • 少數幾種精油含有微量的含硫化合物，某些從百合科植物萃取的精油則有顯著的比例，例如大蒜（*Alliumsativum var. sativum*）和洋蔥（*Alliumcepa*）精油	異硫氰酸丙烯酯（Allyl isothiocyanate） 烯丙基二硫（Allylpropyl disulphide） 二甲基硫（Dimethyl sulphide） 二甲基二硫（Dimethyl disulphide） 二烯丙基二硫（Diallyl disulphide） 二烯丙基三硫（Diallylthiosulphate） 二異丙基二硫（Diisopropyl disulphide） 3,4- 二甲基噻吩（3,4-dimethylthiophene） 甲烯丙基三硫（Methyl allyl trisulphide） 異硫氰酸苯乙酯（Phenylethyl isothiocyanate）

附錄 C ｜ 精油成分的香氣與療效

主要化學成分	典型的氣味	代表精油	作用特質
單萜烯			
檸檬烯（左旋與右旋）	清新、幽微的柑橘氣味	柑橘類（佛手柑除外）	刺激膽汁
α- 和 β- 松烯	像樹脂、木質和松的香氣	各種松、乳香、杜松	利尿、止痛
樟烯	像樟腦的氣味	甜馬鬱蘭	止痛
β- 月桂烯；α- 和 γ- 萜品烯	甜美、輕盈的香脂氣味		
單萜醇			
香茅醇	甜美、類似玫瑰、輕盈柔和	天竺葵	抗感染
牻牛兒醇	甜美、玫瑰般的氣味	玫瑰草	止痛
沉香醇（左旋與右旋）	柔和的花香、木質香氣	花梨木	
右旋沉香醇	鈴蘭花的香氣	芫荽籽	
左旋沉香醇	柔和的花香、木質香氣。	薰衣草	鎮靜、抗感染、止痛
薄荷腦	清新、清涼、像薄荷一樣	薄荷	抗痙攣、止痛（左旋薄荷腦）
α- 萜品醇	像紫丁香一般	茶樹	抗感染、止痛（刺激單核白血球）
萜品烯 -4- 醇	溫和的香料、胡椒氣味	茶樹	
單萜醛			
檸檬醛（牻牛兒醛＋橙花醛）	濃烈、強勁的檸檬氣味	檸檬香茅	鎮靜、抗感染、抗真菌、消炎
香茅醛	鮮明的柑橘、玫瑰氣味	檸檬尤加利	
單萜酮（帶★者具有神經毒性）			
樟腦	清新、溫暖	樟樹★	血管擴張
側柏酮	強勁的藥草、樟腦、薄荷般的氣味	鼠尾草★	
松樟酮	像樟腦般的草藥氣味	牛膝草★	
左旋香旱芹酮	像薄荷、草本植物的清新氣味	綠薄荷	化痰、修復傷口，很可能也有抗病毒的作用。
右旋香旱芹酮	溫暖、香料般的草本植物氣味	藏茴香	

主要化學成分	典型的氣味	代表精油	作用特質
義大利酮	像蜂蜜一般	永久花	抗血腫／化瘀
萜烯酯			
當歸酸異戊酯、順芷酸異戊酯	草本的、水果般的氣味	羅馬洋甘菊	大部分的酯類都有——抗痙攣和鎮靜安撫的作用
乙酸沉香酯	清新、輕盈柔和、草本和水果的氣味	薰衣草	
乙酸恍牛兒酯	像玫瑰、水果的氣味	天竺葵	
乙酸橙花酯	花香、甜美、像玫瑰和水果的氣味	永久花	
乙酸龍腦酯	樟腦、松樹的氣味	迷迭香	適用於各種呼吸道問題
氧化物			
1,8- 桉樹腦	典型「桉樹腦」的味道——像尤加利一樣的清新氣味	藍膠尤加利	可以增加其他化學分子的吸收度。祛痰、消炎、抗痙攣、增加腦部血流
單萜酚			
百里酚	強勁的藥味、藥草味	百里香	促進局部血液循環、抗感染（具有刺激性）
香旱芹酚	強勁的氣味，像柏油、草本植物和香料的氣味	百里香	
倍半萜烯			
母菊藍烯	幾乎沒有氣味；呈現藍色	德國洋甘菊	普遍具有消炎的作用
α- 和 β- 石竹烯	木質、香料般「乾燥」的氣味	黑胡椒	
α- 雪松烯	像雪松一樣的木質香氣，有樟腦氣味	維吉尼亞雪松	
薑烯	甜美、溫暖、辛辣、木質的氣味	薑	
倍半萜醇			
α- 和 β- 檀香醇	溫和、持久的木質香氣	檀香	某些倍半萜醇具有消炎的作用（例如 α- 甜沒藥醇，不過它的氣味和德國洋甘菊並沒有直接的關係），而檀香當中芬芳的檀香醇則被認為有抗病毒的作用。一般來說，含有倍半萜醇的精油，其效果更多是來自精油本身，而不是只歸功於其中的倍半萜醇成分
廣藿香醇	草本的氣味，像廣藿香一樣	廣藿香	
岩蘭草醇	甜美、溫暖的泥土氣味，香氣持久	岩蘭草	
苯丙烷類：苯酚			
丁香酚	溫暖、辛辣、丁香般的氣味	丁香花苞	抗細菌、止痛（具有刺激性）、消炎（只可以低劑量使用）

主要化學成分	典型的氣味	代表精油	作用特質
苯丙烷類：芳香醇			
苯乙醇	柔美的花香，有玫瑰和風信子的香調	玫瑰原精、風信子原精	情緒心理作用（能轉換心情）
苯丙烷類：芳香醛			
肉桂醛	甜美的香脂氣味，像肉桂一般	肉桂葉	抗感染
香草醛	甜美的香脂氣味，像香草一般	安息香、香草原精	轉換心情
苯丙烷類：苯基酯			
乙酸苄酯	花香、果香、像茉莉一般	茉莉原精	抗痙攣
苯甲酸甲酯	甜美的花香，微微的藥味	特級依蘭	抗痙攣
水楊酸甲酯	強勁的藥味	冬青	消炎、止痛，促進局部血液循環
醚類			
反式大茴香腦	甜美的茴香氣味	八角茴香、甜茴香	抗痙攣、止痛（麻醉作用）、情緒心理作用
甲基醚蔞葉酚	甜美的藥草氣味，像茴香一樣	熱帶羅勒	
含氮化合物（通常只含微量，但對香氣有特別的影響）			
吡嗪（Pyrazines）	非常強勁、具穿透力的氣味；清新、鮮明，就像青椒或是豆莢裡的青豌豆一樣	白松香	未知
鄰氨基苯甲酸	花香、果香，有時會有魚一般的氣味	橘（桔）	

附錄 D │ 從分子論思考配方

處理發炎的精油配方

精油可以發揮什麼作用？

1. 精油可以抑制前列腺素生成〔前列腺素會使痛覺受體對緩激肽（bradykinin）等發炎介質變得更敏感〕。

2. 精油可以透過抗氧化的作用，來協助預防自由基釋放，或是清除自由基。這些自由基是發炎過程中，白血球自然生成的化學物質，它們具有抗微生物的作用，卻也可能傷害到正常細胞，造成進一步的組織損傷。

3. 精油可以對人體內的腦下垂體—腎上腺軸(adrenal–pituitary axis)起作用，刺激腎上腺和皮質醇（也稱可體松）的分泌。

4. 精油可以對5-脂氧合酶（5-LOX）等酵素達到抑制的作用。這些酵素會觸發一連串的作用，致使白三烯（pro-leukotrienes）生成，而白三烯會導致發炎。

如何增強精油的效果？

- 在配方中加入含有1,8-桉樹腦和單萜烯成分的精油，來增加皮膚的穿透度，促進吸收。

- 用松類或雲杉類精油，在腎上腺區域用「摩擦」（friction）的方式按摩。

- 選擇基底油時，考慮使用有消炎和止癢作用的產品。

- 選擇精油時，考慮使用能發揮消炎效果的組合。也就是說，配方當中有消炎效果的有效成分應佔較高比例（這些成分包括某些醛類、某些倍半萜烯類、丁香酚、薄荷腦、百里酚、1,8-桉樹腦、β-石竹烯、α-甜沒藥醇、母菊藍烯、

α-和β-松烯、δ3-蒈烯）。

- 思考能達到最佳消炎效果的濃度。有時候少即是多──以丁香花苞來說，在20ml的配方中只需要使用1滴就夠了。

- 在制定芳香療程計畫時，也應將體質因素考慮在內。

發炎時的施用方式

- 如果是急性的外傷，可考慮冷敷／冷熱交替／熱敷（阿育吠陀）。

- 混合蘆薈膠使用（精油濃度要低一些，因為蘆薈膠的穿透速度相對較快）。

- 混合在乳液或乳霜中局部塗抹（精油濃度可以高至10％）。

- 如情況許可，也可以混合在基底油中進行局部按摩（精油濃度不超過5％），例如慢性炎症。

- 史納伯特（1995）也建議可以直接用黑雲杉和歐洲赤松精油（純油）在腎上腺區域以摩擦法輕輕按摩。

能夠幫助消炎的精油

黑胡椒、肉桂葉、丁香花苞、各種桉屬植物（尤加利）、德國洋甘菊、薑、永久花、月桂、真正薰衣草和穗花薰衣草、檸檬馬鞭草、山雞椒、沒藥、綠花白千層、肉豆蔻、野馬鬱蘭、歐薄荷、泰國蔘薑、香脂楊原精、桉油樟（羅文莎葉）、茶樹。

能夠幫助消炎的基底油

酪梨油、琉璃苣油、雷公根浸泡油、康復力浸泡油、荷荷芭油、石栗果油（kukui nut）、金盞花浸泡油、百香果油、聖約翰草浸泡油、瓊崖海棠油。

處理傷口癒合的精油配方

精油可以發揮什麼作用？

1. 精油可以減輕發炎的情況、減少發炎產生的分泌物，進而減少疤痕產生。

2. 精油可以促進細胞再生，很可能是透過刺激纖維母細胞／膠原蛋白生成來達到這樣的效果。

3. 精油可以預防／控制傷口感染。

如何增強精油的效果？

- 在配方中加入含有1,8-桉樹腦和單萜烯成分的精油，來增加皮膚的穿透度，促進吸收。

- 考慮搭配能夠消炎、促進細胞再生的基底油。

- 選擇精油時，考慮將成分具有促進傷口癒合、促進細胞再生、增進循環、滋補靜脈和消炎等效果的精油調配在一起使用。最後調製完成的配方中，有效成分應佔大部分（尤其是某些酮類、倍半萜烯和倍半萜類衍生物）。

- 在制定芳香療程計畫時，也應將體質因素考慮在內。

加速傷口癒合的施用方式

- 混合蘆薈膠使用（精油濃度要低一些，因為蘆薈膠的穿透速度相對較快）。

- 混合在乳霜中局部塗抹（精油濃度可以高至10%）。

- 使用能幫助組織再生的基底油。

- 如果主要需癒合的部位在皮膚表面，則可以考慮加入較不容易穿透皮膚的精油，這麼做能延長整體配方在皮膚表面組織停留的時間。

- 加入含有 1,8-桉樹腦的精油，來增加皮膚的穿透度。

- 直接將精油加入用來護理傷口的敷藥或藥膏中（需要加入有抗微生物效果的精油）。

- 精油濃度可以高至 12%。

能夠幫助傷口癒合的精油

佛手柑、各種尤加利、乳香、天竺葵、永久花、真正薰衣草和穗花薰衣草、沒藥、綠花白千層、廣藿香、歐薄荷、各種鼠尾草、檀香、綠薄荷、岩蘭草。

能夠幫助傷口癒合的基底油

琉璃苣油、山茶油、雷公根浸泡油、康復力浸泡油、月見草油、石栗果油、金盞花浸泡油、玫瑰果油、芝麻油、瓊崖海棠油、野蘿蔔浸泡油。

處理疼痛的精油配方

精油可以發揮什麼作用？

1. 精油可以減輕發炎情形。

2. 精油可以減輕痙攣疼痛。

3. 精油可以作為反刺激劑（可使患部充血、刺激，以遮蓋痛感。具有反刺激作用的精油或成分包括：丁香花苞、肉桂葉、中國肉桂、各種尤加利、冬青、樟腦等）。

4. 精油可以在脊椎和腦部干擾疼痛的脈衝（守門機制）。

5. 精油可以透過周邊機制抑制末梢神經的痛覺脈衝。

如何增強精油的效果？

- 在配方中加入含有1,8-桉樹腦和單萜烯成分的精油，來增加皮膚的穿透度，促進吸收。

- 考慮搭配具有消炎、止痛效果的基底油。

- 選擇精油時，考慮將成分具有止痛、增進循環、消炎和抗痙攣等效果的精油調配在一起使用。最後調製完成的配方中，有效成分應佔大部分。

- 有止痛效果的精油成分包括：1,8-桉樹腦、樟腦、丁香酚、沉香醇、月桂烯、薄荷腦、對傘花烴、酚類（有充血效果）。

- 有抗痙攣效果的酯類成分包括：乙酸龍腦酯★、乙酸丁香酯、乙酸沉香酯★、乙酸桃金孃酯（myrtenyl acetate）★，以及屬於芳香酯的水楊酸甲酯（有消炎、止痛和促進局部血液循環的作用）。

- 有抗痙攣效果的醚類成分包括：甲基醚蔞葉酚、反式大茴香腦、肉豆蔻醚和欖香酯醚。

- 在制定芳香療程計畫時，也應將體質因素考慮在內。

「★」表示適合用來緩解呼吸道痙攣。

能幫助舒緩疼痛的施用方式

- 加入含有1,8-桉樹腦的精油，來增加皮膚的穿透度。

- 混合蘆薈膠使用（精油濃度要低一些，因為蘆薈膠的穿透速度相對較快）。

- 混合在乳霜中局部塗抹（精油濃度可以高至10%）。

- 使用能幫助止痛的基底油。

- 如果要透過反刺激的方式止痛，請以基底油或乳霜作為稀釋介質，不要使用水性介質。

- 敷包：熱敷、冷敷或冷熱交替。

- 以摩擦法做局部精油按摩。

能夠幫助紓解疼痛的精油

羅勒、月桂、西印度月桂、黑胡椒、白千層、快樂鼠尾草、丁香花苞、肉桂葉、桉屬植物（尤加利）、天竺葵、杜松漿果、真正薰衣草和穗花薰衣草、檸檬香茅、肉豆蔻、甜茴香、甜馬鬱蘭、歐薄荷、各種松、羅馬洋甘菊、桉樹腦迷迭香和樟腦迷迭香、綠薄荷、龍艾（抗痙攣）、百里酚百里香、冬青、西洋蓍草。

疼痛時適合使用的基底油

康復力浸泡油、橄欖油、聖約翰草浸泡油、瓊崖海棠油。

處理感染的精油配方

精油可以發揮什麼作用？

1. 精油可以改變組織環境，使它變成一種不適合或較不宜微生物滋長繁衍的環境。

2. 精油可以破壞微生物細胞壁和細胞膜的傳輸作用，造成細胞分解或死亡〔以「消滅」（-cidal）表示〕，例如消滅細菌；或者可以增加細胞膜的穿透度，干擾細胞的新陳代謝，進而抑制細胞生長，或使細胞死亡。

3. 至於病毒，精油可以影響病毒的「包膜」（envelope）、防止病毒複製再生，或是降低細胞外病毒的活性、降低感染性。

4. 某些精油也被認為可以刺激白血球的活性，例如茶樹精油中的萜品烯-4-醇。

如何增強精油的效果？

- 在配方中加入含有1,8-桉樹腦和單萜烯成分的精油，來增加皮膚的穿透度，促進吸收。

- 試著釐清目前要處理的感染大致屬於哪一種類型，例如細菌感染、真菌感染（包括酵母菌）或病毒感染，因為這將會影響你的用油選擇和施用方式。

- 確保最終調製出來的成品含有高量的有效成分。

- 在制定芳香療程計畫時，也應將體質因素（尤其是免疫情況）考慮在內。

能幫助抗微生物效果的施用方式

- 混合蘆薈膠使用（精油濃度要低一些，因為蘆薈膠的穿透速度相對較快）。

- 混合在乳霜中局部塗抹（精油濃度可以高至10%）。

- 針對上呼吸道感染，可以搭配精油嗅棒（聞香棒）使用。

- 如果是急性感染，可以在短期內使用較高的劑量——請勿長時間使用。

- 如果是慢性感染（例如腳趾甲的真菌感染），可以用較低的劑量長期使用。

- 針對範圍較小的患部區域，可以搭配滾珠棒使用，例如癤、唇皰疹和帶狀皰疹。

- 如果主要感染部位在皮膚表面，可以考慮加入較不容易穿透皮膚的精油，這麼做能延長整體配方在皮膚表面組織停留的時間。例如，以檀香精油作為抗真菌配方的基底介質，用來處理各種皮膚真菌感染（皮癬菌感染）。

- 加入含有1,8-桉樹腦的精油，來增加皮膚的穿透度。

- 精油濃度可介於1%至10%之間。究竟要使用多少濃度並沒有既定的說法，不過在調製配方時，除了考慮對微生物病原體的作用之外，也要把對身體組織的影響列入考量。

＊精油抗菌實驗法（aromatogram，參見p.26）的結果或多或少和精油成分的親水性有關〔實驗中用來培養菌種的瓊脂（agar）是一種水性介質〕，這也是為什麼，以這種實驗法進行的測試結果中，親水性成分會比親油性成分表現更佳。我們會發現酚類、單萜醇（尤其是萜品烯-4-醇、萜品醇和沉香醇），以及屬於酚醚類的丁香酚都在這樣的測試環境下表現相當出色。這並不表示其他的成分就不具有抗菌的效果。

依照有效成分選用精油

抗細菌

1. 酚類——注意對皮膚和黏膜具有刺激性：
    (1) 百里香酚百里香、香旱芹酚百里香
    (2) 野馬鬱蘭（百里酚）
    (3) 夏季香薄荷（香旱芹酚）
    (4) 印度藏茴香（百里酚）

2. 單萜醇——皮膚耐受性相當好：
    (1) 茶樹（萜品烯-4-醇、α-萜品醇）
    (2) 薰衣草（沉香醇）
    (3) 沉香醇百里香
    (4) 檸檬尤加利（香茅醇加上香茅醛）

3. 苯酚類——「全有全無定律」所強調的整體效果：
    (1) 丁香花苞（丁香酚）

4. 其他：
    (1) 肉桂（肉桂醛、羧基）
    (2) 松紅梅（細籽酮）
    (3) 綠花白千層（1,8-桉樹腦、綠花白千層醇）
    (4) 白千層（1,8-桉樹腦、α-萜品醇）

抗真菌

1. 醛類——可能對皮膚和黏膜有刺激性：
    (1) 肉桂（肉桂醛、羧基）
    (2) 檸檬香茅（檸檬醛）
    (3) 香蜂草（檸檬醛）
    (4) 山雞椒（檸檬醛）

    (5)　檸檬尤加利（香茅醛）

    (6)　香茅（香茅醛）

2.單萜醇——皮膚和黏膜的耐受性相當好：

    (1)　茶樹（萜品烯-4-醇、α-萜品醇）

    (2)　天竺葵（牻牛兒醇和牻牛兒醛、香茅醇）

抗病毒 （註：根據病毒負荷量可能有所不同；下列資訊有些僅通過體外實驗驗證）

1.**單純疱疹病毒1型（唇疱疹）（單純疱疹病毒2型引起的生殖器疱疹——請勿試圖僅以精油來治療）：**

    (1)　檀香

    (2)　側柏（須謹慎使用）

    (3)　希臘鼠尾草

    (4)　富含1,8-桉樹腦的精油

    (5)　含有龍腦、異龍腦（iso-borneol）和乙酸龍腦酯的精油

    (6)　菊科棉杉菊屬（Santolina insularis）

    (7)　茶樹

    (8)　尤加利（富1,8-桉樹腦的品種）

    (9)　香蜂草

    (10)山雞椒

    (11)佛手柑

    (12)天竺葵

    (13)檸檬尤加利

2.**鼻病毒（*Rhinovirus*，常見的感冒病毒）：**

    (1)　藍膠尤加利

    (2)　多苞葉尤加利CT隱酮

    (3)　澳洲尤加利

    (4)　史密斯尤加利

    (5)　薑（β-倍半水茴香萜、α-薑黃烯、α-薑烯、β-沒藥烯）

(6) 桉油樟（羅文莎葉）

(7) 綠花白千層（1,8-桉樹腦、綠花白千層醇）

(8) 白千層

(9) 穗花薰衣草

(10) 黑胡椒

(11) 側柏醇百里香

3. 流感病毒：

(1) 藍膠尤加利

(2) 多苞葉尤加利CT隱酮

(3) 澳洲尤加利

(4) 史密斯尤加利

(5) 桉油樟（羅文莎葉）

(6) 綠花白千層（1,8-桉樹腦、綠花白千層醇）

(7) 白千層

(8) 穗花薰衣草

(9) 黑胡椒

(10) 側柏醇百里香

4. 人類乳突病毒（*Human papilloma virus*，HPV，形成病毒疣）

(1) 側柏（含有側柏酮，須謹慎使用）

(2) 檸檬尤加利

(3) 希臘鼠尾草、達爾馬提亞鼠尾草和克里特鼠尾草

5. 水痘帶狀疱疹病毒（*Varicella-zoster virus*，形成水痘、帶狀疱疹／皮蛇）：

(1) 桉油樟（羅文莎葉）加上瓊崖海棠油（以50:50的比例混合塗抹於病灶，可以以滾珠瓶施用）

附錄 E ｜ 芳香療法使用的基底油

在進行芳香療法時，精油經常是先稀釋在基底油中再行使用，這裡說的基底油是指不會揮發的固定植物油（fixed plantoil）以及藥草浸泡油。基底油種類繁多，各自在質地與吸收度上也有所不同，因此我們可以根據使用對象的膚質和膚況，來挑選合適的基底油。基底油本身也具有療癒功效，如果用心挑選搭配，更可以成為精油的最佳拍檔，增加配方的協同效果。

基底油	特色與功效
甜杏仁油 Almond（sweet almond）	相對較稠厚，並不會很快被吸收。能滋潤肌膚，使肌膚柔軟富含水分，同時有舒緩、止癢的效果
杏桃核仁油 Apricot kernel	質地輕盈，很容易被吸收。適合乾燥、敏感的肌膚使用，能使肌膚柔軟，並且有止癢的效果
酪梨油 Avocado	相對較稠厚，皮膚穿透性良好，觸感也相當好。可以促進細胞再生、增加皮膚含水度。適合用於曬後、發炎與熟齡肌膚
琉璃苣油 Borage	請與其他基底油混合使用，其中琉璃苣油的比例不超過 10%。有舒緩、滋潤的效果，可以促進肌膚再生、使膚質緊實
山茶油 Camellia	質地輕盈，能很快被吸收，延展度佳，很適合按摩使用。能促進肌膚重組，並且有潤膚的效果。可以幫助疤痕消退、防止疤痕形成
雷公根浸泡油 Centella asiatica	適合用於皮膚炎和皮膚表面的傷口，包括手術造成的傷口，以及燒燙傷。也有促進循環的作用。可以刺激皮膚再生、改善皮膚失去彈性的情況
椰子油 Coconut（有不同產品可供選擇，例如分餾、精製椰子油）	未精製的椰子油在涼爽的氣溫下會成為固體狀，潤滑度相當良好，並且會在皮膚表面留下薄薄的一層油脂。精製過的油子油是質地較黏稠的液體，可以軟化肌膚。未精製的椰子油用在皮膚和頭髮上能形成保護膜，此外有舒緩、潤膚的作用
康復力浸泡油 Comfrey	具有消炎作用，傳統上用來處理骨折和扭傷
月見草油 Evening primrose	就潤滑度來說，月見草油並不適合單獨使用，不過它很適合與其他基底油混合使用，其中月見草油的比例可以達到 20%。適合用在濕疹與牛皮癬等情況。很適合乾燥，甚至是鱗狀脫屑的皮膚。可以改善皮膚彈性、增進癒合效果
葡萄籽油 Grapeseed	延展度佳，可以預防水分散失，有潤膚的效果
榛果油 Hazelnut	滋潤度佳，吸收度和觸感都非常好。能滋養皮膚，並有些微的收斂作用，可以促進循環。有滋潤、調理皮膚的特性，也可以預防水分散失。可以作為防曬用油
大麻籽油 Hemp seed	觸感佳，能很快被吸收。適合用於乾性肌膚與濕疹。具有消炎、止痛的作用
荷荷芭油 Jojoba	很適合用於肌膚，質地會因溫度而變化（天氣冷時成為固態蠟）。延展度與觸感都相當好。有保護、消炎的作用，適合用於濕疹、頭皮屑、曬傷和青春痘等情況。在芳香療法中，無論是「乾性」或「油性」肌膚都可以使用（有「調控」皮脂的作用）

石栗果油 Kukui nut	石栗果油非常容易被肌膚吸收,使用時觸感極佳,很可能是用途最廣的基底油之一。它可以處理皮膚表面的各種外傷和燒燙傷、降低水分散失的速度,並且有潤膚的效果(可以用在牛皮癬和濕疹等情況)。此外還可以止癢、用於癌症病患的照護(放射線治療)。很可能還有防止肌膚老化的作用
菩提浸泡油 Lime blossom	有潤膚和止癢的效果,可以用於皺紋的預防和保養
夏威夷果油 / 昆士蘭堅果油 Macadamia nut	皮膚穿透度和延展性都相當好。有滋養、柔潤和調理皮膚的作用,適合用於熟齡肌
金盞花浸泡油 Marigold (*Calendulaofficinalis*)	有消炎效果,可以作為外傷藥使用。可以用來改善微血管破裂、靜脈曲張、瘀傷和濕疹
橄欖油 Olive	厚重、黏稠,有標誌性的氣味。具有舒緩、消炎和潤膚的效果,適合用在燒燙傷、扭傷、瘀傷、皮膚炎和蚊蟲叮咬
百香果籽油 Passionflower / seed	質地輕盈,很容易被吸收,不會覺得「油油的」。有滋潤、軟化肌膚的效果。可以用來處理燒燙傷,也有消炎的作用。據說可以幫助放鬆
桃仁油 Peach kernel	質地輕盈,不過還是比杏桃核仁油稠一些。有滋潤、軟化和止癢的作用,可以保護肌膚、促進肌膚重建、抗老化
玫瑰果油 Rosehip seed oil	單獨用來按摩的話,會過於「滋潤」,不過倒是很適合與其他基底油混合使用,摻入的比例可在 10—50% 之間。可以促進皮膚再生,因此可用來疤痕護理和預防。也可以幫助燒燙傷、各種外傷和濕疹的療癒。可以促進組織再生,因此能改善膚質和斑點。對皺紋也很有用,尤其適合與雷公根浸泡油混合使用,效果非常好(Kusmirek 2002)
紅花籽油 Safflower	價錢實惠、質地輕盈,不過容易變質,難以久放。有軟化、潤膚的效果
芝麻油 Sesame	皮膚觸感黏稠,不過很適合與其他基底油混合使用,摻入比例可以高達 20%。能促進皮膚重建,也有潤膚和軟化肌膚的作用。可以改善肌膚彈性、使皮膚回復健康,還能清除自由基
聖約翰草浸泡油 St. John's wort	具有消炎作用,特別適合用於神經方面的疼痛(例如坐骨神經痛或一般神經痛)。有抗痙攣的效果,也可以用來處理瘀傷與切割傷。具有光敏性,因此使用後應避免日光直射
葵花油 Sunflower	皮膚觸感黏稠,不過延展度還不錯。有潤膚和軟化肌膚的作用
瓊崖海棠油 Tamanu (*Calophylum Inophyllum*)	質地厚而黏稠,並且有股強烈的氣味,不太適合用來按摩,除非與其他基底油混合使用。有療癒作用和保護作用,可以止痛、消炎、促進傷口癒合、增進局部血液循環。雖然不適合用來按摩,但是局部塗擦於表面卻非常有效,尤其能夠舒緩帶狀疱疹的疼痛(以 50:50 的比例混合瓊崖海棠油和桉油樟 / 羅文莎葉精油)。瓊崖海棠油也可以刺激細胞的吞噬作用(Schnaubelt 1999)
核桃油 Walnut	極佳的按摩用油,稠度適中,質地與觸感都相當好,吸收速度比較慢。非常滋潤,可以減少水分散失,並且有促進肌膚再生和抗老化等特質。可以用來處理濕疹
小麥胚芽油 Wheatgerm	質地厚而黏稠,並且有股強烈的氣味,不太適合用來按摩,除非以 5—10% 的比例與其他基底油混合使用。適合用於熟齡肌或受損的肌膚
野胡蘿蔔浸泡油 Wild carrot	有滋補、促進傷口癒合和止癢的作用。可以用於濕疹和牛皮癬

以上資料是參考 Price(1998)、Schnaubelt(1999)和 Kusmirek(2002)的著作所作的摘錄和彙整。

附錄 F │ 精油效用速查表

★ **歐白芷根（Angelica root）**：對呼吸系統有祛痰和舒緩呼吸道痙攣的作用，能夠強化肌肉骨骼系統的循環功能，經常用來排毒、處理毒素累積的問題，也可用在消化系統，處理厭食、疲倦以及壓力與緊張等狀況。注意：取自根部的精油具有光敏性（取自種子的精油則沒有光敏性的問題）。

★ **甜羅勒／沉香醇羅勒（Basil CT linalool）**：適合用來紓解壓力，它能使頭腦清晰，可以處理頭痛、肌肉的持續性疼痛與一般疼痛，以及各種消化問題。

★ **西印度月桂（Bay, West Indian）**：是一種滋補的精油，對於肌肉疼痛、關節疼痛與神經痛有止痛的效果，也可以用來改善循環不佳的狀況。

★ **安息香（樹脂）（Benzoin resinoid）**：它的香氣能夠使人平靜、撫慰人心。安息香樹脂很適合用來處理和壓力有關的問題、各種皮膚問題與呼吸道的疑難雜症。不過它有可能使人過敏。安息香被認為是抑制5-LOX（5-脂氧合酶）效果最好的芳香植物萃取物，因此它具有極佳的消炎潛力。它也可以抑制HLE（人類白血球彈性酶），因此能夠抵禦日曬造成的皮膚損傷。

★ **佛手柑（Bergamot）**：用途相當多元，它那提振情緒、使人放鬆的氣味尤其廣為人知。佛手柑有抗細菌、抗病毒、防腐的作用，也很可能達到止癢、抗痙攣與鎮定放鬆的效果。一般被用來處理皮膚問題（外傷、青春痘、濕疹、牛皮癬），或是緩解緊張、壓力和失眠，也很適合呼吸道或生殖泌尿道容易受到感染的人使用。

★ **苦橙（果皮）（Bitter orange peel）**：跟甜橙相比，苦橙的氣味更細緻，並且多了一絲青嫩的氣息，不過甜橙和苦橙的用途並沒有太大的不同。最著名的用途是能夠使人放鬆、帶來歡快的感受，並且緩和憤怒、挫折等情緒。

★ **黑胡椒（Black pepper）**：這是一種能幫助紮根、腳踏實地的精油。黑胡椒能促進局部血液循環，很適合用來處理肌肉和關節疼痛，也被用來治療一般性感冒、流行性感冒和感染，以及各種消化問題，例如腹瀉、脹氣、便祕、急性腹痛、食慾不佳和噁心想吐等。

★ **白千層（Cajuput）**：氣味涼嗆，刺激感官。它有抗微生物、祛痰和止痛的效果，經常用來處理呼吸道和生殖泌尿道的感染問題。

★ 大麻（Cannabis）：大麻精油是「合法的」，不過有可能並不容易取得。它有止痛和消炎的特質，或許可以用來處理皮膚炎症。

★ 藏茴香（Caraway）：能幫助呼吸系統和消化系統，不過並不是經常會使用到的精油。

★ 荳蔻（Cardamom）：是一種有滋補和激勵效果的精油，可以用在心理倦怠和神經緊繃等情況，也有抗痙攣的效果，可以紓解消化問題、支持消化系統運作（厭食、急性腹痛、腹絞痛、消化不良、脹氣）；此外，它也有抗黏膜炎和祛痰的特質，因此用在呼吸道也相當有益。

★ 康乃馨原精（Carnation abs.）：它的香氣能撫慰人心、帶來喜悅的感受，使人忘卻煩憂。

★ 中國肉桂（Cassia）：產於中國的肉桂，比較不適合用在芳香療法中。

★ 金合歡原精（Cassie abs.）：帶有香料和花香的氣味，它在情緒心理方面的作用目前尚未有文獻上的紀錄，不過可能具有消炎的作用。

★ 大西洋雪松／喜馬拉雅雪松（Cedar/Atlas, Himalayan）：這兩種雪松精油很可能比其他的松杉類精油有更甜、更重的木質氣味，它們能助人紮根、腳踏實地，並使心緒平靜下來。功效上有止痛、抗痙攣和消炎的作用，很適合用來處理呼吸系統和肌肉骨骼系統的問題，它們也能夠止癢、化痰、促進淋巴循環。

★ 黃玉蘭原精（Champaca abs.）：黃玉蘭的氣味能使人放鬆，帶來心神愉悅的效果，與茉莉和橙花有類似的作用。

★ 肉桂葉（Cinnamon leaf）：能夠溫暖身體與心靈，很適合用來改善循環和消化問題，也可以用在持續性疼痛、一般疼痛和身體衰弱等情況。

★ 香茅（Citronella）：有鎮定放鬆、止痛、消炎和抗痙攣的功用，一般認為能夠抗真菌。經常用來處理皮膚問題、增強免疫系統。

★ 快樂鼠尾草（Clary sage）：用途很廣。遇到壓力時，它是一種能幫助抗憂鬱、抗焦慮的精油，它也可以緩解肌肉骨骼方面的疼痛和緊繃（有止痛與抗痙攣的作用）。它還可以用來舒緩經前症候群的症狀，以及消化系統的痙攣問題，對於久咳不止與氣喘等呼吸道痙攣的狀況也相當有用。它的氣味微妙，耐人尋味。

★ 丁香花苞（Clove bud）：一種能為感官知覺加油添火的熱性精油。它是處理風濕性關節炎和神經痛時相當好用的止痛劑，也能在許多情況下發揮抗菌防腐的

功能，同時，它也是一種消炎劑（低濃度使用，20ml當中只添加1滴）和抗痙攣劑（尤其用在消化系統）。它也能激勵免疫，改善體弱和疲倦的情況。注意：含有丁香酚，請小心使用。

★ 芫荽籽（Coriander seed）：能令人感覺歡快的一種精油。用在呼吸系統和泌尿系統時，能發揮抗菌的效果；用在消化系統，則能發揮抗痙攣、健胃和消脹氣的作用，也適合在有厭食情況時使用。對於骨性關節炎和風濕引發的疼痛，則能作為止痛劑使用。

★ 小茴香（Cumin seed）：這是一種較少用到的精油，它的光敏性非常強，氣味獨特，通常不會在芳香按摩時使用。

★ 絲柏（Cypress）：這是一種強身健體的滋補性精油，在調理體弱問題時很有用處。它能滋補靜脈，疏通靜脈和淋巴系統，並且有收斂的效果，因此特別適合用來處理微血管破裂、水腫、靜脈曲張等問題。它的抗痙攣特質能幫助呼吸道，而利尿的效果則能在泌尿系統發揮作用。絲柏的香氣能幫助人們在人生面臨轉變時，度過艱難的時刻。

★ 蒔蘿籽（Dill seed）：有助於處理消化系統的問題（急性腹痛、消化不良、脹氣和積食等）。

★ 道格拉斯杉（Douglas fir）：它的香氣能消除心理和情緒上的混亂與困惑，使思緒沉澱下來，注入平和安穩的活力。

★ 尤加利（富含1,8-桉樹腦的類型）（Eucalyptus; 1,8-cineole types）：雖然各種品種仍有細微的差異，但基本上尤加利精油都適合用在頭部，可以發揮止痛、消炎、祛痰等作用。很適合用來處理疼痛，包括頭痛與肌肉痠痛，也可以增強免疫力，改善呼吸道阻塞的問題。

★ 歐洲冷杉、加拿大膠冷杉（Fir, silver and Canadian balsam）：真正的杉樹氣味能使心智清明。很適合用來改善憂鬱。此外，也可以用在呼吸系統、肌肉骨骼系統和免疫系統。

★ 芳枸葉（Fragonia）：這是一種用途廣泛的精油，可以用來護膚、增強免疫、緩解疼痛，很可能有消炎、止痛、抗菌和祛痰的作用，此外也可以平撫情緒。據說它的作用與茶樹相仿，但卻沒有毒性的問題，而且氣味也更容易被人接受。

★ 緬梔花原精（Frangipani abs.）：馥郁且令人迷醉的異國花香，能平撫心中的

恐懼和焦慮，通常被用來治療顫慄和失眠等情況。它能令人感覺舒適安穩，使內心平靜，消除緊張與不安。有時會在臨終照護時使用。

★ 乳香 (Frankincense)：這是一種能安撫人心的精油，很適合用來處理氣喘或支氣管炎引起的呼吸道阻塞。適合免疫力低下的人使用，也可以紓解焦慮和憂鬱。

★ 白松香 (Galbanum)：這是一種一般性的滋補精油。用來處理皮膚問題時，有收斂傷口、促進結痂的作用，也能消炎抗菌。它還可以止痛、促進循環，能處理相關的肌肉骨骼問題。呼吸系統方面則有祛痰和抗痙攣的特質。它有一股強勁且容易瀰漫、擴散的青草氣味。

★ 鷹爪豆原精 (Genet abs.)：尚未有文獻說明它的作用，有待一起發掘……。

★ 天竺葵 (Geranium)：可以止痛、消炎，用途相當廣泛，尤其適合用在皮膚上，就算不稀釋以純油使用，也沒有耐受度的問題（例如處理帶狀疱疹後的神經痛）。它很可能也有抗真菌的作用，同時也是極佳的抗焦慮劑，可以平衡波動不安的情緒、緩解經前症候群。產自留尼旺島或法國的天竺葵精油香氣最佳，埃及產的精油氣味也不錯。

★ 德國洋甘菊 (German chamomile)：一種好用的消炎用油，不僅可以止癢，還有抗過敏的作用。很可能也有抗真菌的效果。此外，它還有安撫和鎮定放鬆的特質，很適合用來處理緊繃、頭痛和偏頭痛等情況。氣味濃烈強勁。

★ 薑 (Ginger)：是一種滋補用油。它能止痛，也可以用來消炎；它能滋補消化系統，也能達到支氣管擴張與祛痰的效果。薑可以減輕噁心和嘔吐的狀況，並能強化免疫系統。氣味強勁，有可能造成刺激。

★ 葡萄柚 (Grapefruit)：明亮、上揚的氣味，有活化振奮的效果。抗菌力佳，用途廣泛。可以用來護膚（青春痘、油性肌或一般調理），也可以用來改善僵硬、水分滯留、憂鬱、頭痛、精神耗弱和表現的壓力等情況。

★ 永久花 (Helichrysum, Everlasting, Immortelle)：抗過敏、幫助傷口癒合、抗菌防腐、滋補靜脈，也適合用在軟組織的挫傷和瘀傷。這是一種用途很廣的精油，而且氣味甜美宜人。

★ 風信子原精 (Hyacinth abs.)：它的香氣能使人感覺幸福、性感、放鬆和振奮，同時改善淡漠、暴躁易怒、壓力和憂鬱的情況。

★ 牛膝草（Hyssop）：很好的祛痰和化痰劑。 注意：請參閱精油檔案中的使用禁忌。

★ 土木香（Inula, Sweet inula）：知名的化痰劑，可以用擴香的方式改善支氣管炎、黏膜炎、鼻竇炎等。

★ 茉莉原精（Jasmine abs.）：茉莉的香氣可以使憂鬱、壓力、不自信一掃而空，它能調節情緒、增強機敏性、降低焦慮感，並增進手眼協調能力。茉莉原精能清除自由基，也有助於保護角質形成細胞，避免皮膚受到UV-B紫外線的傷害。

★ 杜松漿果（Juniperberry）：有止痛、促進局部血液循環和淨化血液的作用，因此很適合用來處理肌肉和關節的疼痛。它能抗菌，也很可能有利尿的效果，因此可以幫助容易罹患膀胱炎和水腫的人們改善情況。此外，也很適合用來處理肌膚問題，例如青春痘或是濕潤性濕疹（weeping eczema）。

★ 青檸果（果皮）（Kaffir lime peel）：是一種能夠激勵、活化的精油，適合用來緩解憂鬱和壓力的狀態。

★ 露兜花原精（Kewda abs.）：帶有濃烈甜美的香氣，這個既像紫丁香，又像青草、蜂蜜一般的氣味，在芳香療法中用來處理情緒問題的效果，目前尚未有文獻資料或是使用經驗能確切說明。

★ 月桂（Laurel leaf, bay laurel）：這是一種能夠強健身心的精油，用來止痛、消炎都很有效果，也適合用來處理上呼吸道感染和免疫力低下等症狀。

★ 醒目薰衣草（Lavandin）：比起真正薰衣草，它鎮定放鬆的效果較為遜色，因此最適合用來化痰、祛痰，或是紓解疼痛。注意：成分中含有樟腦（含量因精油來源而不同），請留心使用。

★ 真正薰衣草（Lavender）：這是受到廣泛研究的一款精油，許多實證資料都顯示它具有紓解壓力、安撫、放鬆、鎮定等作用，它還有止痛、消炎和抗過敏的特質，可以促進傷口結痂癒合，而且用在皮膚上耐受度非常好。乙酸沉香酯含量較高的50/52真正薰衣草精油香氣最佳。

★ 檸檬（Lemon）：提振活力、消除憂鬱的作用眾所皆知，除此之外，它也有極佳的抗菌功效（皮膚、呼吸系統），還能提振消化系統。

★ 檸檬香茅（Lemongrass）：可以用來處理皮膚問題（青春痘、香港腳），也能改善循環不佳、肌肉和關節疼痛、消化系統問題、頭痛、神經耗弱和壓力等情況。

★ 檸檬尤加利（Lemon-scented eucalyptus）：有消炎和抗微生物的作用。

★ **檸檬細籽 (Lemon-scented tea tree)**：可以消滅微生物，也可以用來對抗 MRSA（抗藥性金黃色葡萄球菌）。

★ **萊姆 (Lime)**：不具有光敏性。用在芳療按摩中，它能發揮鎮定放鬆、消炎、抗凝血和抗痙攣的作用；它也可以用來緩解焦慮、壓力，以及消化系統的發炎、痙攣等問題。

★ **椴花（菩提花）原精 (Linden blossom abs.)**：帶有青嫩的草本香氣，通常用來處理腹部絞痛、消化不良和頭痛，也可以舒緩曬傷，並且有抗老的可能性。

★ **粉紅蓮花原精 (Lotus abs.;pink)**：濃郁甜美的花香為主體，加上水果／皮革的香調，乾涸後留下香粉和香料的氣味。用在情緒問題和其他方面的效果尚未有文獻說明，不過粉紅蓮花象徵淡定、平靜和超然，或許精油的香氣也正傳達著這些訊息。

★ **橘（桔）／柑 (Mandarin/tangerine)**：它的香氣既有提振活化的作用，也能安撫人心，最適合用在失眠、激動不安和緊繃的狀態。它也有抗痙攣的作用，還可以用來護膚（青春痘、油性肌膚、疤痕修復、妊娠紋／肥胖紋等），也能幫助消化系統。柑的香氣可能比橘（桔）更勝一籌，不過還是需要視來源而定。

★ **松紅梅 (Manuka)**：能抗微生物，也有消炎和止痛的作用。有助於防止毒素在細胞中擴散（例如蛇或蜘蛛的毒液），經常和卡奴卡精油（kanuka）一起使用。

★ **山雞椒 (May chang)**：這是一種促進放鬆的精油，經常用來紓解壓力。很可能也有消炎、幫助消化的作用。

★ **香蜂草 (Melissa)**：有鎮定安撫的作用，能使激動不安的狀態平緩下來。

★ **銀合歡原精 (Mimosa abs.)**：混合著草葉和花香的濃郁香氣，建議用在焦慮、壓力、緊張和過度敏感的情境下。

★ **沒藥 (Myrrh)**：經常用來處理皮膚問題以及促進傷口癒合，此外還有祛痰和抗菌（生殖泌尿系統）的作用。沒藥原精可以消炎、抗老。

★ **香桃木 (Myrtle)**：擅長祛痰，特別適合用來處理氣喘、支氣管炎、黏膜炎和久咳不癒等問題。此外也可以用來護膚、緩解一般感冒與流行性感冒的症狀。

★ **水仙原精 (Narcissus abs.)**：混合著泥土氣味和芬芳的花香，很可能有麻醉、放鬆的效果，最好稀釋使用。

★ **橙花 (Neroli)**：有抗憂鬱、安撫、鎮定放鬆的作用，很適合在疲憊倦怠時，用來

幫助睡眠、矯正自主神經系統失衡、壓力和緊繃等狀態。也被廣泛地用來護膚。

★ **綠花白千層（Niaouli）**：祛痰、抗過敏、抗氣喘；對於放射線灼傷也有預防的作用。這是最適合用來維持按摩衛生、預防細菌感染的精油。

★ **肉豆蔻（Nutmeg）**：有止痛的效果，也可以考慮用在腹瀉、高血壓、風濕性關節炎、焦慮、憂鬱和睡眠困擾等情況。

★ **丁香羅勒／非洲羅勒（Ocimum gratissimum）**：可以用來促進傷口癒合、抗菌防腐、調理青春痘（最好使用親水性基質）。

★ **橙花原精（Orange blossom abs.）**：非常具有安撫作用，可以助眠、消除壓力和緊張，也有消炎作用。

★ **桂花原精（Osmanthus abs.）**：桂花的香氣本身就能振奮人心、帶來幸福愉悅的感受，可以用來改善淡漠和憂鬱等情況。桂花原精可以促進膠原蛋白形成、舒緩過敏的肌膚，有助於修復肌膚、使肌膚質地更細緻。

★ **玫瑰草（Palmarosa）**：可以用來處理皮膚問題（青春痘、皮膚炎和感染）、改善神經耗弱和壓力的情況，也可以增強免疫。

★ **廣藿香（Patchouli）**：一種放鬆、提振情緒的香氣，對於各種皮膚問題都相當好用，包括發炎、發紅、傷口癒合、青春痘等。它也可以紓解壓力，還能滋補靜脈。氣味複雜而美妙，香氣持久，適合在冥想時使用。

★ **歐薄荷（Peppermint）**：氣味涼嗆，刺激感官。有極佳的止痛（頭痛）、止癢（皮膚搔癢、傷口癒合）作用，並且能通暢呼吸道。它也可以幫助消化、緩解腸躁症。注意：孩童和嬰兒不可使用。

★ **多香果（Pimento berry）**：建議用來緩解肌肉和關節疼痛、循環不良、受寒、支氣管炎和神經耗弱等症狀。注意：請參閱精油檔案中的使用禁忌。

★ **歐洲赤松（Pine, Scots）**：可以化痰，但也可能對呼吸道產生刺激，因此用在氣喘患者身上要格外當心。此外，它可以促進局部血液循環，並且有止痛效果，很適合用來處理肌肉和關節的疼痛。可以滋補、激勵腎上腺。

★ **泰國蔘薑（Plai）**：有清涼的效果，並且是強大的消炎劑。此外，由於它具有消水腫、緩解疼痛的作用，因此被用來處理手術後的腫脹。對於運動或過敏引發的氣喘，有可能降低發病時症狀的強度。也很適合用來緩解腸躁症，以及女性生理期的痙攣疼痛。

★ **香脂楊原精（Poplar bud abs.）**：持久的香甜氣味，混合了肉桂和香脂般的氣息，加上樹脂和香豆素的後調。目前尚未有文獻說明它在情緒心理上的作用，不過香脂楊抑制5-LOX的能力非常強大，因此可以推斷它有極佳的消炎效果。

★ **桉油樟（羅文莎葉）（Ravintsara）**：它能使支氣管擴張，因此相當適合用來處理氣喘的症狀。也可以增強免疫、改善身體虛弱和帶狀疱疹等問題。它鎮定放鬆的效果大於提振激勵，因此也可以用來改善失眠。

★ **羅馬洋甘菊（Roman chamomile）**：具有安撫、放鬆的作用，很適合用來改善失眠。此外也可以緩解各種肌肉疼痛、痙攣，尤其是肌肉僵硬引起的不適。氣味濃烈強勁。

★ **沼澤茶樹（Rosalina）**：作用和茶樹相仿，不過並沒有內服茶樹的毒性疑慮。而且，沼澤茶樹的氣味比茶樹更容易被接受，尤其是用在按摩的時候。

★ **玫瑰（Rose）**：是一種促進放鬆、提振情緒的精油。具有抗菌、收斂、消炎和促進傷口癒合的效果，對皮膚保養與皮膚問題格外有益。此外，玫瑰也可以用來幫助婦科問題，包括經前症候群和更年期等。據說玫瑰的香氣有抗憂鬱與催情的效果。

★ **玫瑰原精（Rose abs.）**：玫瑰原精的氣味經常被認為能使人放鬆、愉快、平靜、柔軟。很適合用來調節情緒、壓力和緊張。

★ **桉樹腦迷迭香（Rosemary CT 1,8-cineole）**：這是一種能讓人更加專注警覺的激勵型精油，它能止痛，同時也適合用來改善疲憊倦怠和壓力，對於呼吸系統也相當有幫助。

★ **花梨木（Rosewood）**：這是一種能增強免疫的滋補型精油。

★ **普通鼠尾草（達爾馬提亞鼠尾草）（Sage, Dalmatian）**：只能夠微量使用，並且需要格外注意使用方式。適合用來處理婦科和疼痛的問題。

★ **薰衣鼠尾草（西班牙鼠尾草）（Sage, Spanish）**：可以改善心情和認知能力，或許可以運用在失智症患者的治療當中。

★ **檀香（Sandalwood）**：這是一種一般性的滋補型精油，也有助於鎮定放鬆。它具有抗微生物的特質，很適合用在生殖泌尿道感染，也有支氣管擴張的作用，可以用來改善呼吸系統感染。用在皮膚可以達到護膚的效果，並且可以改善青春痘、皮膚炎和濕疹。也很可能有利尿、促進淋巴循環與疏通靜脈的作用。

★ **綠薄荷（Spearmint）**：綠薄荷的用途與歐薄荷類似，但並不像歐薄荷被廣泛地

研究和探討。對於孩童的危險性可能比歐薄荷低。

★ 穗花薰衣草 (Spike lavender)：比起真正薰衣草，穗花薰衣草是一種更提振、激勵的精油，可以用來祛痰和止痛。注意：其中含有樟腦。

★ 穗甘松 (Spikenard)：這是一種安撫型精油，在面臨轉變、壓力、緊張、失眠的時刻，能提供情緒上的支持。此外也有護膚的效果（舒緩過敏與發炎）。

★ 八角茴香 (Star anise)：具有抗痙攣和麻醉的效果，可以用來處理各種肌肉疼痛、急性腹痛和腹絞痛。用在呼吸系統則有祛痰的功效。注意：請參閱精油檔案中的使用禁忌。

★ 甜茴香 (Sweet fennel)：用途多元，許多功效都已被廣泛地探討和研究。吸聞甜茴香能降低心理壓力、疲憊倦怠感。除此之外，它也能抗真菌（真菌造成的指甲感染），它止痛、抗痙攣的作用可以用來幫助經痛和消化系統的疼痛，另外也有支氣管擴張的作用。注意：請參閱精油檔案中的使用禁忌。

★ 甜馬鬱蘭 (Sweet marjoram)：皮膚對甜馬鬱蘭的耐受性相當好。可以用來止痛（肌肉與關節疼痛），也可以處理軟組織的創傷，對心理壓力則有安撫的作用。

★ 甜橙 (Sweet orange)：歡快而上揚的一種精油，可以活躍空間氛圍、帶來歡笑與活力、紓解憂鬱和壓力。同時，它也有良好的抗菌防腐效果，可以刺激食慾、幫助消化，也可以促進心血管與淋巴系統循環。

★ 萬壽菊 (Tagetes)：有高度的光敏性，因此如果用在皮膚上需格外注意。香氣耐人尋味。

★ 龍艾 (Tarragon)：需格外注意使用。可以用來處理疼痛、痙攣，也能暢通呼吸道。

★ 茶樹 (Tea tree)：已有大量研究證實茶樹的抗微生物效果，此外它也有止痛的作用。內服茶樹精油有可能產生毒性，在兒童身上比成人更容易發生。最好不要用在寵物、動物身上，尤其是狗和貓。

★ 側柏 (Thuja)：由於具有神經毒性，最好避免使用。側柏對於疣的抗病毒作用，仍缺乏文獻證明。

★ 百里香 (Thyme)：大體上是一種激勵、溫暖的精油，雖然因品種和化學類屬而有些微的差別，但基本上都可以用來處理各種肌肉疼痛、身體虛弱、疲憊倦怠、呼吸道阻塞／咳嗽，以及免疫力低下等情況。

★ 晚香玉原精 (Tuberose abs.)：氣味濃重，它像蜂蜜一樣香甜的花香使人迷醉，

且有助眠的效果。

★ **神聖羅勒（Tulsi, holy basil）**：可以用來治療青春痘。它有抗菌防腐的作用，有助於防止疤痕形成。

★ **香草原精（Vanilla abs.）**：有些人覺得香草的氣味格外有撫慰人心的作用。香草在情緒心理上的療癒用途並沒有多少文獻記載，不過明顯的是，各種令人飽腹滿足、食慾降低的即食性產品當中卻常有香草的蹤跡（或許這批甜食／速食／糕點／巧克力大軍能滿足大腦的食慾中樞？）

★ **岩蘭草（Vetivert）**：這是一種放鬆型精油，由於具有消炎與促進癒合的作用，因此用途相當廣泛。用在皮膚上可以處理青春痘、切割傷、各種傷口、油性肌膚和濕疹；也可以用來緩解關節炎、肌肉疼痛、風濕、扭傷、肌肉緊繃與僵硬。此外，也很適合用在身體虛弱、憂鬱症、失眠和神經緊張等情況，也有激勵免疫的作用。

★ **紫羅蘭葉原精（Violet leaf abs.）**：濃烈的草葉氣味，可以用來處理壓力、失眠和頭痛。研究發現，紫羅蘭葉原精可以抑制人類白血球彈性酶（HLE），因此可以用來處理曬傷，也可以運用在抗老護膚產品中。

★ **維吉尼亞雪松（香柏）（Virginian cedar）**：它的香氣能穩定情緒、集中心智。有止痛、消炎的作用，可以用來處理肌肉與關節的疼痛；對於呼吸系統也相當有益。

★ **野薑花（White ginger lily）**：是一種溫暖、甜美、像蜂蜜且帶有異國情調的花香，並隱約有著香料、水果和香脂的氣味。適合用來放鬆、紓解壓力，也可以用來緩解疼痛、幫助睡眠。

★ **冬青（白珠樹）（Wintergreen）**：使用須注意。這是一種強大的反刺激止痛劑，可以用來處理各種肌肉疼痛和坐骨神經痛。

★ **苦艾（Wormwood）**：最好應避免使用在芳香療法中，不過它有趣的香氣倒是值得體驗。

★ **西洋蓍草（Yarrow）**：適合用在肌肉骨骼的疼痛與發炎，以及靜脈曲張和潰瘍。避免使用成分以樟腦為主的的西洋蓍草CT樟腦。此外，西洋蓍草用來緩解失眠和壓力的效果也相當好。

★ **依蘭（Ylang ylang）**：具有放鬆、平衡的效果（壓力、緊張、挫折和失眠），也可以護膚、緩解肌肉疼痛與抽筋。如就香氣而論，特級依蘭的氣味最佳。

※若需要索取本書原文參考文獻和書目，也請填寫線上回函（請見p.3）。

國家圖書館出版品預行編目 (CIP) 資料

破解精油：一次學會各流派芳療大師的調配祕技，飽覽
最新的精油科學實證效用 / 珍妮佛‧碧絲‧琳德 (Jennifer
Peace Rhind) 著；鄭百雅譯. -- 初版. -- 新北市：大樹林，
2018.05
面；　公分. -- (自然生活；25)
譯自：Essential oils : a handbook for aromatherapy practice
ISBN 978-986-6005-75-6(精裝)
1. 芳香療法 2. 香精油
418.995　　　　　　　　　　　　　　　107003366

Natural Life 自然生活 25

破解精油

一次學會各流派芳療大師的調配祕技，飽覽最新的
精油科學實證效用

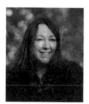

珍妮佛‧碧絲‧琳德　作者
Jennifer Peace Rhind

畢業於英國史崔克萊大學，是一
位擁有真菌毒理學博士學位的生
物學專家。基於長久以來對輔助
與另類療法（complementary
and alternative medicine，
CAM）的熱愛，作者陸續取得了包括按摩療法、芳香
療法與反射療法的專業認證，並且在一間跨領域的輔
助療法專業診所擔任治療師兼合夥人長達十三年之久。
在此期間，她也開始在其他私人機構進行 CAM 的教
學工作，並且與他人共同創立了蘇格蘭第一間輔助與
另類療法的專業認證學校。此外，作者自 1998 年起，
持續在英國愛丁堡納皮爾大學擔任人文學院優等學位
的輔助療法學程講師。作者目前住在英國北部靠近蘇
格蘭邊境的比加鎮。

作　　者 / 珍妮佛‧碧絲‧琳德（Jennifer Peace Rhind）
總 編 輯 / 彭文富
執行編輯 / 黃懿慧
校　　對 / 陳榆沁
版面設計 / April
封面設計 / 葉馥儀
出版者 / 大樹林出版社
營業地址 / 23357 新北市中和區中山路 2 段 530 號 6 樓之 1
通訊地址 / 23586 新北市中和區中正路 872 號 6 樓之 2
電話 / (02) 2222-7270　傳真 / (02) 2222-1270
E- mail / notime.chung@msa.hinet.net
官　　網 / www.gwclass.com
Facebook / www.facebook.com/bigtreebook
發行人 / 彭文富
劃撥帳號 / 18746459　戶名 / 大樹林出版社
總 經 銷 / 知遠文化事業有限公司
地　　址 / 新北市深坑區北深路 3 段 155 巷 25 號 5 樓
電話 / 02-2664-8800　傳真 / 02-2664-8801
本版印刷 / 2019 年 09 月

原文嘉　審訂者
原流學堂教學顧問
IFA／CFA／NAHA資深國際芳療教育專家
出生於台灣台北。加拿大英屬哥倫比亞大學（UBC）
化學系畢業後，師承加籍資深芳療及護理師Pat
Antoniak以及國際芳療大師Dr. Vivian Lunny醫
師，並取得加拿大CFA、美國NAHA及英國IFA認證。
2001年回到台灣，開始從事芳療教育並參與國際頂
尖專業芳療書籍引進與翻譯的推廣工作，逐步建立起
芳療與教學的熱情和經驗。同時也是最早在台灣推廣
美國NAHA專業芳療師證照的老師，學生遍佈各行各
業。2008年與好友柳兒創辦「原流學堂」，開授「IFA
國際芳療師證照全階班/函授＋面授班課程」，引進
全球知名的Dr. Vodder徒手淋巴引流課程，並跨足
美妝及香水界協助許多知名品牌提供專業訓練。設有
Facebook粉絲專頁「Gloria的香氣天堂」。

鄭百雅　譯者
專職翻譯，也是芳療師、能量工作者與身體工作者。
曾修習瑞士 Usha Veda 自然療法學院第一、二階芳
香療法專業認證課程，廣泛接觸花精、靈氣、水晶、經
方等各種自然療法、能量療法。喜歡與植物為伴、和
動物交朋友；享受細細閱讀每一本書的滋味，在工作
中豐富視野。譯有《英國 IFA 芳香療法聖經》、《成功
調製芳香治療處方》、《歡迎光臨，天才城市》、《看得
見的滋味》等十餘本書。

定價：650 元　　　ISBN / 978-986-6005-75-6　　版權所有，翻印必究

歡迎詳閱網站　　微信│服務窗口

大樹林學院　　　　　　台灣　服務窗口